Die Protozoen als Krankheitserreger des Menschen und der Hausthiere

Für Ärzte, Thierärzte und Zoologen

Georg Schneidemühl

Alpha Editions

This edition published in 2022

ISBN : 9789356781344

Design and Setting By
Alpha Editions
www.alphaedis.com
Email - info@alphaedis.com

Contents

Einleitung und Geschichtliches.

Wie die Bakterien im Pflanzenreich so nehmen bekanntlich die Protozoen im Thierreich die niedrigste Stufe ein und stellen die einfachsten Formen dar. Auch ist es diesen thierischen Lebewesen ergangen wie den pflanzlichen. Ihre Stellung war lange Zeit eine ganz unsichere, und es ist ausserordentlich interessant, dass während die schon gegen Ende des 17. Jahrhunderts von Leeuwenhoek gesehenen Bakterien wegen ihrer Eigenbewegung noch bis um die Mitte dieses Jahrhunderts für kleinste Thierchen gehalten wurden, bis Perty und Cohn ihre pflanzliche Natur mit Sicherheit erkannten, die thierische Natur der Protozoen, und ganz besonders der wichtigen Gruppe der Sporozoen noch bis in die neueste Zeit von manchen Autoren bezweifelt wurde. Die Thatsache jedoch, dass Protozoen bei verschiedenen Krankheiten vorkommen und auch theilweise in ursächlicher Beziehung zu den Krankheiten stehen ist schon seit längerer Zeit bekannt. Von den Krankheiten des Menschen sei erwähnt, dass R. Wagner[1] (1836) über das Vorkommen von Monaden beim Lippenkrebs berichtet, Donné[2] (1837) Trichomonas vaginalis im Scheidensekret luetischer Frauen fand und die Thiere anfänglich für die Ursache der Syphilis hielt. Von späteren Autoren führe ich an, dass Wedl[3] (1854) Monaden bei Geschwüren beschrieben hat, Hassel[4], Junker[5], Davaine[6] und Andere Protozoen in den Stuhlgängen von Cholera- und Typhuskranken gefunden haben. Malmsten[7] fand (1857) Paramaecium coli in grosser Menge bei Lienterie und Lambl[8] konstatirte (1859) zahlreiche Amöben im Darminhalte eines an Enteritis verstorbenen Kindes.

Von weiteren Arbeiten und Untersuchungen über Protozoen als Krankheitserreger sind dann besonders die Mittheilungen von Pasteur[9] über die Pébrine der Seidenraupen (1870) zu nennen. Es handelte sich im letzteren Falle um eine unter den Seidenraupen verheerend auftretende Krankheit, welche damals die gesammte Seidenindustrie Frankreichs zu vernichten drohte. Pasteur konnte nun nachweisen, dass diese Krankheit durch kleinste Organismen, welche Leydig und Cornalia bereits entdeckt und für Psorospermien[10] erkannt hatten, hervorgerufen werde. Pasteur fand dann die Sporen dieser Parasiten, die schon früher als Cornalia'sche Körper bezeichnet wurden, sowohl in den Raupen, wie auch in den Schmetterlingen und selbst in den Eiern der kranken Thiere und konnte so auch auf die erbliche Uebertragung dieser Krankheit hinweisen. Pasteur machte dann den sehr zweckmässigen Vorschlag, nur Eier von solchen Schmetterlingen zur Aufzüchtung von Seidenraupen zu benutzen, in deren Körper bei nachträglich vorgenommener Untersuchung jene Körperchen (Sporen) nicht gefunden worden waren. In der That wurde durch diesen sachgemässen

Vorschlag erreicht, dass weiterer Schaden von der französischen Seidenindustrie ferngehalten wurde.

Während nun allerdings Pasteur nicht zur Entscheidung brachte, ob die von ihm gefundenen Gebilde pflanzlicher oder thierischer Natur sind, zeigte dann später Balbiani[11], dass es sich bei jenen Organismen in der That um Protozoen handelte, wie dies schon Leydig vorher ausgesprochen hatte.

Als dann die bahnbrechenden Arbeiten Robert Koch's gelehrt hatten, dass bei vielen Infektionskrankheiten pflanzliche Organismen die Ursache sind, und als derselbe geniale Forscher auch gezeigt hatte, wie man auf exaktem Wege diese Organismen erkennt und als spezifische Krankheitserreger nachweisen kann, da musste es mit Recht befremden, wie Hauser[12] zutreffend sagt, dass gerade für die typischsten Infektionskrankheiten, welche schon seit alter Zeit als eminent ansteckende Seuchen erkannt worden waren, wie die Syphilis, die schwarzen Blattern und insbesondere die akuten Exantheme, wie Scharlach, Masern, und andere ansteckende Krankheiten, auch mittels der Koch'schen Untersuchungsmethoden bis heute noch keine pflanzlichen Mikroorganismen als die sicheren Erreger dieser Krankheiten nachgewiesen werden konnten.

Es trat deshalb in der neueren Zeit immer mehr die Meinung in den Vordergrund, dass es sich bei diesen und einigen anderen Krankheitsprozessen überhaupt nicht um die Wirkung pflanzlicher Organismen, sondern um Protozoen handeln könnte. Dazu kam, dass Laveran, Marchiafava und Celli in dem Blute von Malariakranken in der That Protozoen gefunden hatten, welche mit Sicherheit als die Erreger der Krankheit erkannt wurden. Für die menschliche Pathologie war eigentlich erst durch diesen Befund zuerst der Beweis erbracht worden, dass Protozoen überhaupt eine typische Infektionskrankheit hervorrufen könnten. Vielleicht haben diese Befunde bei Malaria die Anregung dazu gegeben, dass man um diese Zeit begann den Protozoen als Krankheitserregern wieder erhöhtes Interesse entgegenzubringen. Besonders ist es das Verdienst L. Pfeiffer's in Weimar durch seine Arbeiten[13] die Protozoen-Forschung in hervorragender Weise wieder angeregt zu haben. So ist in den letzten Jahren eine ganz umfangreiche Litteratur über die Protozoen als Krankheitserreger beim Menschen und bei Thieren entstanden, welche, soweit von besonderem Interesse, auch im Nachfolgenden citirt werden soll[14].

Allgemeine Bemerkungen über die Technik der Untersuchung.

Im Allgemeinen muss man bei der Untersuchung frischer Objekte daran festhalten, die Parasiten möglichst in demselben Medium zur Untersuchung zu bringen, in welchem der Parasit lebt. So habe ich Muskelpräparate meist noch lebenswarm untersucht und später nur physiologische Kochsalzlösung hinzugefügt, wenn die mikroskopischen Präparate in der warmen Zimmerluft auszutrocknen begannen. Um Protozoen im Darm aufzufinden genügt es in Fällen, wo man frisches Material untersuchen will, kleine Stückchen der Darmwand zu zerzupfen und in physiologischer Kochsalzlösung zu untersuchen. Auch eine Eiweisslösung (20 ccm Hühnereiweiss + 1 g Kochsalz + 200 ccm Wasser) wird für eine solche Untersuchung benutzt. Cysten erhält man am besten bei Untersuchung des Kothes der Thiere, was bei kleinen Hausthieren (Kaninchen, Hunden) im Ganzen leicht ausführbar ist. In einer mittels einer Glasschale mit Wasser aufgefangenen kleineren Kothmenge kann man die Cysten schon bei schwacher Vergrösserung und bei einiger Uebung mit blossem Auge als mattweisse oder grauweisse runde Gebilde erkennen. Bei anderen Thieren (Schafen) kann man das Rektum in 10–20 cm langen Stückchen abbinden und dann jedes herausgeschnittene Stück in der genannten Weise untersuchen.

Für Dauerpräparate, Fixirung und Färbung sind verschiedene Verfahren in Gebrauch. Zur Fixirung wird Osmiumsäurelösung, Sublimat und Pikrinessigsäure (100 Theile konzentrirte Pikrinsäurelösung, 200 Theile destillirtes Wasser und 3 Theile Eisessig) benutzt. Zur Färbung wird Essigkarmin, Pikrokarmin oder Safraninlösung verwendet. Ich habe vorwiegend Pikrokarmin benutzt und muss aussprechen, dass die in dieser Färbung aufbewahrten Gewebsschnitte (Muskel, Darm) noch nach Jahren die Parasiten sehr gut gefärbt erkennen lassen. Allerdings muss das Pikrokarmin sehr lange einwirken. Ausserdem wird Goldchlorür und Silbernitratlösung benutzt; die letztere macht die fadenförmigen Anhänge der Sporen deutlich. (Wasielewski).

Um Haemosporidien lebend zu färben wird Methylenblau (1 Theil Methylenblau in 100 Theilen physiologischer Kochsalzlösung) benutzt und die Lösung mit etwas Fliesspapier durch das Präparat gesaugt. Für die Fixirung und Färbung dieser Protozoen wird das lufttrockne Deckglas durch die Flamme gezogen und dann gefärbt. Zur Färbung benutzt man Methylenblau-Eosin. Wie Czenzinski angiebt mischt man zu diesem Zweck 2 Theile konzentrirter wässriger Methylenblaulösung und 4 Theile Wasser für sich, sowie 1 Theil Eosin mit 100 Theilen 60 proz. Alkohols. Darauf nimmt man von der ersten Lösung einen Theil und von der zweiten zwei Theile und färbt mit diesen etwa 24 Stunden.

Neuerdings wollen Leyden und Schaudinn[15] Protozoen in der Ascitesflüssigkeit eines lebenden Menschen gefunden haben. Um die zelligen Elemente in der Ascitesflüssigkeit schnell zu sedimentiren wurden sie meistens zentrifugirt, doch wurden zur Kontrolle auch Präparate von nichtzentrifugirtem, durchgeschütteltem Ascites angefertigt. Für die Beobachtung der lebenden Amöben wurde ein Tropfen der Flüssigkeit auf den Objektträger gebracht, mit einem Deckglase bedeckt, das durch Umschmelzen der Ecken in der Gasflamme verhindert wurde, einen Druck auf die darunter befindlichen Objekte auszuüben und schnell mit Wachs umrandet. Die Amöben blieben in diesen Präparaten, bei einer Zimmertemperatur von 24–25° C., meistens 4–5 Stunden, auch ohne Anwendung des heizbaren Objekttisches, lebendig. Dauerpräparate wurden von den genannten Autoren in der Weise angefertigt, dass Deckgläser mit Ascitesflüssigkeit bestrichen und schnell in eine heisse Mischung von 2 Theilen konzentrirter wässeriger Sublimatlösung mit 1 Theil absoluten Alkohols gelegt wurden. Wegen des Eiweissgehaltes blieben meistens eine ganze Anzahl Amöben auf dem Deckglase haften und wurde letzteres mit 63% Jodalkohol ausgewaschen, gefärbt und in Kanadabalsam eingeschlossen.

Allgemeines über Protozoen[16].

Als Protozoen bezeichnet man thierische Organismen, welche sich während ihres ganzen Lebens nicht über das einzellige Stadium erheben oder einfache Kolonien gleichartiger, einzelliger Thiere sind. Das zähflüssige, schwachkörnig getrübte Protoplasma der lebenden Zellen kann verschieden gestaltete Fortsätze (Pseudopodien) entsenden und besitzt in der äusseren hüllenbildenden Schicht theils Wimpern (Cilien), theils Geisseln (Flagellen), theils Saugröhrchen. Bei einzelnen sind auch ösophagus-ähnliche Spalten und lichtempfindende Organe Pigmentflecke (Augen) nachweisbar. Oft findet auch eine Ablagerung verschiedener Substanzen (Pigmentkörnchen, Oeltropfen, Krystalle) statt oder es werden Gerüstsubstanzen abgeschieden. Die Nahrung besteht gewöhnlich aus kleinen thierischen oder pflanzlichen Organismen; die parasitischen Arten ernähren sich ausser durch aufgenommene feste Nahrung auch auf endosmotischem Wege. Die Vermehrung der Protozoen erfolgt auf dem Wege der Theilung oder der von dieser abzuleitenden Knospung. Bei der Theilung, welcher die Kerntheilung auf direkte, seltener mitotische Weise vorangeht, zerfällt der Leib in zwei oder auch mehrere, selbst sehr viele Theilstücke; dabei geht die ganze Leibessubstanz in den Nachkommen auf oder es bleibt ein kleiner Restkörper übrig, der sich nicht weiter theilt und schliesslich zu Grunde geht. Bei der zur Knospung modifizirten Theilung tritt gewöhnlich eine grössere Zahl von Knospen, sei es auf der äusseren Oberfläche oder im Innern des Thieres, auf. Wo Theilungen und Knospungen rasch aufeinander folgen, ohne dass die Theilstücke sich gleich nach ihrem Auftreten trennen, kommt es zur Ausbildung sehr zahlreicher den Mutterthieren unähnlicher Produkte, die man Schwärmer resp. Sporen nennt. Unvollständig ausgeführte Theilungen führen zur Ausbildung von Kolonien, Protozoenstöcken. (Braun.)

Die Theilungen werden meist nur im encystirten Zustande vollzogen. Vorher werden oft zwei (selten mehr) Individuen ein oder mehrere Male mit einander vereinigt (Konjugation). Diese Konjugation kann dauernd sein und führt dann zu einer völligen Verschmelzung der Leibessubstanz beider Paarlinge — seien es nun Jugendstadien oder erwachsene Formen — oder die Konjugation ist (wie z. B. bei den Infusorien) eine vorübergehende, die Paarlinge trennen sich wieder und theilen sich später jedes für sich. (Braun.)

Braun theilt die Protozoen nach folgendem System ein:

I. Klasse: **Rhizopoden** oder Sarkodina. Protozoen, deren Leibessubstanz Pseudopodien bildet, meist mit chitinösen, kalkigen oder kieseligen Gehäusen.

1. Ordnung. Amoebina s. Lobosa. Rhizopoden mit pulsirender Vakuole, nackt oder mit einfacher Schale; im süssen oder salzigen Wasser, zum Theil auch in der Erde und parasitisch lebend.

2. Ordnung. Reticularia s. Foraminifera, Rhizopoden mit kalkiger, gewöhnlich vielkammeriger Schale, welche meist zahlreiche Oeffnungen zum Durchtritt der Pseudopoden trägt; ohne kontraktile Vakuole; meist mit mehreren Kernen.

3. Ordnung. Heliozoa, Rhizopoden mit radiär stehenden Pseudopodien und kontraktiler Vakuole, nackt oder mit radiärem Kieselskelet; ohne Centralkapsel; Ektosark oft schaumig, Süsswasserthiere.

4. Ordnung. Radiolaria, marine, gewöhnlich pelagisch lebende Rhizopoden mit Centralkapsel und radiärem Kieselskelet; ohne kontraktile Vakuole; extrakapsuläre Sarkode schaumig.

II. Klasse: **Sporozoa**, nur parasitisch lebende Protozoen, ohne Pseudopodien, ohne Wimpern und Geisseln, ohne Mund und Afterstelle und ohne kontraktile Vakuole, meist von einer Kutikula umgeben, mit einem oder sehr zahlreichen Kernen, sich durch nicht beschalte Fortpflanzungskörper, Sporen, vermehrend.

1. Ordnung. Gregarinida. Im Darm, Leibeshöhle, Geschlechtsorganen u. s. w. von wirbellosen Thieren, besonders Arthropoden lebend, in früheren Jugendstadien amöboid beweglich, später von einer die Kontraktionen der Leibessubstanz meist ganz einschränkenden Kutikula umgeben, langgestreckt, oft mit Haftapparaten versehen, einkernig, nicht selten in zwei Abschnitte gesondert. Vermehrung stets nach vorhergegangener Konjugation und Encystirung.

2. Ordnung. Myxosporidia. Fast ausschliesslich auf und in Fischen schmarotzend, selten nackt, gewöhnlich von einer derben Kutikula umgeben und mit zahlreichen Kernen; ausgezeichnet durch die Bildung meist geschwänzter, stets mit Polkörperchen versehener Sporen. (Psorospermien.)

3. Ordnung. Koccidia. Einkernige Parasiten in Epithelzellen verschiedener Organe, deren Leib nach einer Encystirung, ohne vorhergehende Konjugation in ungeschwänzte Sporen, denen Polkörperchen durchweg fehlen, zerfällt;

neben Sporen, welche zur Uebertragung auf andere Wirthe dienen, sollen auch solche zur Ausbreitung der Parasiten in demselben Wirth gebildet werden.

4. Ordnung. Sarkosporidia. Schlauchförmige, vielkernige Parasiten in den Muskelfasern der Wirbelthiere, besonders der Säuger, die von einer zahlreiche Septa in das Körperinnere entsendenden Kutikula umgeben sind; sie beginnen wie die Myxosporidien die Produktion von Fortpflanzungskörpern lange vor Erreichung der definitiven Körpergrösse.

5. Ordnung. Mikrosporidia. Sehr ungenügend bekannte Parasiten in den Zellen niederer Thiere, besonders der Insekten, welche ausserordentlich kleine Sporen bilden; ihre Stellung bei den Sporozoen ist durchaus noch fraglich.

6. Ordnung. Haemosporidia. Einzellige Parasiten der rothen Blutkörperchen der Wirbelthiere, bei Vögeln und Menschen Malaria erregend; systematische Stellung ebenfalls noch fraglich.

III. Klasse: **Infusoria**, meist frei im Wasser lebende Protozoen, die von einer dünnen Membran, selten von einem Panzer umgeben sind und auf ihrer Körperoberfläche zahlreiche kleinere Wimpern oder wenige lange Geisseln tragen, an deren Stelle bei einer Gruppe Saugröhrchen traten; mit kontraktiler Vakuole, meist auch mit Mund- und Afterstelle.

1. Unterklasse. Flagellata s. Mastigophora: meist kleine Infusorien mit einer oder mehreren Geisseln, mit kontraktiler Vakuole und einem Kern.

2. Unterklasse. Ciliata. Mit Wimpern versehene Infusorien, meist mit kontraktiler Vakuole, Mund und Afterstelle, Haupt- und Ersatzkern.

3. Unterklasse. Suktoria. Infusorien, die nur in der Jugend bewimpert sind, und nach Verlust der Wimpern Saugröhrchen bilden, mit kontraktiler Vakuole und einem Kern; ohne Mund; gewöhnlich als Ektoparasiten lebend; in der Jugend oft endoparasitisch in Infusorien.

Aus allen drei Klassen sind Schmarotzer beim Menschen und bei Thieren bekannt.

Um unnöthige Wiederholungen zu vermeiden, soll die Besprechung im Wesentlichen unter Berücksichtigung des vorstehenden Systems erfolgen.

Delage und Hérouard haben ihrer Arbeit[17] folgende Eintheilung zu Grunde gelegt:

I. Klasse: **Rhizopoden.**				
1.	**Unterklasse:**	Protomyxiae. Ordnungen:	Acystosporida, Azoosporida, Zoosporida.	
2.	„	Mycetozoariae. Ordnungen:	Pseudoplasmodida, Filoplasmodida, Labyrinthulida, Euplasmodida (Myxomyceten).	
3.	„	Amoebiae. Ordnungen:	Gymnamoebida, Thecamoebida.	
4.	„	Foraminiferiae. Ordnungen:	Imperforida, Perforida.	
5.	„	Heliozoariae.		
6.	„	Radiolariae.		
II. Klasse: **Sporozoaria.**				
1.	**Unterklasse:**	Rhabdogeniae. Ordnung:	a) Brachycystida	
			Unterordnung:	Gregarinidae Coccididae Haemosporidae Gymnosporidae.
			b) Dolychocystida	
			Unterordnung:	Sarcosporidae.
2.	„	Amoebogenia. Ordnungen:	Nematocystida.	
			Unterordnung:	Myxosporidae.
III. Klasse: **Flagella.**				
1.	**Unterklasse:**	Euflagelliae. Ordnungen:	Monadida, Euglenida, Phytoflagellida.	
2.	„	Silicoflagelliae.		
3.	„	Dinoflagelliae.		
4.	„	Cystoflagelliae.		
IV. Klasse: **Infusoria.**				

1.	**Unterklasse:**	Ciliae.	
2.	,,	Tentaculiferiae vel Suctoriae.	

I. Klasse: Rhizopoden.

Die Rhizopoden oder auch Sarkodinen sind Protozoen einfachster Art, deren Leibessubstanz Fortsätze (Pseudopodien) bildet, welche vorgetrieben und eingezogen werden können und unter Anderem zur Fortbewegung der Thiere verwerthet werden. Die Rhizopoden besitzen meistens ein chitinöses, kalkiges oder kieseliges Gehäuse.

Die Rhizopoden werden gegenwärtig in folgende vier Ordnungen eingetheilt: Amöben, Retikularien, Heliozoen und Radiolarien.

Von diesen haben nach den bisherigen Beobachtungen nur die Amöben ein besonderes medizinisches Interesse.

Die zur Ordnung **Amoebina** gehörigen Protozoen lassen entweder gar keine besondere Pseudopodienbildung erkennen oder es sind stumpflappige, fingerförmige Fortsätze nachweisbar. Die Fortpflanzung erfolgt durch Zweitheilung oder nach Encystirung. Sie bewohnen das süsse und salzige Wasser.

Hinsichtlich der Züchtung der Amöben oder anderer Protozoen, welche bei Versuchen über ihre pathogene Wirkung in Betracht kommen kann, mögen die folgenden Methoden aus der neueren Zeit hier Erwähnung finden.

Ogata[18] verimpfte das protozoentragende Material auf eine 2,5 prozentige Traubenzuckerlösung in schmutzigem sterilisirtem Wasser. Als sich nach 5–6 Tagen auf diesem Nährboden Infusorien nebst Bakterien entwickelten versuchte er in folgender Weise die einen von den anderen zu trennen. Er füllte ein 10–20 cm langes Kapillarröhrchen, von 0,3–0,5 mm im Durchmesser, mit jenem genannten Substrat in der Weise, dass etwa 2 cm des Röhrchens leer blieben. Dann hielt er das obere Ende des Röhrchens fest mit dem Finger zu, so dass keine Luft eindringen konnte und tauchte es in das betreffende, Infusorien nebst Bakterien enthaltende Substrat. War das Röhrchen gefüllt, so lötete Ogata es an beiden Seiten zu. Schon mit unbewaffnetem Auge und noch besser unter dem Mikroskop sieht man, wo der sterile und der beschickte Nährboden einander berühren. Dieser Punkt wird am Glase bezeichnet. Nach 5–30 Minuten wird der Röhrcheninhalt aufs Neue mikroskopisch untersucht. Es erweist sich alsdann, dass ein oder mehrere Infusorien dem reinen Nährboden um 1 cm oder mehr näher gerückt sind, wobei die Bakterien ihnen nicht folgen. Ogata feilte nun den Theil des Röhrchens ab, der nur Infusorien enthielt und verlötete ihn. Nach einem Monat wurde der Inhalt des Röhrchenabschnittes untersucht, und es wurden nur Infusorien darin gefunden. Ihre Bewegungen liessen sich am Besten beobachten, wenn das Röhrchen in der Hand erwärmt wurde. In derselben Weise vorgehend, erhielt Ogata noch bessere Infusorienkulturen, wenn er eine 2,5 prozentige Fleischbrühelösung von Traubenzucker (ohne Pepton), mit Hinzufügung eines 5 prozentigen sterilisirten und nach allgemeinen Regeln neutralisirten Aufgusses von Porphyra vulgaris verwandte.

Wird der Inhalt jenes Kapillarröhrchens in einen der oben genannten Nährböden geblasen, so entwickelt sich jenes Infusorium darin in Reinkultur, wozu Polytoma uvella und Paramecium aurelia verwendet wurden. Eine Reinkultur von Infusorien, die keine Bakterien enthält, darf sich nicht vor 7–8 Tagen trüben. Erst nach 4–6 Tagen zeigt sich an der Oberfläche des Substrates ein Ring, der, mikroskopisch untersucht, aus Infusorien in Reinkultur bestand. Nach 7–8 Tagen greift die Trübung des Substrates immer mehr um sich. Alsdann können die Infusorien auf Gelatine übertragen werden. Man erhält weisse Kulturen, die nach 2–3 Wochen 1 mm gross werden. Gelatinestichkulturen zeigen stärkere Entwickelung der Infusorien an der Oberfläche, als in der Tiefe.

C. Miller[19] ist es nach seinen Angaben gelungen bei 37° C. Amöbenkulturen in 2–4 proz. wässeriger Bouillonlösung, in ½ proz. Glycerinlösung mit Hinzufügung eines Stückchens Sehne (etwa 1 ccm auf ein Glas), in ⅕ prozentiger wässeriger Milchlösung oder in ½ prozentiger Auflösung von Traubenzucker in verdünntem Heuaufguss zu erhalten. Miller giebt an, einige seiner Kulturen mit gutem Erfolge 25mal übertragen zu haben.

Kurze Zeit vor den Mittheilungen Miller's hatten Celli und Fiocca[20] berichtet, dass sie schon seit zwei Jahren auf einem Substrat Amöben züchteten. Jede Amöbe hatte nach ihren Beobachtungen ein amöboides und ein encystirtes Lebensstadium. Nach den weiteren Angaben von Celli und Fiocca[21] entwickeln sich die Amöben spärlich auf alkalischer Kartoffel, auf ascitischer Flüssigkeit und auf Eiweiss; ganz gut und reichlich wachsen sie nur auf einem Nährboden, nämlich auf Fucus crispus. Fucus crispus ist eine Seealge. Eine 5 proz. genau alkalisirte Lösung davon in Wasser oder Bouillon ist der beste Nährboden für Amöben. Bei einiger Uebung kann man dieses Substrat ohne zu filtriren direkt aus den Kolben auf Platten ausgiessen. Wenn es sich um Kulturen im hängenden Tropfen handelt, ist es am besten Fucus crispus ohne Bouillon zu benutzen; der betreffende Nährboden muss aber durch Hinzufügung von 1 ccm einer 1/10 Normallösung von Kalilauge oder 1–5 ccm konzentrirter Sodalösung auf jede 10 ccm des Substrates alkalisirt werden. Auf diese Weise ist es nicht schwer, gute Amöbenkulturen mit nur geringer Beimischung von Bakterien zu erhalten. Dagegen ist es nicht leicht, Kulturen der einen oder der anderen Amöbenspezies allein zu züchten, hauptsächlich, weil gewisse Arten derselben ausschliesslich in diesem oder jenem Wasser wachsen. Handelt es sich darum, verschiedene aus der Erde gezüchtete Amöben von einander zu isoliren, so verfuhren die Autoren in folgender Weise:

Mit dem vorhandenen Material werden Petri'sche Schälchen aus Fucus crispus beschickt; man wartet alsdann bis es zur Bildung encystirter Formen kommt. Diese benutzt man zur Kultur im hängenden Tropfen und daraus erhält man die einzelnen Amöbenarten, indem man entweder sich den Umstand zu Nutze macht, dass die eine Spezies die andere überwuchert, oder die Zeit, die zur Entwickelung der verschiedenen Formen erforderlich ist, oder indem man die einzelnen Spezies mittels einer Platinnadel isolirt. Den aus der Erde oder aus Koth gewonnenen Kulturen gesellen sich gewöhnlich einzelne Infusorien bei, allein diese gehen nach 1–3maliger Verimpfung zu Grunde und die Amöben sind auf diese Weise ganz isolirt. Celli und Fiocca empfehlen die Amöben ungefärbt zu untersuchen, da alle Farbstoffe sowohl bei den amöboiden als auch bei den encystirten Formen Schrumpfung hervorrufen, wodurch beide wesentliche Veränderungen erfahren.

Unter Benutzung des erwähnten Züchtungsverfahrens haben Celli und Fiocca dann Erde aus verschiedenen Gegenden Italiens und Aegyptens, von Ebenen, Bergen und Niederungen, Lachen und Teichen in malarischen und in gesunden Gegenden, Brunnen-, Fluss-, See- und Meerwasser, Kloaken-, Strassen- und Stubenstaub, Heu, Gras, Schleim aus Mund, Hals, Bronchien, Ohr, Blase, Scheide wie auch den Darminhalt Gesunder und Kranker, darunter auch Dysenterischer auf Amöben untersucht. Die beiden Autoren haben dann die gefundenen Amöben gezüchtet und, soweit dieselben bereits in der Wissenschaft bekannt waren, auch mit den zugehörigen Namen belegt. Andere wurden, je nach der Gestalt, der Grösse und der Verzweigung der im amöboiden Stadium von ihnen ausgesandten Pseudopodien bezeichnet. So unterscheiden sie Amoeba lobosa (Varietas gattula, oblonga, undulans, Amoeba koli Loeschi), Amoeba spinosa, diaphana, vermikularis et retikularis.

Ueber Amoeba koli machen Celli und Fiocca folgende Angaben:

Sie fanden dieselben in der Erde aus der Nachbarschaft dysenterischer Fäces, im Wasser aus dem Nilkanal (und seiner Einfassung, von welchem aus das Wasser nach Alexandrien geleitet wird), im Darm Gesunder und an Dysenterie und an anderen Krankheiten Leidender.

Im amöboiden Stadium haben sie eine lobuläre Gestalt, d. h. schicken lobuläre, hyaline, verhältnissmässig zahlreiche Pseudopodien aus; ihre Bewegungen sind nicht sehr lebhaft, ihre Grösse wechselt zwischen 4–, 8–, 15 μ (nach Loesch — 35 μ). Sie besitzen ein gleichmässig feinkörniges Protoplasma, das einen bläschenartigen Kern, und oft auch eine Vakuole enthält. Sie pflanzen sich durch Theilung fort. Im Ruhestadium hat Amoeba koli einfache Konturen und ein gleichmässig feinkörniges Protoplasma, im encystirten Zustande jedoch doppelte Konturen, wobei die innere derselben dicker als die äussere und der Inhalt des Cystchens feinkörnig ist. Hinsichtlich der Entwickelung konnte festgestellt werden, dass die Amöben nach 12–15 Stunden aus den Cysten austreten und amöboide Gestalt annehmen; nach 40–48 Stunden werden einzelne Amöben schon abgerundet und nach 60–65 Stunden sind bereits alle encystirt oder degenerirt. Bezüglich der biologischen Eigenthümlichkeiten wurde festgestellt, dass eine Temperatur von 0–15° die Amöben weder im encystirten noch im amöboiden Zustande tödtet, weder nach mehreren Stunden noch nach mehreren Tagen; bei 45° C. gehen sie nach 5 Stunden, bei 50° C. nach einer Stunde zu Grunde, wenn sie im amöboiden Stadium sind. Die encystirten Formen erhalten sich sogar bei + 55° C. 4 Tage lang, bei + 60° C. eine Stunde und sogar bei einstündiger Einwirkung von + 67° C. mehrere Tage nacheinander. Bei Sonnenlicht leben sie bei + 12–15° C. gegen 270 Stunden. Es dauert 11–15 Monate ehe sie vertrocknen. Ohne Luftzutritt können die Amöben nicht fortkommen, werden sie aber nach Ablauf von 4–6 Monaten auf gewöhnlichen Nährboden übertragen, so kommen sie wieder darauf fort. Erst wenn der Luftzutritt 10 Monate lang abgehalten wird, gehen sie zu Grunde. Sie sind weit empfindlicher gegen die Wirkung antiseptischer Mittel, als die Bakterien. Sauren Nährboden vertragen sie nicht, dafür schadet auch ein Uebermass an Basen ihrer Entwickelung nicht. Hinsichtlich des Vorkommens der Amöben fanden sie Celli und Fiocca im Darm bei Fröschen, Hühnern, Lämmern, Meerschweinchen, Kaninchen und Katzen, darunter bei experimentell an Katzen hervorgerufener Dysenterie 3mal Amoeba koli. Beim Menschen gelang es diesen Autoren nicht, Amöben bei verschiedenen akuten und chronischen Leiden der Nase, des Larynx, der Bronchien, der Ohren und des männlichen urogenitalen Apparates nachzuweisen. Bei Frauen hingegen wurden in 3 Fällen unter 16 angestellten Untersuchungen im Urogenitalapparat Amöben gefunden. In der Mundhöhle wurden bei 13 Untersuchungen niemals Amöben gefunden. Im Magen bei 4 Untersuchungen nur einmal. Im Kinderdarme wurden bei 78 untersuchten Fällen (darunter 14 gesunde Kinder, 50 Fälle von Darmkatarrh, 5 Fälle von grüner Diarrhoe, 6 Fälle von blutiger Diarrhoe und 3 von follikulärem Katarrh) 26mal Amöben gefunden. Bei Erwachsenen wurden unter 111 Untersuchungen 12mal Amöben gefunden, darunter unter 65 Fällen 11mal bei Dysenteriekranken. Demnach kommen die Amöben bei Erwachsenen seltener vor, als bei Kindern.

Hinsichtlich der Rolle, welche die Amöben bei der Dysenterie spielen, bemerken Celli und Fiocca zunächst am Schlusse ihrer sehr fleissigen Arbeit, dass sie allerdings bei 54 Dysenteriefällen 23mal Amoeba koli gefunden haben. Davon kommen 14 Fälle auf Aegypten. Da jedoch bei 8 Dysenteriefällen ausser Amoeba koli auch noch andere Amöben (Amoeba diaphana, spinosa, lobosa et vermikularis) gezüchtet werden konnten, so meinen die genannten Autoren, ist erforderlich, ehe man der Amoeba koli dysenterieerregende Eigenschaften zuerkenne, die Wirkung anderer Amöben, die bei Stuhluntersuchungen ohne Kulturen ganz unbemerkt bleiben würden, in dieser Richtung ausschliessen zu können. Deshalb fehlt es auch nach der Ansicht von Celli und Fiocca bis jetzt an sicheren experimentellen Beweisen dafür, dass Amoeba koli allein Dysenterie hervorrufen könne; sie sagen, dass sogar Versuche, wie Injektionen mit Amoeba koli enthaltenden Fäces in das Rektum und mit amöbenhaltigem, aber bakterienfreiem Eiter, diese Frage nicht lösen werden, denn diese Experimente sind vom bakteriologischen Standpunkte aus nicht rein. Celli und Fiocca haben bei Katzen sogar durch Injektion dysenterischer Stühle, die vorher bis zu 45–70° C. erhitzt waren, Dysenterie hervorgerufen. Nach der Meinung dieser Autoren wird die Dysenterie durch eine virulente Varietät des Bakterium koli, durch das sog. Bakterium koli dissenterico hervorgerufen. Diesem virulenten Bakterium beigesellt, werden auch die anderen Bakterien virulent, wenn auch in geringerem Grade, gehen dieser Eigenschaft aber bei Ueberimpfungen wieder verlustig, während jene Varietät des Bakterium koli ihre Virulenz selbst nach zahlreichen Ueberimpfungen nicht einbüsst.

Eine andere Art der Züchtung von Amöben als muthmassliche Erreger der Dysenterie hat Schardringer[22] vorgenommen. Schardringer bereitete sich zunächst einen wässerigen Heuaufguss (30–40 g auf 1 l Wasser) und fügte demselben 1–1½ Proz. Agar hinzu. Um Kulturen zu erhalten beschickte er zuerst den Heuaufguss mit dem zu untersuchenden (z. B. mit schmutzigem Wasser) und liess den Aufguss 24 Stunden lang bei 37° C. stehen. Erst nach Ablauf dieser Zeit injizirte er diesen befruchteten Heuaufguss in das Kondensationswasser des oben erwähnten Agars mit Heu und bespülte mit diesem Wasser die Oberfläche des Agars. Nach einigen Tagen wuchsen darauf, abgesehen von Bakterien, Gebilde, die den Kolonien grosser Kokken ähnlich waren. Hiermit beschickte er neue Agarplatten und erhielt bei entsprechender Verdünnung Protozoen in Reinkultur. Sollen die Kulturen rein sein, so müssen sie zu wiederholten Malen auf die Oberfläche des Agars mit Heuaufguss gegossen und erst hierauf auf den flüssigen Nährboden übertragen werden.

Sollten die Amöben aus Stuhlentleerungen gezüchtet werden, wo die mikroskopische Untersuchung keine Amöben erkennen liess, so verimpfte Schardringer dieselben auf einen Heuaufguss und übertrug sie erst nach 3 Tagen, wenn das Mikroskop zahlreiche Amöben darin zeigte, auf gewöhnliche Gelatineplatten; auf diesen wählte er wiederum die Stellen, welche nur Amöben enthielten und verimpfte sie wiederholt auf das Kondensationswasser des obenerwähnten Agars mit Heu. Er wiederholte diese Ueberimpfung 6mal und erhielt beim letzten Male fast Reinkulturen der Amöben. Solche Kulturen enthalten stets eine gewisse Anzahl Bakterien, denn diese befinden sich in den Amöben selbst. Schardringer hält die von ihm gezüchteten Amöben für identisch mit Amoeba koli. Ihre Grösse beträgt 15–20 μ. Die encystirten Formen entwickeln sich am raschesten auf der schrägen Agarfläche. Auch im kondensirten Agarwasser sieht man fast nur encystirte Amöben. Sie sind rund oder eckig, haben einen farblosen Saum und enthalten in ihrem hellbräunlichen Inneren 1–2 Kerne. Sind die Amöben auf kondensirtes Agarwasser verimpft, so sieht man sie bereits nach zweitägigem Stehen der Eprouvetten im Thermostaten auf die schräge Agarfläche kriechen und ⅔ ihrer Höhe bezw. Länge wie mit feinem Sande bedecken. Wird einer kleiner Theil dieser sandartigen Masse in den hängenden Tropfen gebracht, so erhält man daraus lebendige sich rasch bewegende Amöben in Menge. Wird ein solcher hängender Tropfen 3–4mal über der Flamme hin- und herbewegt, so erhält man in jeder Amöbe einen hellröthlichen Kern in einer schmalen grünlichen Hülle. Schardringer meint, dass Amoeba koli nicht so allgemein verbreitet ist, wie Manche glauben. Jedenfalls hat er bei vielen zu diesem Behufe angestellten Untersuchungen von Typhusfällen keine Amöben erhalten.

Weitere Züchtungsversuche sind dann noch von Beijerink[23] in Delft und von Gorini[24] angestellt worden, jedoch handelt es sich dabei nicht um Amoeba koli oder um grössere Versuchsreihen. Beijerink benutzte eine wiederholt mit destillirtem Wasser ausgelaugte Agarschicht und Gorini alkalische Kartoffeln[25].

Als pathogen sind bisher folgende Amöben bekannt:

1. Amoeba koli (Lösch 1875).

Eine genaue Beschreibung dieses bereits im Jahre 1860 von Lambl beim Menschen beobachteten Parasiten ist zuerst von Loesch[26] (1875) gegeben worden. Es handelt sich dabei um einen 0,008–0,040 mm grossen mit 1–2 Pseudopodien und ein oder mehreren Vakuolen ausgestatteten Parasiten. Bisher hat man Amoeba koli beim Menschen vorwiegend bei Dysenterie und den dabei entstehenden Leberabscessen gefunden und sie auf Grund von Infektionsversuchen, die besonders Kartulis[27] angestellt hat als **Erzeuger der Dysenterie** hingestellt. Vor Kartulis hatte R. Koch gelegentlich seiner Cholera-Untersuchungen in Darmabschnitten von 4 zur Sektion gekommenen Fällen von ägyptischer Dysenterie Amöben gefunden. Ebenso in Leberabscessen derselben Fälle. Von anderen Autoren werden jedoch in diesen Fällen Mischinfektionen mit pathogenen Bakterien angenommen, weil es auch Amöben giebt, die nicht infektiös sind. Neuerdings haben dann

Quincke und Roos[28] zwei Fälle von Amöben-Enteritis beobachtet, welche sie zu weiteren Versuchen benutzten und auf Grund ihrer Beobachtungen drei beim Menschen parasitirende Amöbenarten aufgestellt:

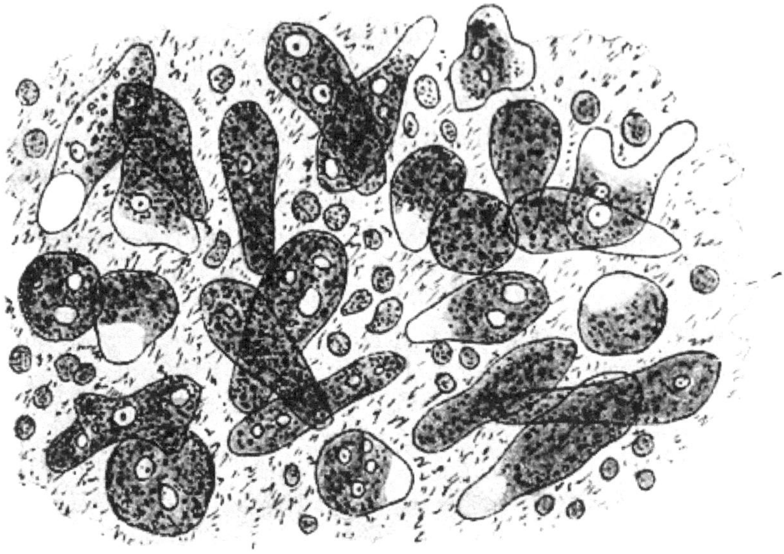

Figur 1.

Amoeba koli Lösch im Darmschleim mit Blut- und Eiterkörperchen. (Nach Lösch.)

1. Amoeba intestini vulgaris, 0,040 mm gross, grob granulirt, weder für Menschen noch für Katzen pathogen.
2. Amoeba koli mitis, ebenso, aber für den Menschen, nicht jedoch für Katzen pathogen.
3. Amoeba koli Lösch s. Amoeba koli felis, bis 0,025 mm gross, fein granulirt, für Mensch und Katze pathogen, bei beiden Dysenterie hervorrufend.

Da jedoch auch schon Blanchard[29] neben Amoeba koli noch Amoeba intestinalis unterschied, welche von Sonsino und Kartulis gelegentlich ihrer Untersuchungen als Ursache der ägyptischen Dysenterie gefunden waren, so ist einstweilen die Frage über die Dickdarmamöben des Menschen als Krankheitserreger noch nicht gelöst. Durch die Untersuchungsergebnisse von Grassi, Calandruccio, Quincke und Roos ist hinsichtlich der Dickdarmamöben des Menschen bekannt, dass sie sich encystiren und im encystirten Zustande sehr widerstandsfähig sind. Calandruccio[30] zeigte durch einen Versuch an sich selbst und Quincke und Roos durch Versuche mit Katzen, dass durch encystirte Amöben Infektionen per os gelingen, während gleiche Versuche mit beweglichen Amöben negativ ausfielen. Es ist anzunehmen, wenn auch bisher noch nicht erwiesen, dass die aufgenommenen Amöben sich im Darm durch Theilung vermehren.

Von weiteren bemerkenswerthen Fällen, in denen Amöben als Ursache der Dysenterie bezeichnet werden, seien noch erwähnt[31] diejenigen von Hlava, welcher bei 60 Dysenteriefällen in Prag regelmässig Amöben in den Ausleerungen fand, ferner die Fälle von Pfeiffer in Weimar (bei einem Kinde) von Cahn bei einem vierjährigen Knaben, von Manner bei einem gleichzeitig mit Leberabscessen komplizirten Falle u. s. w. In Kiel hat jüngst Röhrig[32] einen Fall von Amöben-Enteritis beschrieben. Es handelt sich um eine 40jährige Arbeiterfrau, welche unter Erscheinungen einer schweren Pneumonie in die Klinik aufgenommen wurde und zehn Tage nach der Aufnahme starb. Die Obduktion ergab ausser einer fibrinös-serösen Pleuritis und Abscessen in der linken Lunge auch zahlreiche, eigenthümliche Geschwüre im Dickdarm, bei deren näherer Untersuchung Amöben gefunden wurden. Auch in einer Darmvene wurden die Amöben gefunden. Zur Erklärung des Befundes nimmt Röhrig an, dass die Amöben mit der Blutbahn in die Leber, von hier, ohne makroskopisch hervortretende Erscheinungen zu machen, in die Lunge gelangt sind, wo sie zur Entstehung der Abscesse Veranlassung gaben. Das schnelle Umsichgreifen der Lungenaffektion wäre dann auf Bakterienwirkung und auf Aspiration bereits jauchiger Massen zurückzuführen. „Mit dem Sputum in die Mundhöhle gelangt, könnten die Parasiten in die Drüsen eingewandert sein, und von hier aus in derselben Weise wie im Darm ihre Zerstörung begonnen haben." Die Sektion hatte auch ein gangränescirendes Geschwür am linken Zungenrande und an den Stimmbändern, sowie starke Schwellung des weichen Gaumens und der Tonsillen ergeben.

Von anderen Fällen aus neuerer Zeit mögen noch folgende erwähnt sein.

Wilson[33] berichtet über vier Fälle von Dysenterie, welche durch Amöben hervorgerufen wurden. In keinem der angegebenen Fälle waren Symptome eines Leberabscesses nachzuweisen. Stets traten die Amöben in den Exkrementen auf. In einem tödtlich verlaufenen Falle ergab die Sektion zahlreiche Geschwüre und nekrotische Herde in der Schleimhaut. Die Geschwüre enthielten zahlreiche Amöben. In der Darmwand war auch die Muskularis stark verändert, ebenso war die Niere erkrankt. Manner[34] theilt einen Fall von Amöbendysenterie und Leberabscess mit. Bei einem seit Jahren unter dysenterischen Erscheinungen erkrankten Manne wurden in den schleimigen Theilen des Stuhlgangs stets Amöben gefunden. Dieselben glichen durchaus der Amöba coli. Der Fall endete unter fortschreitendem Verfall der Kräfte und unter Auftreten von Oedemen tödtlich. Bei der

Sektion fanden sich in der Leber Abscesse, die theils raschen Zerfall ihrer Wand zeigten, theils von einer Bindegewebskapsel eingeschlossen waren. Sowohl der Abscesseiter als auch die innersten Theile der Abscesswand enthielten zahlreiche Amöben. Die Schleimhaut des ganzen Dickdarmes war geschwellt und aufgelockert; im Cökum fand sich eine Reihe unregelmässig gestalteter, mit leicht gezackten, etwas indurirten Rändern versehener Geschwüre. Noch zu Lebzeiten des Kranken wurde mit dem Stuhl desselben ein Infektionsversuch an einer Katze gemacht. Das Thier erkrankte bald nach der Infektion per rektum und ging nach einer Woche zu Grunde. Bei der Sektion wurden im Dickdarm kleine bis in die Submukosa reichende Geschwüre und in den tieferen Abschnitten der Schleimhaut die meisten Amöben gefunden.

Ferner berichtet Boas[35] über zwei von ihm behandelte Fälle von Amöbenenteritis. In dem einen gelang es mittelst ganz schwacher Argentum nitricum Spülungen (1: 10,000) die Beschwerden zu lindern und die Amöben vorübergehend zum Schwinden zu bringen; in dem anderen Falle hatte der innerliche Gebrauch von Wismuthsalicylat einen ähnlichen Erfolg. Peyrot et Roger[36] berichten über einen im Anschluss an eine leichte Dysenterie entstandenen Amöbenabscess in der Leber.

In der allerjüngsten Zeit hat W. Janowski[37] den gegenwärtigen Standpunkt über die Aetiologie der Dysenterie unter Verwerthung eigener Beobachtungen in einer sehr gründlichen Arbeit erörtert, in welcher auch die wichtigsten literarischen Angaben gemacht worden sind. Janowski kommt dabei nach sorgfältiger Durchsicht des bis jetzt in der Litteratur gesammelten, die Rolle der Amöben bei Dysenterie betreffenden Materials zu dem bemerkenswerthen Ergebniss, dass bis heute noch keine sicheren Beweise dafür vorliegen, dass die Parasiten wirklich die Erreger der Dysenterie in bestimmten Ländern seien. Wenn uns die Beweise noch fehlen, so ist der Grund hauptsächlich darin zu suchen, dass in Ermangelung von Kulturen bis jetzt die eigentliche, streng wissenschaftliche Untersuchungsmethode in dieser Frage nicht angewandt werden konnte. Jetzt dagegen ist der Plan solcher Untersuchungen deutlich vorgezeichnet. Es müssen Kulturen der Amöba coli auf dem von Celli und Fiocca mit so vorzüglichem Resultate verwandten Fucus crispus oder auf Agar mit Heu (Schardringer) gezüchtet werden, wenn letzteres sich thatsächlich als günstiger Nährboden für diese Parasiten erweisen sollte. Hat man in diesen Kulturen uncystirte Amöbenformen erhalten, so müssen Fütterungsversuche bei Thieren angestellt werden, wobei schon einzelne positive Resultate von Werth sein können[38]. Andererseits würde sich auch zeigen, dass aus schweren Dysenteriefällen gezüchtete Amöba coli bei Thieren weit leichter zu Erkrankungen führen, als dieselbe aus anderen Fällen (z. B. Kinderdiarrhoe, Kloakenkot oder Teichschlamm) gezüchtete

Amöbe. Es scheint Janowski mit Recht nicht unwahrscheinlich zu sein, dass die Symbiose mit gewissen Bakterienarten die Virulenz der Amöben selbst steigert[39]. Es scheint die Bedeutung dieses Parasiten für den Menschen, je nach den Bedingungen, unter welchen er in den menschlichen Organismus gelangt, ganz verschiedenartig sein zu können. An manchen Orten Europas (Italien, Deutschland) gelangt dieser Parasit aus der Umgebung in den Darm, ohne hier augenscheinlich irgend welche den Darm zur Entwickelung der Amöben disponirenden Bakterien vorzufinden. In anderen Gegenden aber (Indien, Aegypten, Vereinigte Staaten) gelangen die Amöben entweder im Vereine mit Bakterien, die ihnen den Boden zu ihrer Entwickelung vorbereiten in den Darm, oder finden im Darme Bakterien vor, die ihnen bei Entfaltung ihrer Thätigkeit behilflich sind. Von der Art dieser Symbiose, vielleicht auch von der sekundären Infektion in einer und in der anderen Serie von Fällen, hängt nach der Ansicht von Janowski der mehr oder weniger schädliche Einfluss der Amöben auf den Darm und die von den Amöben im Darme erworbenen Eigenschaften ab, deren Verschiedenheit erst experimentell festzustellen ist.

In den von Koch, Councilmann und Lafleur, Kruse und Pasquale u. a. beschriebenen Fällen drängt sich die Ueberzeugung auf, dass die betreffenden Autoren eine in klinischer und in anatomischer Hinsicht von der gewöhnlichen Dysenterie abweichende Krankheit beobachtet haben und dass das konstante Auftreten der Amöben die Beobachter auf den Gedanken führte, es bestehe ein inniger ursächlicher Zusammenhang zwischen diesen Amöben und jener besonderen Dysenterieform.

Schliesslich wird von Janowski alles, was bis jetzt über die Aetiologie der Dysenterie bekannt ist, folgendermassen zusammengefasst:

„Die Dysenterie ist eine ätiologisch nicht einheitliche Krankheit und wird aller Wahrscheinlichkeit nach nie durch die Einwirkung eines einzelnen Parasiten, sondern durch Zusammenwirkung mehrerer Varietäten auf den Organismus hervorgebracht. Aus den bis heute in der Litteratur vorhandenen Daten kann man schliessen, dass die Ursache der gewöhnlichen Dysenterie irgend eine Bakterienassociation ist; eine ihrer Formen aber, die sich in klinischer und anatomischer Hinsicht von den übrigen unterscheidet, die sogenannte Tropendysenterie, wird aller Wahrscheinlichkeit nach durch die Assoziation einer bestimmten Amöbenspezies mit Bakterien hervorgerufen.“

Im Allgemeinen ist die Amöbendysenterie anatomisch charakterisirt durch das Auftreten eines hämorrhagischen Katarrhs und durch die Bildung umschriebener Geschwüre mit unterminirten Rändern. Dabei vermehren sich die Amöben nicht nur in der Darmschleimhaut, sondern dringen auch in die Mukosa und Submukosa ein, treten hier zu grösseren Haufen zusammen, in deren Gebiet das Gewebe allmählich nekrotisirt. Beim Durchbruch der submukösen Herde durch die Schleimhaut entwickeln sich die erwähnten Geschwüre, welche einen bedeutenden Umfang annehmen können. In ein Darmgefäss gelangt, können dann Metastasen in anderen Organen durch Einwanderung der Amöben hervorgerufen werden.

Klinisch ist die von verschiedenen Autoren beobachtete Thatsache von Bedeutung, dass die durch die Amöben hervorgerufenen Darmbeschwerden meist sehr gering sind und die Patienten nicht veranlassen, ärztliche Hülfe in Anspruch zu nehmen. Dies tritt meist erst ein, wenn schon Komplikationen eingetreten sind.

Bei Thieren sind parasitische Amöben gelegentlich im Darm von Mäusen (Amöba muris Grassi), von Blatta orientalis (Schaben) (Amöba blattae, Bütschli), bei Kaninchen, Fröschen, Schnecken (L. Pfeiffer) und auf der Haut der Schafe lebend (v. Lendenfeld) gefunden worden. Nur hinsichtlich der auf der Haut der Schafe beobachteten Amöben weiss man, dass sie zuweilen eine tödtliche Hauterkrankung hervorrufen können.

2. Amöben der Mundhöhle.

Man hat in der Mundhöhle, in einem Abscess unter dem Zahnfleische und gelegentlich auch an einem sequestrirten Knochenstückchen des Unterkiefers Amöben und amöbenartige Gebilde beim Menschen gefunden, doch scheint es sich nur im letzteren Falle (von Kartulis[42] veröffentlicht) um wirkliche Amöben gehandelt zu haben.

3. Amöben des Urogenitalapparates des Menschen.

Unter dem Namen Amöba urogenitalis hat zunächst E. Baelz[40] eine bei einer 23jährigen Patientin gefundene Amöbe beschrieben, welche der Amöba coli sehr ähnlich war. Die Parasiten wurden im Urin und auch in der Vagina einer Patientin gefunden, welche kurz vor ihrem durch Lungentuberkulose bedingten Tode Hämaturie mit starkem Tenesmus der Blase gezeigt hatte. Aehnliche Fälle sind dann später von Jürgens[41], wo die Amöben in Schleimcysten der Harnblase sassen, von Kartulis[42], wo die Amöben in einem Blasentumor sassen, und von C. Posner[43], wo die Amöben im Urin gefunden wurden, noch beschrieben worden.

Ferner hat Tullio Rossi Doria[44] in Rom bei der Endometritis chronica glandularis im Lumen der Drüsen Protozoen gefunden, die er der Gruppe der Amöben zurechnete. Doria schliesst aus seinen Untersuchungen auf eine Form der Endometritis, die er auf die gemeinsame Wirkung von Amöben und Bakterien zurückführte, bei vielleicht praevalirender Bedeutung der Amöben. Pick[45] hält jedoch die Befunde Doria's für hydropische Degenerationsprodukte abgestossener epithelialer Elemente. Dem gegenüber zieht Doria[46] die von Pick aus ungehärtetem und gefärbtem

Material gewonnenen Beobachtungen in Zweifel. Pick meint schliesslich, dass es sich nur um die Bewegung von Leukocyten handelt.

4. Amöbenähnliche Rhizopoden in der Ascitesflüssigkeit des lebenden Menschen.

Unter dieser Bezeichnung haben neuerdings Leyden und Schaudinn[47] zwei Fälle beschrieben, wo bei einer 22jährigen, an Ascites leidenden Patientin und bei einem 63jährigen, ebenfalls an Ascites leidenden Manne amöbenähnliche Gebilde in der durch Punktion entnommenen Bauchflüssigkeit nachzuweisen waren. Der zweite Patient ist später gestorben und ergab die Autopsie die Bestätigung der auch im Leben gestellten Diagnose — Carcinom des Magens, mehrere bis apfelgrosse Knoten in der Leber, kleinere in der Milz; **auf dem Peritoneum** zahlreiche hirsekorn- bis erbsengrosse und auch grössere Knötchen.

Bei näherer Untersuchung, welche Schaudinn vorgenommen hat, zeigte sich in beiden Fällen, dass die Amöben Angehörige derselben Spezies sind und sich durch Theilung und Knospung fortpflanzen. Schaudinn nannte sie deshalb Leydenia gemmipara (Schaudinn). Die Parasiten zeigten in kontrahirtem Zustande eine kugelige oder unregelmässige polygonale Gestalt. Ihre Oberfläche erschien selten glatt, sondern mit Buckeln und Höckern besetzt. Sie können einen Durchmesser von 36 μ erreichen. Die kleinsten Formen waren 3 μ gross. Die Pseudopodien waren in zwei Sorten nachweisbar: als hyaline, lamellöse und als körnige, fadenförmige Bildungen.

Am Schlusse der Arbeit sagt Schaudinn: „In eine Diskussion über die Frage, ob unser Rhizopode etwas mit dem gleichzeitig vorhandenen Karcinom zu thun hat, kann ich erst nach einer Untersuchung der krebsigen Geschwülste treten, mit der ich jetzt beschäftigt bin. Es sei mir nur gestattet, auf die grosse Aehnlichkeit hinzuweisen, die zwischen den kleinen hier geschilderten Amöbenknospen und den angeblich parasitären Einschlüssen in den Krebszellen, welche Sawtschenko[48] abbildet, besteht. Der Zusammenhang der Amöben mit dem Karcinom ist wohl möglich. Doch ist meines Erachtens die Frage, ob die Amöben oder ihre Jugendzustände die Erreger des Karcinoms und anderer maligner Geschwülste sind, nur durch Züchtung zu entscheiden und vorläufig besitzen wir keine Methoden der Kultivirung für parasitäre Rhizopoden und Sporozoen".

II. Klasse: Sporozoen[49].

Die Sporozoen sind einzellige thierische Organismen, deren Leib einen oder mehrere Kerne, jedoch keine Wimpern und Geisseln, Pseudopodien, oder Mund und Afterstelle besitzt. Alle Sporozoen sind Schmarotzer und vermehren sich durch beschalte Fortpflanzungszellen (Sporen), welche sich im Innern der Zellen bilden. Durch diese Eigenschaft treten sie in eine gewisse Verwandtschaft zu niederen pflanzlichen Organismen.

In Bezug auf die Verbreitung lehren die bisherigen Untersuchungsergebnisse, dass die Sporozoen sehr weit verbreitete Parasiten sind und, mit Ausnahme der Protozoen und Cölenteraten, in allen Thierklassen gefunden sind. Dagegen hat man sie noch nie bei Pflanzen festgestellt. Interessant ist auch die Wahrnehmung bei diesen Parasiten, wie bei den höher organisirten, dass eine Sporozoenart meist nur bei wenigen, in naher Verwandtschaft stehenden Wirthen schmarotzt und sich dabei dem Entwickelungsgange der Wirthe anpasst. Wahrscheinlich sind dieselben auf der ganzen Erde und überall, wo Thiere sind, vorhanden. Am meisten sind sie bisher in Europa und Amerika gefunden worden.

Wie die Uebertragung auf die Wirthe erfolgt, ist erst bei einigen Ordnungen bekannt. Meist erfolgt die Einverleibung durch die Nahrung, wobei dann die Sporozoen aus den Exkrementen oder verwesten Thierresten in den Boden und ins Wasser gelangen und gelegentlich die Nahrung verunreinigen. So sind die an einzelnen Orten und in einzelnen Gegenden gelegentlich beobachteten Sporozoenepidemien (z. B. bei Kaninchen) zu erklären. In anderen Fällen mögen auch Zwischenwirthe, wie dies bei der Texasseuche nachgewiesen ist, vorhanden sein. Schliesslich kann nicht geleugnet werden, dass viele Sporozoen für ihre Wirthe ohne jede pathologische Bedeutung sind.

Die Ansiedelung der Sporozoen kann in allen Organen und Geweben des thierischen Körpers erfolgen. Wichtig ist jedoch, dass sie — besonders in den jüngsten Entwickelungsstadien — in die Zellen der Wirthsthiere, in erster Linie in die Epithel-, Muskel-, Nerven- und Blutzellen einzudringen vermögen, um hier theils die ganze Entwickelung durchzumachen, theils nach einiger Zeit eine andere Zelle aufzusuchen, und die Entwickelung zu vollenden. Nach Abschluss ihres Entwickelungsganges schmarotzen sie gewöhnlich in den Geweben oder Organen ihrer Wirthe weiter, wobei sie in die verschiedenen Organe gerathen und je nach der histologischen Einrichtung und funktionellen Bedeutung krankheitserregend werden können. Oft hängt die pathogene Bedeutung wesentlich von der Menge der zur Entwickelung gekommenen Sporozoen und der durch sie zerstörten Zellen (z. B. im Darmkanal) ab.

Die Gestalt der Sporozoen ist sehr verschieden, meist oval und wechselt hinsichtlich der Grösse ebenfalls erheblich. Die Ernährung erfolgt durch Aufnahme flüssiger Nahrung aus den umgebenden Medien entweder auf dem Wege der Diffusion oder durch feinste Poren in der Kutikula. Die Vermehrung der Sporozoen, welche meist ungeschlechtlich zu erfolgen scheint, geschieht durch Keim- und Sporenbildung; vielleicht auch durch Theilung der Keime. Der Abschluss der Entwickelung erfolgt meist durch die Bildung der Fortpflanzungskörper, wobei die mit einer festen Kapsel umgebene Protoplasmamasse des Mutterthieres zerfällt. Die entstandenen kleinen kernhaltigen Protoplasmakörper können sich dann direkt in Keime umwandeln oder zu Sporoblasten und Sporen werden, indem sie eine feste Hülle um sich ausscheiden. Die Sporenhülle ist sehr widerstandsfähig und dient zum Schutz der zarten Protoplasmakeime. Kurz vor der Vermehrung nehmen die Parasiten allmählich eine rundliche Form an.

Die Eintheilung der Sporozoen

ist insofern noch keine vollkommen abgeschlossene, als einzelne Gruppen noch zu wenig gekannt und ihre Zugehörigkeit zu den Sporozoen noch zweifelhaft ist.

Wir möchten einstweilen folgende Ordnungen wählen:

I. Gregarinen; II. Myxosporidien; III. Koccidien; IV. Sarkosporidien; V. Hämosporidien; VI. Acystosporidien; VII. Serosporidien; VIII. Amöbosporidien.

I. Ordnung: Gregarinen[50], Gregariniden.

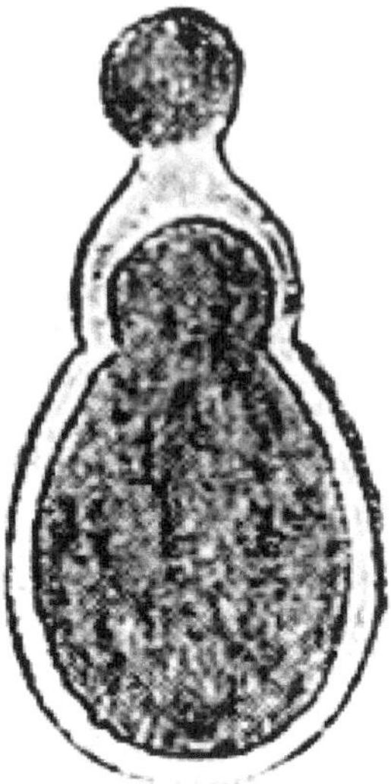

Figur 2.

Jugendform einer Gregarine (Oocephalus hispanus) nach Al. Schneider. Die typische Gestalt zeigt die drei hintereinander liegenden Abschnitte und die sich scharf abhebende helle Cutikula.

Allgemeines. Die Gregarinen sind einzellige Parasiten von kugeliger, ovaler oder langgestreckter Gestalt, zuweilen aus 2–3 hintereinanderliegenden Abschnitten bestehend, und erwachsen von einer festen Cutikula umgeben. Sie sind während ihrer Jugend ausschliessliche Zellschmarotzer und werden vorwiegend in den Epithelien der Magenschleimhaut gefunden, von wo sie erst später in das Darmlumen entleert werden. Ausser im Magen- und Darmkanal sind sie auch in der Leibeshöhle und in den Geschlechtsorganen von wirbellosen Thieren, besonders bei Arthropoden und Würmern, seltener bei Echinodermen gefunden worden. Bei Vertebraten sind sie bisher nicht gefunden worden.

Die Parasiten wurden schon 1787 von Cavolini im Darm eines Krebses gesehen und später von Dufour, welcher ihnen den noch heute gebräuchlichen Namen gegeben hat, bei zahlreichen Insekten.

Die erwachsenen Gregariniden sind einzellige Organismen, deren länglicher Leib entweder einheitlich bleibt und niemals encystirt

(Monocystidae) oder in zwei oder drei Abtheilungen zerfällt (Polycystidae); erstere leben frei in der Leibeshöhle niederer Thiere, nur ausnahmsweise in einem Organ (in den sog. Hoden der Regenwürmer), letztere im Darm, besonders der Arthropoden. Die Länge des Körpers schwankt zwischen 0,01–0,02–16 mm. Manchmal grenzt sich vom grösseren Hinterabschnitt ein kleiner vorderer ab, dann geht die Cutikula, senkrecht zur Längsachse eine Querscheidewand bildend, durch die ganze Breite des Körpers. Die Vermehrung der Gregariniden erfolgt durch Vereinigung von zwei oder drei Thieren (Konjugation) meist mit nachfolgender Encystirung, wobei eine sehr feste, widerstandsfähige Membran abgesondert wird. Eine Verschmelzung der encystirten Individuen tritt meist nicht ein.

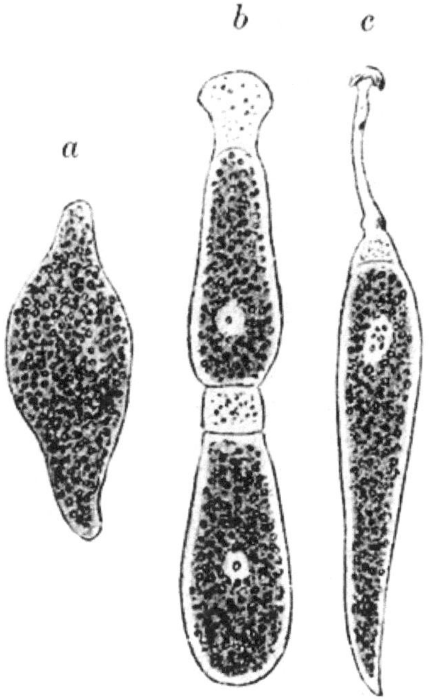

Figur 3.

a) Monocystis agilis aus den Samenblasen vom Regenwurm. *b)* Gregarina cuncata aus dem Darm vom Mehlkäfer. *c)* Stylorhynchus obligacanthus aus dem Darm einer Libelle. (Nach Leuckart.)

Sind 2 oder 3 Individuen in einer Cyste vereinigt, so sporuliren sie gesondert. Die Cysten der mehrkammerigen Gregarinen werden vor Beginn aller Theilungserscheinungen mit dem Koth der Wirthsthiere ausgestossen. Diese Cysten reifen, sobald sie im Freien unter günstige Bedingungen gelangen. Dann folgt die eigentliche Vermehrung durch Theilung des Gregarinenkerns. Die kleinen Kerne vertheilen sich gleichmässig auf der Oberfläche des Cysteninhaltes. Schliesslich zerfällt der Cysteninhalt in kleine Plasmakugeln, deren jede einen Kern einschliesst — die sog. Sporoblasten. Ausserdem bleibt noch etwas unverbrauchtes Protoplasma der sog. Restkörper zurück. Die entstandenen Sporoblasten scheiden um sich eine feste Hülle ab und werden so zu Sporen. In den Sporen geht von Neuem eine mehrfache Kerntheilung vor sich. Die dadurch entstandenen 6–8 Kerne vertheilen sich wieder auf das vorhandene Protoplasma. Durch Trennung der kernhaltigen Protoplasmatheile von einander entstehen die eigentlichen Keime (Keimstäbchen oder Sporozoiten, die jungen Gregarinen).

Die Form der Sporen ist für die einzelnen Arten charakteristisch; einzelne Sporen besitzen keine Hülle (Gymnosporen), andere sind beschalt (Angiosporen), oder haben zwei verschieden dicke Hüllen. Die Gestalt der Sporozoiten ist meist sichelförmig. Selten sind mehr als 8 Sichelkeime in einer Spore eingeschlossen.

Hinsichtlich der weiteren Entwickelung der Gregarinen sei noch bemerkt, dass sich die Sporen in der Regel in den Cysten ausserhalb des Trägers der Gregarinen entwickeln. Die Sporulation kann in zwei Wochen beendet sein. Nach erfolgter Reife entleeren die Cysten ihren Sporeninhalt entweder durch einfache Ruptur der Cystenhülle oder durch Mitwirkung des aufquellenden Restkörpers oder endlich durch besondere Sporodukte. Es ist ausreichender Grund zu der Annahme, sagt Braun, dass der Genuss reifer Sporen, vielleicht auch reifer Cysten, die betreffenden Thiere mit Gregarinen infizirt. Die Sporen werden durch den Darmsaft zum Aufspringen gebracht, (von A. Schneider beobachtet) und lassen ihren Inhalt austreten. Die sichelförmigen Keimstäbchen (Sporozoiten) machen kreisbogenartige Bewegungen, jedoch keine amöboiden oder Schwimmbewegungen. So dringen sie wahrscheinlich in die Darmepithelien ein (intracellulärer Parasitismus der jungen Gregarinen), wachsen dann über die infizirte Epithelzelle in das Lumen des Darmes hinein, es tritt Abschnürung der beiden Theile ein; später fällt die Gregarine vom Darmepithel ab, um sich zu konjugiren und ihre Weiterentwickelung durchzumachen (Braun). Die in der Leibeshöhle schmarotzenden Monocystideen durchsetzen jedoch, als Sporen in den Darm eingeführt, sogleich die ganze Darmwand, um sich in der Leibeshöhle anzusiedeln.

Eintheilung der Gregariniden. L. Léger giebt folgende Unterabtheilungen an:

1. Unterordnung: Gymnosporen, Sporen nackt, ohne Hülle; a) Familie Gymnosporiden (Porospora, im Darm des Hummers). 2. Unterordnung: Angiosporea, Sporen mit einfacher oder doppelter Hülle; a) Polycystidea und b) Monocystidea, welche vielfach in der Leibeshöhle von Würmern und Echinodermen vorkommen.

Da, wie schon erwähnt, die Gregarinen bisher mit Sicherheit bei Wirbeltieren noch nicht beobachtet worden sind, so mögen diese Angaben genügen.

II. Ordnung: Myxosporidien.

Die Myxosporidien kommen vorzugsweise an und in den verschiedensten Organen der Fische vor, wo sie sowohl frei in natürlichen Körperhöhlen (Leibeshöhle, Schwimmblase, Gallen- und Harnblase) wie auch im Bindegewebe liegend angetroffen werden. Ausserdem schmarotzen sie auch bei Würmern, Arthropoden, bei Amphibien und Reptilien.

Hinsichtlich der Fische führt Gurley[51] 66 verschiedene Fischarten an, bei welchen Myxosporidien schmarotzen. Daneben giebt es noch manche andere Fischarten, bei denen man bisher noch niemals Myxosporidien beobachtete. Unter den Amphibien beobachtet man sie bei Fröschen, Kröten und Wassersalamandern; unter den Reptilien sind Schildkröten, Krokodile, Schlangen und Eidechsen zu nennen.

Am meisten sind die Myxosporidien bisher in Europa und Amerika gefunden worden. Einzelne Arten werden an bestimmten Orten regelmässig gefunden, andere treten gelegentlich z. B. bei Fischen so massenhaft auf, dass sie schwere Seuchen unter den befallenen Thieren hervorrufen.

Geschichtlich möge erwähnt sein, dass die Parasiten auf und in dem Körper der Fische zuerst von Gluge[52] (1838) und unabhängig von diesem von Joh. Müller[53] (1841) beschrieben worden sind. Müller sah kleine beschalte Körperchen besonders in gelb-weissen Pusteln der äusseren Haut kranker Fische, ausserdem auch an den Kiemen und in inneren Organen und glaubte es handele sich um eine durch belebte Spermatozoen erzeugte Ausschlagskrankheit, weshalb er die in den Knötchen gefundenen Körperchen, Psorospermien[54] nannte. Nach Gluge und Müller sind dann die Myxosporidien von zahlreichen anderen Forschern (Leydig, Lieberkühn, Bütschli (1881), welcher die Bezeichnung Myxosporidien vorschlug, Balbiani, Railliet, L. Pfeiffer, Thélohan u. a.) in und auf dem Körper zahlreicher Fischarten und anderer Thiere gefunden worden.

Bezüglich Bau und Entwickelungsgang der Thiere möge nur das Nachfolgende hier erwähnt sein.

Was zunächst die Form der Myxosporidien betrifft, so ist dieselbe sowohl bei den einzelnen Thierarten, wie auch bei den einzelnen Individuen sehr verschieden und sehr veränderlich. Es kommen langgestreckte und ganz unregelmässige Formen vor; die letzteren besonders bei den freien Myxosporidien. Ebenso unterliegt die Grösse vielfachen Schwankungen. In inneren Organen (Gallen-, Harn- und Schwimmblase) kommen mikroskopisch kleine, auf der Haut und in den Kiemen mit blossem Auge erkennbare Myxosporidien vor.

Ueber die Vermehrung und Entwickelung der Myxosporidien sind die Ansichten noch getheilt. Die wichtigsten Arbeiten hierüber liegen von Lieberkühn, Balbiani und Bütschli vor, deren Ergebnisse von Thélohan[55] bestätigt und erweitert worden sind. Nach den Untersuchungen dieser Autoren beginnt die Sporenbildung mit der Bildung zahlreicher Keime in der Plasmamasse (Primitivkugeln). Aus den Keimen der Primitivkugeln entstehen durch Theilung zahlreiche Tochterkerne. Dann beginnt durch Theilung der Primitivkugel in zwei Hälften (Sporoblast) die Sporoblastenbildung. Die Ausbildung der Sporen erfolgt nun in der Weise, dass sich in jedem Sporoblast drei Kerne entwickeln, von denen sich zwei in die sog. Polkörperchen umwandeln. Später entsteht dann die Polkapsel und aus der Hülle der Sporoblasten eine sehr widerstandsfähige Sporenwand. Die Zahl der Sporen ist bei den verschiedenen Arten eine sehr verschiedene. Werden nun die Sporen mit der Nahrung in den Verdauungskanal geeigneter Wirthsthiere gebracht, so treten unter der Einwirkung der Verdauungssäfte die Polfäden aus ihren Kapseln heraus, und dringen wahrscheinlich in die Verdauungsschleimhaut ein, um so die schnelle Entfernung der Sporen aus dem Darmkanal zu verhüten. Nach etwa 24 Stunden sollen sich dann die Sporen öffnen, den Amöboidkern austreten lassen, welcher dann unter langsamen Bewegungen diejenigen Organe und Gewebe aufsuchen soll, in denen die weitere Entwickelung vor sich gehen kann.

Hinsichtlich der **pathologischen Bedeutung der Myxosporidien** sei bemerkt, dass seuchenartig auftretende Muskelerkrankungen durch Infektion mit Myxosporidien seit langer Zeit bei den Barben in den Flussgebieten des Rheins, der Mosel, der Saar, der Seine, Marne und Aisne beobachtet sind. Die ersten genaueren Angaben über solche unter Beulenbildungen in der Haut aufgetretene Fischseuchen liegen aus dem Jahre 1870 von M. Mégnin vor. Dann folgen zahlreiche Mittheilungen u. a. von M. A. Railliet (1890), Ludwig (1888), L. Pfeiffer (1889), T. W. Müller (1890) u. A. L. Pfeiffer zeigte, dass es sich dabei um eine von den Muskeln ausgehende Infektion handelt. Die kranken Fische sind schon äusserlich an weissfarbigen Schwellungen der Haut und tiefen, kraterförmigen Geschwüren erkennbar, welche am Kopf, am Rumpf und am Schwanz vorhanden sind. In den Geschwüren sind Myxosporidien und Bacillen, durch deren Ansiedlung wohl die Geschwüre erzeugt werden, massenhaft nachzuweisen (L. Pfeiffer). Die erste Ansiedlung der Myxosporidien findet im Innern der Muskelzellen statt. Nach den Untersuchungen von Thélohan wird durch das Eindringen der Myxosporidien zunächst eine hyaline Degeneration der Muskelfasern hervorgerufen, es kommt dann zu einer starken Bindegewebswucherung, wobei die Muskelfasern zu Grunde gehen. Schliesslich kann man dann sowohl in den unter Einwirkung von besonderen Bacillen entstehenden Geschwüren wie auch in den bindegewebigen Cysten die Sporen der Myxosporidien nachweisen. L. Pfeiffer fand kleine Tumoren sowohl auf Pleura und Peritoneum, wie auch in der Gallenblase, Schwimmblase, Milz und selbst in den Gefässwandungen der kranken Fische. Die Erkrankung hat viel Aehnlichkeit mit den noch zu erwähnenden Sarkosporidieninfektionen beim Pferd, Schaf und Schwein.

III. Ordnung: Koccidien[56] (Leuckart).

Die Koccidien sind Zellschmarotzer von eiförmiger oder kugeliger Gestalt, welche ihre Entwickelung in einer Zelle beenden.

Vorkommen und Verbreitung. Die Koccidien schmarotzen bei allen Klassen der Wirbelthiere, bei Gliederthieren und bei Weichthieren. Dagegen sind sie bei anderen Wirbellosen bisher nicht getroffen worden. Die Koccidien leben in den verschiedensten Organen der Thiere und des Menschen und zwar zum grossen Theil in den Epithelzellen und deren Kernen; andere werden auch im Bindegewebe angetroffen. Am zahlreichsten kommen Koccidien bei Wirbelthieren vor, während bei diesen Thieren die Gregarinen ganz fehlen. Bei den Vögeln und Säugethieren sind die Koccidien die häufigsten Sporozoen; unter den letzteren kommen sie nicht selten beim Menschen vor. Unter den Säugethieren findet man die Koccidien am meisten bei Pflanzenfressern, wo vorzugsweise der Darmkanal daneben auch die Anhangsorgane desselben (Leber, Lieberkühn'sche Drüsen) ferner Trachea, Larynx, Lunge und Nieren befallen werden. Zuweilen sind sie auch im Geschlechtsapparat gefunden worden.

Geschichtliches. Die ersten Beobachtungen sind wohl an den Koccidienknoten in der Leber der Kaninchen gemacht worden, wo sie für tuberkelartige, karcinomatöse oder sarkomatöse Gebilde gehalten wurden. Remak (1845) brachte die Koccidien in Verbindung mit den Psorospermien von Joh. Müller, während sie Lieberkühn[57] (1854) für vollkommen identisch mit denselben erklärte. Im Laufe der nächsten Jahre beschäftigten sich dann zahlreiche Forscher mit diesen Gebilden, ohne dass jedoch eine gewisse Klarheit über die Natur derselben erzielt wurde. Erst Leukart[58] (1879) trennte diese bisher auch ei- oder kugelförmige Psorospermien genannten Parasiten von den Myxosporidien ab und führte für dieselben den Namen Koccidien ein, indem er sie als besondere Abtheilung den Sporozoen anreihte. In der neueren Zeit wurde durch die Arbeiten von R. Pfeiffer[59], Balbiani[60], Thélohan[61] u. A. neue Anregung zum Studium dieser Sporozoen als Krankheitserreger gegeben.

Entwickelung. Für die Darmkoccidien wird als sicher angenommen, dass die Infektion vom Darmkanal aus erfolgt, indem die reifen Sporen mit der Nahrung aufgenommen werden. Unter der Einwirkung der Verdauungssäfte öffnen sich die Sporen und die Sichelkeime treten aus, um unter lebhafter Bewegung in die Darmwand und später in die Epithelzellen einzudringen und sich hier in den Epithelzellen, zwischen Kern und freiem Zellrand festzusetzen. Innerhalb der Epithelzelle runden sich dann die Sichelkeime zu einem kugeligen Körper ab, die Keime wachsen auf Kosten der Wirthszelle zur Koccidie heran und umgeben sich mit einer oder zwei Cystenhüllen. Die weitere Reifung der Cyste, d. h. die Sporen- und Keimbildung kann nun innerhalb oder ausserhalb der Wirthszellen oder Wirthsthiere erfolgen. Zunächst ist als Vorbereitung zur Sporulation eine Verdichtung des Protoplasmas nachzuweisen, worauf dann nach den Untersuchungen von A. Schneider[62] die Ausbildung der Sporen auf zwei Arten erfolgen kann. Entweder bildet der ganze Inhalt der Cyste sogleich eine grosse Anzahl von Sporozoiten, wobei ein Restkörper zurückbleibt, oder — wie es die Regel ist, es bilden sich zunächst zwei, vier oder mehrere zunächst einkernige Sporoblasten, welche sich dann abschnüren, und mit einer einfachen oder doppelten Hülle umgeben. Aus diesen Sporoblasten entwickeln sich dann später durch Theilung zwei oder mehrere Sporozoiten (die sog. Keimstäbchen oder sichelförmigen Körperchen). Man kann demnach unterscheiden: Sporozoiten, die nicht in einer Schale (Sporenschale) eingeschlossen sind, sondern in grosser Zahl, mit oder ohne Restkörper in der Cystenmembran des Mutterthieres liegen, und Sporozoiten, welche zu einem, zwei oder mehreren von einer Sporenschale umschlossen sind; dabei ist die Zahl solcher Sporen für einzelne Gattungen bezeichnend: 2 bei Cyklospora, 4 bei Koccidien, viele bei Adelea, Barrousia und Klossia (Braun).

Für die weitere Entwickelung bestand nun die Annahme, dass die aus ihrer Schale befreiten Sporozoiten kreisbogenartige oder auch wurmförmig kriechende Bewegungen machen, und — mit der Nahrung in den Magendarmkanal geeigneter Thiere eingeführt — in die Darmepithelien einwandern und hier zu jungen Koccidien sich entwickeln. Vor einigen Jahren haben jedoch R. und L. Pfeiffer bei den Darm- und Leberkoccidien des Kaninchens beobachten können, dass im Innern des Darms eine Sporulation auftritt, wobei dann die Koccidien in zahlreiche, sichelförmige Keimstäbchen zerfallen. Diese Sporozoiten sollen dann, ohne nach aussen zu kommen, in den befallenen Organen (Darm, Leber) fortgesetzt in neue Epithelien dringen und hiedurch eine oft tödtlich werdende Darm- und

Lebererkrankung veranlassen. R. und L. Pfeiffer bezeichnen diese Sporulation als „endogene". Die Annahme einer „endogenen Schwärmersporenbildung" (nach R. und L. Pfeiffer) gegenüber der „exogenen Dauersporenbildung" hat jedoch bisher seitens einzelner Protozoenforscher Widerspruch erfahren, während andere Autoren (Schuberg) auf Grund eigener Beobachtungen und theoretischer Erwägungen für die Pfeiffer'sche Auffassung eintraten. Jedenfalls ist durch dieselbe Entstehung und Verlauf der Koccidiose bei Kaninchen, die schnelle Ueberschwemmung des infizirten Darmes mit Keimen, die Ausbreitung der Krankheit in der Leber, ohne Schwierigkeit erklärt.

Die **Grösse** der Koccidien schwankt innerhalb weiter Grenzen, die kleinsten sind etwa 10–12 μ, die grössten 1 mm im Durchmesser lang. Während sie durch Carmin und Hämatoxilin meist nicht gefärbt werden, gelingt die Färbung durch basische Anilinfarben schnell; doch erfolgt bei Anwendung von Alkohol und Nelkenöl auch sehr bald eine starke Entfärbung. Neuerdings hat Abel zur Färbung des Coccidium oviforme noch folgende Angaben gemacht[63].

Das Koccidium oviforme in seinen encystirten Formen nimmt Farbstoffe schwer auf, hält sie aber, einmal gefärbt, auch hartnäckig fest. Die Koccidien lassen sich daher genau wie die Tuberkelbacillen darstellen. Am besten zeigte sich für Deckglaspräparate eine Färbung mit Karbolfuchsin unter Aufkochen mit nachfolgender Entfärbung des Grundes und der Körpergewebe mit 5 proz. Schwefelsäure und 70 proz. Alkohol. In Schnitten färben sich bei mehrstündigem Liegen in Karbolfuchsin die Koccidien intensiv roth und bleiben bei der Säure- und Alkoholbehandlung leuchtend roth, während das dabei entfärbte Gewebe sich in beliebiger Kontrastfärbung tingiren lässt.

Niemals werden bei diesem Verfahren alle, im ungefärbten Präparate scheinbar ganz gleich aussehenden Koccidiencysten gefärbt. Während ein Theil derselben roth erscheint, ist ein anderer ungefärbt geblieben, ein dritter, gewöhnlich an Zahl sehr geringer, dagegen gefärbt. Oft zeigen sich die Cystenhüllen von Exemplaren, in denen die ersten Zeichen der beginnenden Sporenbildung, d. h. Zusammenziehung des Protoplasmas um den central gelegenen Kern, wahrnehmbar sind, für Karbolfuchsin durchlässig; die betreffenden Cysten widerstehen der Entfärbung. Oft bleiben aber auch Exemplare ohne jede Andeutung. Bei gelungener Färbung sind die roth gefärbten Kerne der Parasiten deutlich in dem granulirten Protoplasma erkennbar.

Für die **Eintheilung der Koccidien** wird bisher noch das von A. Schneider angegebene provisorische System zu Grunde gelegt, welches sich auf die Zahl der gebildeten Sporen stützt.

I. Der ganze Inhalt zerfällt, ohne Sporen zu bilden, in Sporozoiten; Restkörper vorhanden oder fehlend.	
a) Cyste nur vier Sporozoiten bildend	Orthospora.
b) Cyste sehr zahlreiche Sporozoiten bildend	Eimeria.
II. Der Inhalt der Cyste bildet Sporen; Restkörper vorhanden oder fehlend.	
a) Die Zahl der Sporen beträgt eine:	
1. in jeder Spore zwei Sporozoiten	Cyclospora.
2. in jeder Spore zahlreiche Sporozoiten	Isospora.
b) Die Zahl der Sporen beträgt zwei:	
in jeder Spore zwei Sporozoiten	Coccidium.
c) Die Zahl der Sporen ist sehr gross:	
1. die linsenförmigen Sporen enthalten je 2 Sporozoiten	Adelea.
2. die ellipsoiden Sporen enthalten je einen Sporozoiten	Barrousia.
3. die kugeligen Sporen enthalten je einen oder mehrere Sporozoiten	Klossia.

Koccidien als Krankheitserreger beim Menschen und bei Thieren.

1. Koccidium oviforme (Leuckart. 1879) (Psorospermium cuniculi. Rivolta. 1878).

Zoologisches. Da Koccidium oviforme vorwiegend bei Thieren und besonders in den Epithelzellen der Gallengänge der Kaninchen, seltener beim Menschen vorkommt, so sind die biologischen Studien auch nur bei Thieren und speziell bei Kaninchen ausgeführt worden.

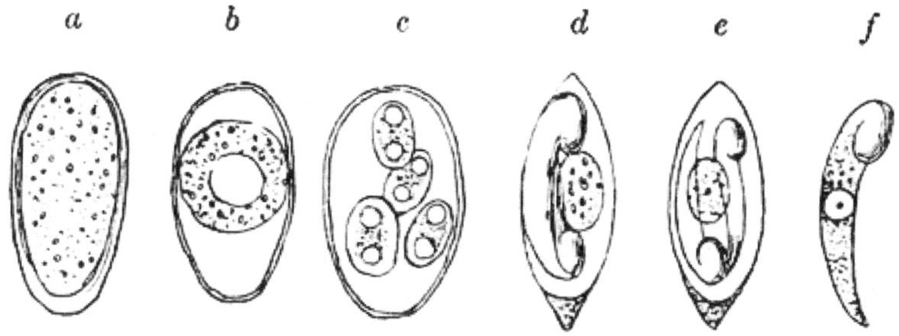

Figur 4.

Koccidium oviforme aus der Leber des Kaninchens (nach Balbiani). *a, b)* Zusammenziehung des Protoplasmas zur Kugel. *c)* Sporenbildung. *d, e)* Sporozoiten und Restkörper. *f)* freies Sporozoit.

Koccidium oviforme hat im encystirten Zustande, wie man ihn in den sog. „Koccidienknoten der Kaninchenleber" sehr häufig antrifft, eine länglich ovale Form und ist von einer doppelten, aussen dünnen, innen stärkeren Hülle umgeben. Der weitere Entwickelungsgang der encystirten Koccidien findet nun in der Weise statt, dass die Koccidien zunächst mit dem Darminhalt, in welchem sie bei Kaninchen wiederholt gesehen worden sind, nach aussen gelangen. Ausserhalb des Wirths zerfällt dann der auf eine Kugel zusammengezogene Koccidienkörper nach einiger Zeit in zwei Kugeln und später jede derselben wiederum in zwei. Diese kugeligen Körper — die sog. Sporoblasten — wachsen etwas in die Länge, umgeben sich mit einer Hülle und verwandeln sich dann in hantelförmig gestaltete Gebilde — die Sporozoiten — um (Braun). Die Infektion der Kaninchen findet nun nach der gegenwärtigen Anschauung in der Weise statt, dass die Koccidiensporen mit der Nahrung in den Körper der Thiere gelangen und hier durch die Einwirkung des Magensaftes die Sporenhülle zerstört und die Keimstäbchen (Sporozoiten) frei werden. Rieck[64] konnte bei Hunden feststellen, dass die Sporenhülle durch den Magensaft zerstört und die Keimstäbchen frei werden: auch sah er die letzteren sich krümmend hin- und herbewegen. Die Sporozoiten gelangen demnach wohl von dem Magen der Kaninchen durch den Ductus choledochus nach der Leber. Ueber die weitere Vermehrung der in die Epithelien der Gallengänge eingedrungenen jungen Koccidien fehlt es noch an einwandsfreien Untersuchungen. Es ist möglich, dass sie sich in den Gallengängen durch Theilung oder auf eine andere Art vermehren.

a) Koccidium oviforme beim Menschen.

Beim Menschen ist Koccidium oviforme schon öfters, jedoch im Verhältniss zu dem Vorkommen bei Thieren selten beobachtet worden.

Einer der interessantesten Fälle ist der von Gubler[65] beschriebene. Bei einem 45jähr. Steinbrecher, bei welchem vergrösserte Leber und stark ausgesprochene Anämie nachgewiesen wurde, ergab die Sektion das Vorhandensein von etwa 20 kastanien- bis eigrossen Geschwülsten in der stark vergrösserten Leber, welche ein durchaus krebsartiges Aussehen hatten. Die Geschwülste enthielten im Innern eine eiterartige, graubraune Flüssigkeit, in welcher mikroskopisch eirunde Körperchen nachgewiesen werden konnten, die nach den guten Abbildungen Gubler's von Leuckart später als Koccidium oviforme erkannt wurden. Weitere ähnliche Fälle sind dann von Dressler[66] in Prag, von Sattler[67], Perls[68] u. A. mitgetheilt worden.

b) Koccidium oviforme bei Thieren.

Bei Thieren soll Koccidium oviforme ausser in den Gallengängen der zahmen und wilden Kaninchen, gelegentlich auch bei anderen Säugethieren (Schwein, Pferd, Rind, Hund und Meerschweinchen) beobachtet worden sein; nur ist nicht sicher, dass es sich auch bei den betreffenden Befunden stets um Koccidium oviforme gehandelt hat.

Was zunächst die Krankheit der Kaninchen betrifft, so ist bekannt, dass besonders junge Kaninchen erkranken und im Sommer öfters ein enzootisches Auftreten der Koccidiosis bei Kaninchen beobachtet wird. Eingeschleppt werden die Keime in den Stall jedenfalls mit dem Futter, während die Weiterverbreitung und besonders die Uebertragung auf ältere Thiere auch durch den Koth der einmal infizirten jüngeren Thiere erfolgen dürfte, da nach L. Pfeiffer[69] in dem Mist der verseuchten Ställe massenhaft sporenreife Dauercysten nachzuweisen sind. Gesunde Kaninchenzüchtereien können durch ein einziges zugekauftes krankes Thier infiziert und vernichtet werden. Unter den Krankheitserscheinungen sind bei jungen Kaninchen zu nennen: verminderter Appetit, Fieber und Diarrhöe. Im weiteren Verlaufe tritt stärkere Gelbfärbung der Schleimhäute auf, die Durchfälle nehmen zu, und die Thiere gehen unter fortschreitender Abmagerung in 1–2 Wochen zu Grunde. Dieser akute Verlauf der Erkrankung kommt besonders bei jungen Thieren vor, während ältere Thiere im Ganzen leichter erkranken, wenig abmagern und schliesslich noch gemästet werden können.

Bei der Sektion der gestorbenen Thiere findet man zunächst die Leber stark vergrössert und meist auch mit unebenen, höckerigen Geschwülsten bedeckt. Auf dem Durchschnitt findet man zahlreiche, dicht nebeneinandergelegene, hirse- bis haselnussgrosse, grauweisse oder weissgelbe Knoten oder Cysten, welche von einer ziemlich festen Kapsel umgeben und von dem übrigen Lebergewebe abgeschlossen sind und zum Theil schmierige, käsige oder auch krümelige Massen enthalten, in denen man mikroskopisch fettig degenerirte Gallengangsepithelien, Leukocyten und eine grosse Zahl der eiförmigen Koccidien erkennen kann. Ausserdem ist, besonders bei jungen Kaninchen, auch der Darmkanal in Mitleidenschaft gezogen. Man findet inselförmig infizierte Stellen im Verlaufe des ganzen, mehr oder weniger erheblich entzündeten Darms, besonders im Blinddarm. In und unter den Epithelien sind die Parasiten eingelagert und an den kleinen, erhabenen, bald vereinzelt, bald gruppenweise auftretenden weissen oder grauröthlichen Flecken in der Schleimhaut erkennbar. Das Auftreten der Koccidien erzeugt auch in den Lieberkühn'schen Drüsen und deren Umgebung zuweilen eine entzündliche Infiltration.

Untersucht man den Darminhalt erst kürzlich erkrankter Thiere, so findet man neben den ovalen Protoplasmakörpern auch etwas grössere, meist rundlich geformte, deren Inhalt direkt in zahlreiche Sichelkeime zerfällt. R. und L. Pfeiffer deuten, wie schon an anderer Stelle angegeben, diesen Befund als zweite Vermehrungsart des Koccidium oviforme, während Labbé glaubt, dass es sich um eine besondere Gattung der Koccidien, Pfeifferia, handelt.

L. Pfeiffer sagt[70]: „bei erwachsenen Kaninchen findet sich nur eine Art von Koccidiencysten, von ihm Dauercysten genannt, deren Inhalt erst im Mist des Kaninchenstalles zur Sporenreife sich entwickelt und eine Autoinfektion des erwachsenen Kaninchens nicht herbeiführt. Bei jungen, 4–6 Wochen alten Kaninchen dagegen kommt die bisher noch nicht beschriebene zweite Vermehrungsart des Koccidiums vor in Cysten ohne derbe Hülle, aus denen eine grössere Anzahl als von zwei Sichelkeimen in beweglicher und sofort infektionsfähiger Form ausschlüpft. Im Darmrohr, in den Gallengängen und in der Gallenblase der jungen, akut erkrankten Kaninchen finden sich Millionen von solchen Cysten mit direkter Sichelkeimbildung.“

Die mit der Diarrhöeausbildung ins Freie gelangten Sichelkeime aus jungen Thieren gehen sehr rasch ausserhalb des Thierkörpers zu Grunde; von ihnen aus kann eine Neuinfektion anderer Thiere kaum zu Stande kommen. Die Ansteckung bei der Koccidienkrankheit erfolgt demnach durch Dauercysten, die Erkrankung und der übermässige Parasitismus wird dagegen durch „Schwärmercysten“ vermittelt. Wenn die Dauercysten nach der Reifung im Stallmist zufällig mit der Nahrung aufgenommen sind, so geht aus dem Sporeninhalt zunächst eine Reihe von Parasitengenerationen hervor, deren Sichelkeime ohne Sporocystenzwischenstadium sofort in junge, neugebildete Epithelien der Leber, der Gallenblase, des Darmes eindringen und Zoosporencysten bilden[71].

Die Kaninchen, welche die Krankheit überstehen, haben nur noch Dauersporencysten zum Theil noch innerhalb der Epithelien. Diese Dauersporencysten werden nach und nach mit dem Koth ausgestossen; sie halten sich im Darm am längsten im Blinddarm und in der Gallenblase. Lässt man Stücke von der mit Koccidienknoten durchsetzten Leber in einer verdeckten Glasschale einige Wochen faulen, oder bringt man solche Stücke in einen Brutofen, so entwickeln sich in einigen Tagen Sporoblasten (L. Pfeiffer).

Hinsichtlich der Koccidientumoren in der Kaninchenleber sagt L. Pfeiffer, dass in den jüngsten derselben Schwärmercysten und Dauercysten gemischt vorhanden sind. In den infizirten Leberabschnitten wird die Lebersubstanz durch das Wachsthum und die Vermehrung der Parasiten, wie auch durch die Wucherung des interacinösen Bindegewebes allmählich atrophisch. Die Gallengänge erscheinen dann von einem dichten und breiten Bindegewebe umgeben. Ist das Wachsthum der von der akuten Infektion herstammenden Parasiten vollendet, so findet kein weiterer Druck auf die Gallengänge statt und die Tumorenbildung ist zum Stillstand gekommen. Mit Entwickelung einer die Geschwülste von dem gesunden Lebergewebe abgrenzenden bindegewebigen Kapsel kommt der Prozess der Geschwulstbildung zum Stillstand. Die Bindegewebswucherung ist, wie L. Pfeiffer nicht unrichtig bemerkt, als ein frühzeitig einsetzender Heilungsversuch von Seiten des Wirthes anzusehen. Es kann schliesslich der Inhalt des Retentionstumors zum Theil nach aussen entleert werden unter Bildung einer narbigen Einziehung des Lebergewebes — wie solche häufig beim Schlachten der Kaninchen gefunden werden — oder er bleibt hier Monate, event. bis zum Lebensende des Thieres als nach und nach verkalkender Tumor zurück (L. Pfeiffer).

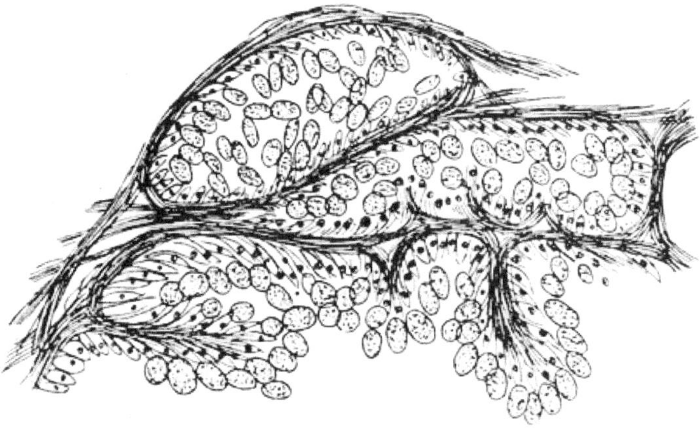

Figur 5.

Schnitt durch eine Kaninchenleber mit Koccidium oviforme. Die Gallengänge sind durch die zahlreichen Parasiten erweitert. (Nach Balbiani.)

Erhöhtes Interesse beansprucht Koccidium oviforme nach neueren Untersuchungen noch bei der sog.

rothen Ruhr des Rindes (Dysenteria haemorrhagica koccidiosa).

Die Krankheit tritt besonders in der Schweiz sehr häufig und meistens enzootisch auf. Die meisten Erkrankungen werden im Sommer und im Herbst, zur Zeit der Grasfütterung und des Weideganges beobachtet, wobei dann besonders das Jungvieh ergriffen wird, während ältere Thiere nur sporadisch erkranken. Pröger und Zürn fanden schon 1877 in der erkrankten Darmschleimhaut von Kälbern, welche an Diarrhöe zu Grunde gegangen waren, Koccidien in sehr grosser Menge. Von Zschokke[72], Hess[72] und Guillebeau[72] ist dies Leiden dann eingehend studirt und die Aufnahme von Koccidien als Ursache festgestellt worden. Guillebeau[73] ist dann auf Grund der Vorgänge bei der Sporenbildung zu der Ansicht gekommen, dass Koccidium oviforme, Leuckart auch hier den Erreger der Krankheit bildet.

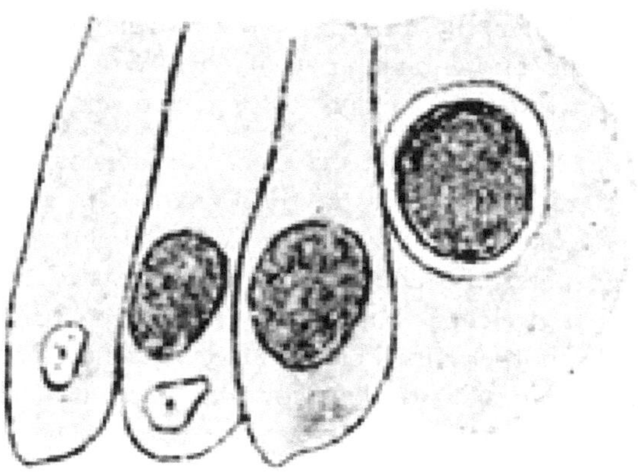

Figur 6.

Koccidien in der Dickdarmschleimhaut bei der rothen Ruhr des Rindes. (Nach Zschokke.)

Die Aufnahme der Parasiten scheint vorwiegend mit nassem Grase, möglicherweise auch mit dem Wasser, im Stalle, wie auf der Weide stattzufinden. Von Thier zu Thier überträgt sich die Krankheit nicht. In der Schweiz erkranken besonders die Rinder der Bergweiden, welche mit Wasser aus fliessenden Gewässern getränkt wurden. In trockenen Jahrgängen und bei Grünfütterung wird das Leiden nicht beobachtet. Wie Zschokke meint, sitzen die Parasiten in Schnecken oder Regenwürmern. Durch diese werden das Gras und durch letzteres die Herbivoren infizirt.

Guillebeau hat in Gemeinschaft mit Hess Versuche angestellt und eine experimentelle Enteritis erzeugt. Durch Fütterung mit sporenhaltigem Material trat die Erkrankung nach einer dreiwöchentlichen Dauer des Inkubationsstadiums ein. Weitere Untersuchungen lehrten, dass neben der

Vermehrung durch Sporen auch als zweite Fortpflanzungsart eine unter bestimmten Verhältnissen sich vollziehende und rasch eine grosse Zahl von Individuen ergebende Theilung nachzuweisen ist. Die letztere Fortpflanzungsart trat im Laboratorium bei einer Temperatur von 39° C. und der Gegenwart von viel Eiweiss ein, dessen Fäulniss durch einen Zusatz von Borsäure gehemmt war. Es entstanden unter diesen Verhältnissen zahlreiche kleine 3–7 μ breite, homogene Kügelchen. Da dieselben bei einigen Rindern im Kothe in erheblicher Menge angetroffen wurden, so ist anzunehmen, dass diese Art der Vermehrung auch im Darme sich vollzieht. Die künstlich erzeugte Enteritis koccidiosa verlief milde, ohne hämorrhagischen Charakter. Ferner beobachtete Guillebeau, dass die Bildung der sichelförmigen Körperchen beginnt, nachdem die Koccidien den Darm verlassen haben. Bei 15–18° ist die Viertheilung des Protoplasmas nach drei Tagen, die Sporenbildung nach zwei Wochen vollendet. Bei niederer Temperatur wird der Vorgang entsprechend verzögert.

Lässt man die Sporen der Koccidien auf feuchtem Papier sich entwickeln[74], so zeigt sich, dass das Protoplasma in 4 rundliche oder elliptische Segmente sich theilt, von denen jedes von einer Hülle umgeben wird. Einige Tage später entstehen in den Segmenten zwei sichelförmige Körperchen, neben welchen ein kleines, körniges Klümpchen von Protoplasma als Restkörper zurückbleibt. Durch frische Koccidien konnte die Krankheit nicht übertragen werden, wohl aber durch Koccidien, in denen sich durch Kulturversuche Sporen (Keimstäbchen) entwickelt hatten.

In Düngerhaufen können die Koccidien ihren Bedarf an Sauerstoff nicht decken; sie werden vielmehr durch die Fäulniss ziemlich rasch zerstört. Regengüsse, welche die auf der Weide abgesetzten Kothhaufen verdünnen und fortschwemmen, bewirken die Ueberführung der Koccidien in Verhältnisse, welche eine Weiterentwickelung gestatten. Nach Guillebeau dürfte die Ansteckung des Rindes fast ausschliesslich durch das Trinkwasser erfolgen. Da die Thiere auf der Thalsohle meist nur klares, durch den Boden filtrirtes Wasser aufnehmen, so ist hier die Krankheit seltener, häufiger dagegen auf den Kämmen der Hügel und auf den Weiden des Gebirgs, wo das Getränk gelegentlich aus Pfützen, Tümpeln und Cysternen entnommen wird. Die Koccidien gelangen in der geschilderten Weise in den Dickdarm, wo sie günstige Verhältnisse finden, sich anzusiedeln, gelangen hier in die Drüsen und Epithelien, zerstören dieselben und erzeugen die Enteritis (Zschokke). Da das Koccidium oviforme auch bei Kaninchen und Hasen vorkommt, so ist die grosse Verbreitung der Sporen auf der Oberfläche des Bodens leicht verständlich.

Hess hat besonders eingehende Studien über den klinischen Verlauf der Erkrankung bei Rindern gemacht. Nach ihm erliegen etwa 2–4% der ergriffenen Thiere der Krankheit. Die Monate Juli bis Oktober, und unter ihnen ganz besonders August und September weisen die zahlreichsten Fälle auf.

Die wichtigsten Krankheitserscheinungen, welche sich meistens nach einem Inkubationsstadium von 3 Wochen entwickeln, sind folgende. Im Beginne der Erkrankung und in leichten Fällen ist das Allgemeinbefinden wenig gestört. In schwereren Fällen ist schon in den ersten beiden Tagen der Krankheit hohes, mit Schüttelfrösten verbundenes Fieber nachweisbar, dem in den nächsten Tagen grosse Schwäche und Abmagerung folgt. Daneben zeigen sich Schwellung der Augenlider, Zurücktreten der Augen, Blässe der Schleimhäute und verminderte oder ganz aufgehobene Fresslust. Im weiteren Verlaufe zeigen sich in den anfangs normalen Fäces grössere und kleinere Blutgerinnsel, auch wird nicht selten wässerig-blutige Diarrhöe mit Kroupmembranen beobachtet. Leichte Fällen gehen nach 8–10 Tagen, andere nach 2–3 Wochen in Heilung über, während schwere Fälle schon nach zwei Tagen tödtlich enden können. In grösseren Viehbeständen kann es Monate dauern, bis alle Thiere erkrankt sind; ebenso erkranken die durchseuchten Thiere im folgenden Jahre nicht selten von Neuem. Recidive werden bei scheinbar völlig geheilten Thieren öfters, jedoch ohne ungünstigen Ausgang, beobachtet.

Wie Hess nachweisen konnte, geht die Menge der Koccidien mit der Abnahme des Blutes im Kothe stetig zurück. 20 Tage nach Beginn des Leidens waren Koccidien in dem wieder normalen Kothe der Thiere nicht mehr nachzuweisen. Zur sicheren Feststellung ist, um besonders bei erwachsenen Thieren Verwechselungen mit anderen Krankheiten zu vermeiden, der frühzeitige Nachweis der Koccidien in den blutigen Beimengungen der Darmentleerungen erforderlich.

Der anatomische Befund ist im Wesentlichen folgender: Man findet besonders den Dickdarm und hier wieder das Rektum der sehr anämischen und abgemagerten Thiere erkrankt. Die grauröthliche, mit tiefen Längsfalten versehene, unebene oder granulirte Schleimhaut enthält zahlreiche grössere und kleinere Hämorrhagien. Der graugrünliche Inhalt ist mehr oder weniger mit Blut gemischt, manchmal auch eitrig und mit Kroupmembranen durchsetzt. Bei der mikroskopischen Untersuchung findet man sowohl im Darminhalt, wie auch im Epithel der Schleimhaut, die Koccidien in sehr grosser Zahl. So zählte Zschokke in einem 1 mm langen Stück der Mastdarmschleimhaut 1500 Koccidien. Nach Zschokke findet man kreisrunde und ovale Formen der Koccidien mit einem Durchmesser von 10–20 μ. Die Kerne der Koccidien in den Zellen sind zuweilen bis dreimal so gross wie diejenigen der Epithelzellen und füllen den Leib der Epithelkerne fast vollständig aus.

Zur Behandlung wird die innerliche Verabreichung von Kreolin oder Lysol in Verbindung mit Schleim und Milch empfohlen; auch Klystire, den diese Mittel hinzugefügt, sind zweckmässig. Prophylaktisch ist Trockenfütterung, grosse Reinlichkeit in den Stallungen, und Vermeidung des verunreinigten Trinkwassers erforderlich.

Hinsichtlich der Verwerthung des Fleisches von Rindern, welche wegen der Koccidienruhr geschlachtet worden sind, ist bisher über nachtheilige Folgen für die menschliche Gesundheit noch nichts bekannt geworden. Immerhin wird man das Fleisch als verdorben — weil von fieberhaft erkrankten Thieren herrührend — bezeichnen und von der Verwerthung für die menschliche Nahrung ausschliessen müssen.

2. Koccidium perforans. (Leuckart 1879.)

Koccidium perforans ist, wenn auch selten, beim Menschen, häufiger bei Thieren beobachtet worden.

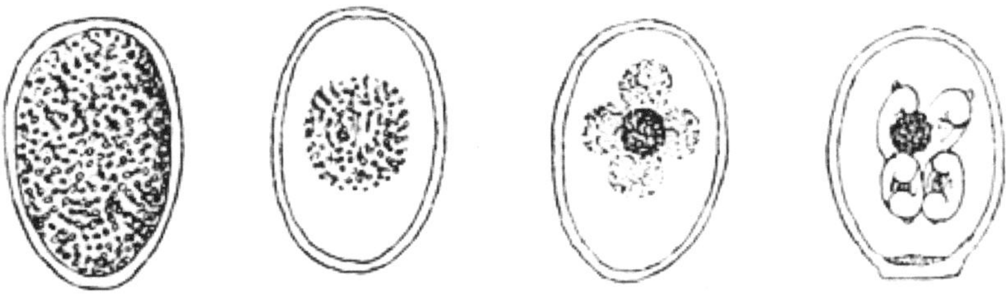

Figur 7.

Koccidium perforans (Leuckart) in Sporulation (nach Rieck).

Bis heute fehlt es nicht an Autoren, welche das Leberkoccidium und Darmkoccidium des Kaninchens zur gleichen Art gehörig ansehen. Leuckart, und unabhängig von ihm Rivolta, und später Rieck[75] haben jedoch Verschiedenheiten nachgewiesen, auf Grund deren sie eine Verschiedenheit von Koccidium oviforme und Koccidium perforans festhalten.

Zunächst ist Koccidium perforans kleiner (0,017–0,024 lang und 0,012–0,014 breit) als Koccidium oviforme, die Gestalt ist mehr kugelig und der vorwiegende Sitz ist der Darm der Thiere. Dazu kommt, dass Koccidium oviforme 3–4 Wochen braucht, bis die Theilung beginnt, während Koccidium perforans sich schon nach 3–4 Tagen theilt. Die „Inkubationszeit“, wie Leuckart sagt, ist bei Koccidium perforans bedeutend kürzer (3–4 Tage) als bei Koccidium oviforme. Ferner unterscheidet sich nach Rieck Koccidium perforans auch dadurch von Koccidium oviforme, dass bei Koccidium perforans nach dem Zerfall des Protoplasmas zu den 4 Sporen ein Theil desselben als „Theilungsrestkörperchen“ übrig bleibt und auch während der Entwickelung der weiteren Sporen unverbraucht bleibt. Im Uebrigen ist allerdings eine Uebereinstimmung beider Arten vorhanden, nur sind vielleicht die Sporen bei Koccidium perforans etwas mehr oval, während sie bei Koccidium oviforme mehr spindelförmig sind.

a) Koccidium perforans beim Menschen.

Beim Menschen ist Koccidium perforans zwar öfters beobachtet worden, doch fehlt es an sicheren Angaben und Untersuchungen darüber, dass es sich um Koccidium perforans gehandelt hat. Man hat solche Koccidien in der Leber und im Darm des Menschen beobachtet.

b) Koccidium perforans bei Thieren.

Bei Thieren sind zwar Koccidien im Darme, wie auch an einzelnen Stellen des Respirationsapparates verschiedener Thiere gefunden worden, doch ist bisher nur im Darm der Kaninchen mit Sicherheit nachgewiesen worden, dass es sich um Koccidium perforans handelt. Hinsichtlich der Art der Infektion ist bisher mit Sicherheit nichts festgestellt worden. Wahrscheinlich erfolgt die Aufnahme auf den schon bei Besprechung von Coccidium oviforme angegebenen Wegen. Leuckart glaubt auch, dass man bei den Darmkoccidien an eine Selbstinfektion denken könne, da die kurze, zur Entwickelung der Sporen nöthige Zeit hinreiche, eine solche mittelst der durch Zerfall der Epithelien frei gewordenen Darmkoccidien noch innerhalb des Darmes zu ermöglichen. Demgegenüber macht Rieck nicht mit Unrecht darauf aufmerksam, dass es fraglich sei, ob der Darmsaft die Fähigkeit besitzt, die Schale der Sporen, die sich erst trotz der Einwirkung des Darmsaftes gebildet hat, auch wieder aufzulösen. Railliet und Lucet[76] haben mit ausgereiften Sporen der Darmkoccidien zwei junge, bis dahin gesunde Kaninchen infizirt; die Thiere starben nach 8 bezw. 10 Tagen und zeigten in den Epithelien des Dünndarms verschiedene Altersstadien der Koccidien. Die Krankheitserscheinungen bei den Kaninchen bestehen vorwiegend in starker, profuser Diarrhoe, welche besonders bei jungen Thieren auftritt und dieselben zu Grunde richtet.

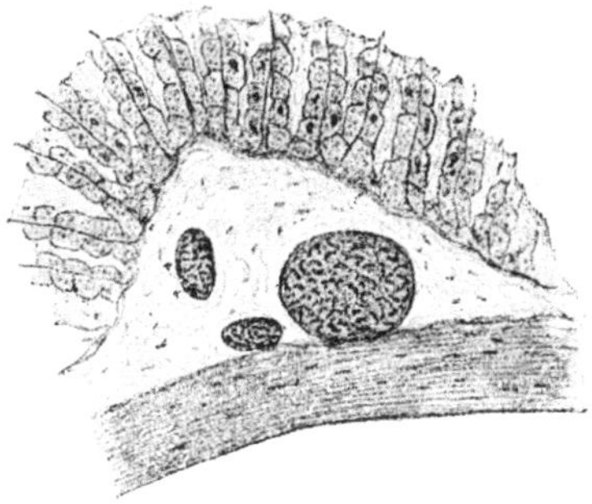

Figur 8.

Koccidium perforans aus dem Dünndarm des Kaninchens. Die Parasiten sitzen im submukösen Bindegewebe und haben die Schleimhaut abgehoben.

Koccidium perforans ist ein reiner Epithelschmarotzer, und so findet man bei der Sektion und mikroskopischen Untersuchung der erkrankten Darmschleimhaut die Parasiten in den Darmepithelien sitzen, welche in Folge dessen nekrotisiren und, jedenfalls durch gleichzeitige Einwirkung von Darmbakterien, zu oberflächlichen, diphtheritischen Parzellen auf der Darmschleimhaut führen. Zuweilen findet man die Parasiten auch zwischen Schleimhaut und Muskeln sitzend, wie ich mich an Schnitten aus der Dünndarmschleimhaut eines Kaninchens überzeugen konnte (vergl. Figur 8). Makroskopisch findet man eine über den ganzen Darm verbreitete akute, katarrhalische Entzündung und im Dickdarm auch Geschwüre, in welchen man dann mikroskopisch zahllose encystirte Koccidien erkennen kann. Wie Rieck u. A. noch beobachteten, kommen ausser diesen Darmaffektionen hin und wieder kleine eiterartige, nekrotische Zerfallsherde in den Mesenterialdrüsen vor, welche ausser Gewebsdetritus zahlreiche Exemplare von Koccidium perforans enthalten, die durch die Lymphbahnen verschleppt sein mögen. Ueber diese Drüsen hinaus sind Metastasen bisher nicht beobachtet worden.

3. Koccidium bigeminum. (Stiles 1891.)

Es sind dies ovale oder rundliche Koccidien, 8–16 μ lang und 7–9 μ breit, welche sich in vier spindelförmige Sporen theilen und meist zu zwei (wie Zwillinge) nebeneinander gefunden werden, was zu ihrer Bezeichnung bigeminum Veranlassung gegeben hat. Man hat dieselben bei verschiedenen Säugethieren (Hunden, Katzen und Schafen), gelegentlich auch beim Menschen[77] und bei Vögeln gefunden.

Die fraglichen Parasiten sind wohl schon von Finck (1854) bei der Katze gesehen worden und unter der Bezeichnung „Corpuscules gemines" beschrieben, ohne die wahre Natur derselben erkannt zu haben. Rivolta[78] sah sie (1861) bei Hunden und nannte sie Cytospermium villorum intestinalium canis, während Railliet und Lucet (1891) die Bezeichnung „coccidie géminée" einführten[79]. Stiles[80], welcher sie im Darm des Hundes und des Schafes fand, nannte sie nach der Bezeichnung von Railliet, weil auch er sie jedesmal paarweise fand, „Koccidium bigeminum".

Man findet dieselben nicht in den Epithelien, sondern unter denselben, in dem Gewebe der Zotten angesiedelt.

Näheres über ihre Bedeutung als Krankheitserreger ist bisher nicht bekannt geworden.

4. Anderweitiges Vorkommen von Koccidien in inneren Organen.

Es sei zunächst Koccidium tenellum erwähnt, das nach Railliet und Lucet[81] in dem Darmepithel der Hühner vorkommt und blutige Durchfälle verursacht. Nach Reifung der Sporen in Wasser konnten die Parasiten mit Erfolg an Rinder und Kaninchen verfüttert werden. M'Fadyean[82] beobachtete eine durch Koccidium tenellum hervorgerufene Seuche unter Fasanen. Es fanden sich selbst im Venenblute der erkrankten Thiere die Koccidien und M'Fadyean glaubt, dass die Parasiten auf dem Wege der Blutbahnen im Körper der Vögel verbreitet würden.

Auch die von Smith[83] im Blinddarm und in der Leber von Truthühnern gefundenen Protozoen dürften Koccidien sein, obwohl Smith dieselben für Amoeben (Amoeba meleagridis nov. spec.) angesprochen und für analog den die Dysenterie des Menschen hervorrufenden Parasiten angesehen hat. Die wichtigsten klinischen Erscheinungen bestehen in Schwäche, Abmagerung und Durchfall. Die Krankheit, welche vorwiegend in Rhode Island beobachtet und dort „black head" genannt wird, tritt besonders bei den jungen, noch wenig widerstandsfähigen Truthühnern auf, welche jedenfalls durch ältere Hühner infizirt werden. Bei der Sektion findet man eine mit starker Hautverdickung einhergehende Entzündung der beiden Blinddärme, welche theilweise oder ganz ausgefüllt sind mit festen, gelblichen Fibrinmassen, die zuweilen excentrisch geschichtet sind. Manchmal ist auch die Serosa erkrankt, die fast stets miterkrankte Leber ist vergrössert und aussen, meist auch innen, mit kreisrunden, gelblichen oder dunkelrothbraunen Flecken besetzt, welche einen Durchmesser von 10–15 mm erreichen. Als Ursache fand Smith rundliche oder ovale Gebilde von 8–14 μ Durchmesser mit homogenem oder stärker granulirtem Plasma ohne Andeutung eines Kerns. Dieser ist erst nach Färbung der Präparate zu erkennen. Man findet diese Gebilde, deren Durchmesser im gehärteten Gewebe meist 6 μ nicht übersteigt, einzeln oder in grösseren Haufen im adenoiden Gewebe der Blinddarmwand und in den Hauterkrankungen der Leber. Darmepithelien werden von ihnen nicht aufgesucht. Hierbei mag erwähnt sein, dass Heller bei den Darmerkrankungen, welche im Verlaufe der durch Gregarinen hervorgerufenen sog. **„Geflügeldiphtherie"** eintreten, sehr derbe, weisse oder gelbliche Pfröpfe, bisweilen von geschichtetem Bau feststellen konnte, welche fest an der Schleimhaut sassen und von zahlreichen „Psorospermien" durchsetzt waren. Nach Ablösung dieser Pfröpfe zeigte der Darm geschwürige Defekte.

Ferner sind koccidienähnliche Gebilde als Ursache von Darmerkrankungen beim Geflügel schon seit langer Zeit von Rivolta und Zürn[84] beobachtet worden. Leider fehlt es bisher an genauen Untersuchungen über die Art der gefundenen Protozoen.

Bei diesen **diphtherieähnlichen, durch koccidienartige Gebilde hervorgerufenen Schleimhauterkrankungen des Geflügels** ist die

Erkrankung der Kopfschleimhaut ähnlich derjenigen bei der durch Spaltpilze erzeugten Diphtherie. Es erkrankt die Schleimhaut der Maul- und Rachenhöhle, der Nasenhöhle, des Kehlkopfes und der Konjunktiva mit sekundären Darmaffektionen. Charakterisirt jedoch ist diese sogen. Koccidien-Diphtherie durch das meist gleichzeitige Vorhandensein von Epitheliomen der Haut, welche namentlich an der Schnabelwurzel, dem Kehllappen und Kamm, in der Umgebung der Ohren und Nase sich lokalisiren und hier als hirsekorn- bis erbsengrosse, röthlichgraue oder gelbgraue, trockene, derbe Knötchen oder warzige, maulbeerartige Wucherungen erscheinen; dieselben zeigen fettigen Glanz und zuweilen einen käsig-bröckeligen Inhalt. Oft sind dieselben in grosser Zahl und dicht gedrängt an den genannten Stellen zu finden. Sitzen diese Epitheliome an den Lidrändern, so zeigt sich auch gleichzeitig eine katarrhalische, eiterige und kroupöse Erkrankung der Lidschleimhaut. Die erkrankten Lider werden buckelig vorgewölbt und verkleben zuweilen; die Schleimhaut ist gelbroth bis dunkelroth, die Kornea gefärbt, und im weiteren Verlaufe tritt auch eiterige Perforation der Kornea ein.

Bollinger hält diese Epitheliome der Haut für identisch mit dem Molluskum kontagiosum des Menschen. Die Erkrankung ist als eine gutartige zu bezeichnen; oft heilt das Epitheliom der Haut spontan ab, wobei die Knötchen allmählich vertrocknen und abfallen. Ebenso kommt nicht selten eine spontane Heilung der Entzündung der Maul-Rachenhöhle und des Kehlkopfes vor. In anderen Fällen tritt jedoch tödtlicher Ausgang durch Erstickung oder in Folge entartender Kachexie ein.

Bei der mikroskopischen Untersuchung der Epitheliome, welche früher fälschlich als „Geflügelpocken" bezeichnet wurden, findet man, wie Friedberger-Fröhner[85] angeben, an frischen Schnitt- und Zupfpräparaten in den massenhaft vorhandenen, stark vergrösserten Epidermiszellen ähnliche rundliche Körperchen, wie in den gewucherten Epithelien der erkrankten Maulschleimhaut. — An den Schnitten gehärteter Epitheliomknötchen sieht man, dass die massenhaft gewucherten und stark vergrösserten Epithelzellen sämmtlich, mit Ausnahme der allerjüngsten, in den obersten Zelllagen jene rundlichen oder länglichrunden einem enorm geschwollenen Kern ähnlichen Körper enthalten, dessen eigenthümlich fettiger Glanz und verquollenes Ansehen um so mehr hervortritt, je älter die Zellen sind. Als geeignetes Färbmittel ist das Pikrokarmin zu nennen, wobei die eigenthümlichen Körperchen gelb und Hämatoxilin-Eosin, wobei die Fremdkörper roth gefärbt werden. In Osmiumsäure erscheinen die Gebilde in den Zellen als schwarzbraune oder tiefbraune Körper.

Manchmal kommt die Hautaffektion auch ohne Miterkrankung der Schleimhäute vor und man hat dann von Epithelioma gregarinosum avium gesprochen. L. Pfeiffer und Csokor[86] ist einige Male eine Ueberimpfung der Knötchen auf gesunde Hühner nach einer Inkubation von acht Tagen geglückt. Csokor gelang es auch durch Impfversuche die Identität des menschlichen Molluskum kontagiosum mit dem der Thiere festzustellen.

Zur Behandlung ist Bepinselung der erkrankten Schleimhautstellen mit 1–2 prozentiger Lösung von Kreolin oder Karbolsäure in gleichen Theilen Glycerin und Wasser empfohlen worden. Auch reines Glycerin ist (von Zürn) bei nachfolgender oder gleichzeitiger Enteritis mit Erfolg bei Gänsen gegeben worden.

Beim **Molluskum kontagiosum des Menschen** handelt es sich gleichfalls um die Entwickelung kleinster, glänzender und durchscheinender Knötchen, welche bei dem weiteren Wachsthum in bis erbsengrosse, selten grössere, warzenartige Gebilde übergehen, die halbkugelig die normale Haut überragen und von normaler Farbe sind. In der Mitte zeigen diese Bildungen eine gewöhnlich etwas vertieft liegende Oeffnung, die, was besonders bei Loupenbetrachtung gut sichtbar ist, mit transparenten drüsigen Massen ausgefüllt ist. Bei seitlichem Druck lässt sich aus der Geschwulst eine derbe, gelappte, weissliche Masse hervordrängen, welche durch einen Stiel mit der Geschwulst in Zusammenhang bleibt und eine gewisse Aehnlichkeit mit einem spitzen Kondylom hat, woher die frühere Bezeichnung der Geschwulst, Kondyloma subkutaneum, stammt. Nach der sehr oberflächlichen Aehnlichkeit mit einer gedellten Pockenpustel haben die Franzosen (Bazin) die Affektion als Akne varioliformis bezeichnet (Lesser). Die kleinen Geschwülste sitzen besonders im Gesicht und am Halse, an den Händen, Vorderarmen, Genitalien und deren Umgebung. Gelegentlich treten die kleinen Geschwülste in grosser Zahl auch an anderen Körperstellen auf. Vorwiegend sind es jedoch solche, wo am häufigsten körperliche Berührungen mit Anderen stattfinden. Wie auch klinische Beobachtungen bestätigen, handelt es sich um eine übertragbare Krankheit. Ebenso ist auch die künstliche Uebertragung gelungen und hat gezeigt (Pick), dass die Inkubation mehr als zwei Monate beträgt.

Die kleinen Geschwülste bleiben meist längere Zeit, oft mehrere Monate bestehen, ohne sich zu verändern; häufig tritt dann, oder nachdem dieselben abgekratzt sind, eine spontane Heilung ein; allerdings oft mit Hinterlassung einer Narbe.

Die Diagnose ist nicht schwer, da man bei mikroskopischer Untersuchung in dem ausgedrückten Inhalte der kleinen Geschwülste ausser Epithelzellen grosse Mengen der sog. Molluskumkörperchen findet, welche von ovaler Form, etwas kleiner als eine Epithelzelle, intensiv glänzend und durchsichtig sind. Man kann dieselben schon bei einfacher Präparation mit einem Tropfen Aether oder Glycerin, besser aber nach Färbung mit einer Anilinfarbe erkennen, welche von den Körperchen begierig aufgenommen wird (Lesser). Zur Therapie genügt das Ausdrücken bezw. Auskratzen der Geschwülste mit dem scharfen Löffel und das nachfolgende Einreiben mit Karbolöl.

Demnach erscheint die von Bollinger zuerst betonte grosse Aehnlichkeit des Molluskum kontagiosum des Menschen mit dem sog. Epithelioma gregarinosum der Hühner durchaus berechtigt. Neuerdings hat auch Salzer[87] einen Fall aus Molluskum kontagiosum an den Augenlidern des Menschen mitgetheilt, welcher den zuerst von Bollinger vermutheten ätiologischen Zusammenhang beider Erkrankungen noch besonders wahrscheinlich macht. Die betreffende Patientin hatte am unteren Lidrand ein wachsweiches, sich derb anfühlendes Knötchen, dessen Inhalt zahlreiche Molluskumkörperchen aufwies. In dem von der Patientin bewohnten Hause wurden Tauben gehalten, mit denen sie häufig beim Füttern in direkte Berührung kam. Unter diesen Tauben war eine verheerende Seuche ausgebrochen, an welcher die meisten der Thiere gestorben waren. Die Tauben hatten Abmagerung, stellenweise Verlust der Federn, sowie kammartige Bildungen an den Schnabelrändern gezeigt. Wenn nun auch der direkte Nachweis, dass es sich bei den Tauben wirklich um Epithelioma kontagiosum handelte, nicht zu erbringen war, so hält doch der Verfasser dies nach den Angaben der intelligenten Patientin als ziemlich sicher. Ebenso hat neuerdings Muetze[88] über das Vorkommen des Molluskum kontagiosum der Lider berichtet. Nach Voraussendung einer Litteraturübersicht und Beschreibung der betreffenden Fälle, kommt er zu folgenden Ergebnissen:

Das Molluskum kontagiosum des Lides bezw. Lidrandes ist nicht selten die Ursache von Konjunktivalkatarrh.

Das Molluskum kontagiosum ist ohne Zweifel übertragbar, jedoch ist es bis jetzt noch nicht gelungen, die Natur des Kontagiums mit Sicherheit festzustellen.

Die Molluskumkörperchen sind als Zerfallsprodukte der durch das Kontagium verursachten eigentümlichen Degeneration der Epithelzellen zu betrachten.

Die Degeneration beginnt im Protoplasma der Zelle selbst und nicht im Zellkern (vergleiche Figur 11 S. 65).

Seit längerer Zeit ist eine **Hautkrankheit der Schweine** bekannt, deren Entstehung nach den neuesten Untersuchungen gleichfalls durch Koccidien hervorgerufen wird. Dieser mit multipler Cystenbildung verbundene Hautausschlag der Schweine wurde im Jahre 1888 durch Zschokke[89] näher untersucht und für denselben die Bezeichnung **„Schrotausschlag der**

Schweine“ vorgeschlagen. In der That ist diese Benennung nicht unzweckmässig, da die grösseren und kleineren dunkel gefärbten und bezirksweise ziemlich zahlreich auftretenden Cysten durchaus das Bild erzeugen, als wäre der betreffende Hautbezirk durch einen Schrotschuss getroffen worden[90]. Die Hautveränderung ist bisher in der thierärztlichen Litteratur nicht besonders beachtet worden, weil, wie Olt[91] mit Recht betont, eine Störung der Gesundheit durch dieselbe nicht bedingt wird, und die Veränderungen selbst wegen ihres Sitzes unter der Epidermis auf der mit Borsten besetzten Haut leicht übersehen werden. Dagegen wird der Schrotausschlag in den Schlachthöfen sehr häufig beobachtet, weil hier, nach Entfernung der Borsten, die dunklen Bläschen leicht zu erkennen sind. Man findet die Hautaffektion vorwiegend auf dem Rücken, an den Hinterbacken, auf dem Kreuze und am Schwanzansatze, ferner (seltener) am Halse und gelegentlich an allen anderen mit Borsten besetzten Körperstellen. Man sieht an den erkrankten Hautabschnitten kleine, mit blossem Auge kaum erkennbare und grössere, den Umfang eines Pfefferkornes bis zu einer Erbse erreichende, Cysten. Wo dieselben in grösserer Zahl nebeneinander vorhanden sind, findet man stets grössere und kleinere, niemals dagegen alle von gleichem Umfange. Und zwar liegen manchmal im Centrum eines erkrankten Hautstücks die grösseren, nach der Peripherie zu die kleineren Bläschen. Die Meinung Olt's, dessen Angaben in seiner sehr gründlichen Arbeit im Nachstehenden gefolgt wird, ist danach wohl richtig, dass der Prozess als ein fortschreitender gedeutet werden muss. Gewöhnlich liegen grössere und kleinere Bläschen in unregelmässiger Anordnung neben kleineren, bald zu Gruppen vereinigt, bald vereinzelt. So habe ich die Anordnung oft an den für den Kursus eingesandten Präparaten gesehen und so entspricht das Bild auch einem Schrotschuss. Allerdings wechselt die Farbe der kleinen Bläschen erheblich je nach ihrer Grösse, nach der Beschaffenheit ihres Inhalts und je nach ihrer oberflächlichen oder tiefen Lage in der Haut. Die kleinsten stecknadelkopfgrossen sind blassgelb oder grauweiss, später — wahrscheinlich bedingt durch Aufnahme und Umwandlung des Blutfarbstoffs — werden sie gelbbraun und braun, um dann zuletzt als violette oder blauschwarze Gebilde hervorzutreten. Die mit einer mehr oder weniger gespannten Kapsel umgebenen Bläschen sind mit einer wässerigen, trüben, in der Regel röthlichen Flüssigkeit angefüllt, in welcher sich zwiebelartig geschichtete rostfarbene Massen vorfinden. Die meisten Bläschen enthalten eine, die grösseren sogar mehrere Borsten. Die Wurzel der Borsten liegt in der Wand des Bläschens, während der Schaft der Borste in dem Bläschen selbst liegt und meist spiralig gewunden ist.

Hinsichtlich der bisherigen Auffassung über die Ursache und über die Entwickelung dieser Hauterkrankung möge Folgendes erwähnt sein. Zschokke nimmt an, dass ein Kokkus, welcher, von 1 Mikron Durchmesser, sich in grosser Menge in den äusseren Theilen der Bläschenwand und in den tieferen Epidermisschichten vorfindet, in ursächlicher Beziehung zur Entstehung der fraglichen Bildungen steht, weil er regelmässig und besonders bei den noch in der Entwickelung begriffenen Bläschen angetroffen wird. Zschokke betrachtet diese Hautanomalien vorwiegend als abnorme Epidermiswucherung, wobei die zapfenartig in die Tiefe sich entwickelnden Bildungen später abgeschnürt werden. Siedamgrotzky, welcher einmal 500 solcher Cysten an einem Hautstück fand, hielt sie für Dermoide, und ebenso charakterisirt Johne das Hautleiden als multiple Dermoidcystenbildung. Kitt[92], welcher die Untersuchungen von Zschokke seiner Auffassung zu Grunde legt, bezeichnet die Bildungen als Epidermiscystchen oder Atherome kleinsten Kalibers. Lungershausen[93] rechnet den Schrotausschlag zu den von Bonnet[94] unter dem Namen Hypotrichosis zusammengefassten Hemmungsbildungen und vindizirt dem Umstande, dass die Haare der Epidermis beim Schrotausschlag nicht durchbrechen, die wichtigste Rolle bei der Entstehung dieser Hauterkrankung. Mit Recht hält Olt dieser Auffassung von Lungershausen die wichtige Thatsache entgegen, welche ich vollkommen bestätigen kann, dass zahlreiche kleine und grössere, oft selbst vollkommen entwickelte Bläschen überhaupt keine Haare besitzen. Ich bin sogar mit Zschokke der Ansicht, dass das Vorkommen der Haare in den Bläschen kein charakteristischer, sondern nur ein zufälliger Befund ist, je nach der Entstehung der Bläschen in der Nähe einer Haarpapille.

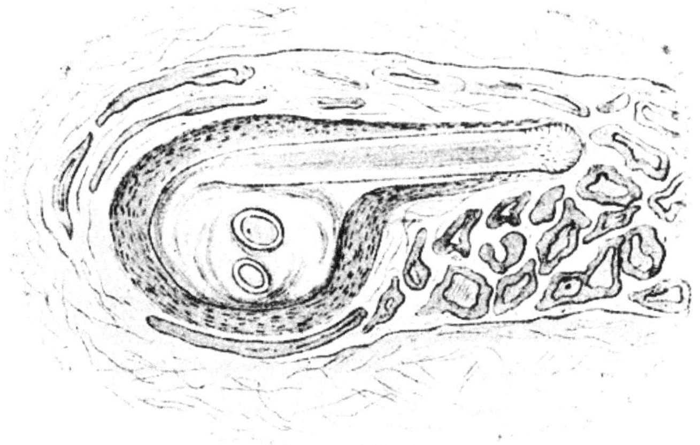

Figur 9.

Schnitt durch eine Knäueldrüse mit cystischer Erweiterung. Ein Haar, dessen Follikel
eine Verschiebung in der Weise erfahren hat, dass es in horizontaler Richtung gewachsen
und in das Bläschen eingebrochen ist. (Nach Olt.)

Olt konnte nun feststellen, dass die Entwickelung der Bläschen an den Schweissdrüsen beginnt, welche dem blossen Auge als kleine blassgelbe Knötchen in der normalen Haut erkennbar wird. Mikroskopisch sieht man dann innerhalb der Epithelien braune, granulirte Plasmaklümpchen von verschiedener Grösse. Ausserdem findet man dann auch frei im Drüsenlumen weitere Entwickelungsstadien der Parasiten vor. Man sieht eiförmige Gebilde mit einer sehr dünnen glatten Kapsel und mit einem wasserklaren, stark lichtbrechenden Plasmaleib, die in der Grösse wechseln. Wahrscheinlich werden die zunächst in den Epithelien schmarotzenden Parasiten später frei und entwickeln sich dann im Drüsenlumen weiter. Bei den nicht abgekapselten Formen, sagt Olt, liegt der grosse ballenartige Kern in einer formlosen Plasmamasse, welche nach verschiedenen Richtungen zahlreiche Fortsätze aussendet, die, besonders bei mässiger Erwärmung des Objektes, amöboide Bewegungen erkennen lassen. Olt kommt danach zu dem berechtigten Schlusse, dass eine Koccidienart Ursache des Schrotausschlages des Schweines ist.

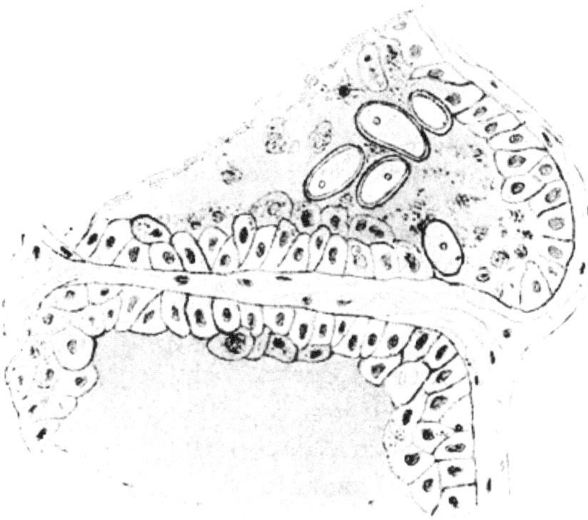

Figur 10.

Zwei Schleifen der Knäueldrüse auf dem Querschnitte.
Man sieht Parasiten, welche zwischen den zerfallenen
Epithelien liegen und von Schalen umgeben sind.
(Nach Olt.)

Die vollständig entwickelten und mit Schalen umgebenen Formen fand Olt meistens nur in alten Bläschen; sie sind eiförmig, bis 0,034 mm lang und 0,0275 mm dick, also etwas grösser als Koccidium oviforme, welches als 0,032 bis 0,037 mm lang und 0,015–0,02 mm breit angegeben wird. Die Koccidien des Schrotausschlages zeichnen sich ferner sowohl in ihren Jugendstadien, als auch nach vollendeter Entwickelung dadurch aus, dass sie braun gefärbt sind, und mit Rücksicht auf diese Farbe schlägt Olt für die Parasiten die Bezeichnung Koccidium fuscum vor. Die Schale ist aussergewöhnlich dick, (0,0015–0,003) vollständig glatt und sehr widerstandsfähig gegen Chemikalien; an einzelnen Schalen ist eine mikropylenartige Oeffnung erkennbar. Der Schaleninhalt besteht aus einer homogenen Plasmamasse, in welcher zahlreiche, scharf konturirte kugelige Sporen liegen, wenn diese nicht nach aussen entleert sind. Ausser diesen Formen zeigen sich auch Koccidien mit dünnen Schalen, ohne nachweisbare Mikropyle und ohne Sporen, nur mit einem homogenen Inhalt versehen. Schliesslich fanden sich nach Olt in dem flüssigen Inhalte junger Bläschen noch kegelige, bohnen- oder eiförmige Protozoen in wechselnder Grösse (0,022–0,030 mm Länge). Dieselben färben sich mit Safranin roth, doch wandelt sich die Farbe nach einiger Zeit in Violett um.

Olt kommt auf Grund seiner Untersuchungen zu dem Ergebniss, dass die als Schrotausschlag des Schweines bezeichnete Hautkrankheit durch eine bisher unbekannte Koccidienart veranlasst wird, welche in die Schweissdrüsen eindringt und letztere reizt. Die Krankheit sei demnach als eine Koccidiose der Knäueldrüsen, als Spiradenitis coccidiosa suis zu bezeichnen. Mit diesem Namen will Olt Ursache und Sitz des Krankheitsprozesses bezeichnen, während die Benennung „Schrotausschlag“ nur eine deskriptive Bedeutung hat.

Die Thatsache, dass beim Schrotausschlage an der unteren Seite des Bauches und an der Innenfläche der Schenkel eine Bildung von Bläschen seltener beobachtet wird, möchte Olt nur aus gewissen Nebenumständen erklären. Zunächst sind die anatomischen Verhältnisse von Bedeutung. An den Bauchdecken ist der Kutiskörper viel schwächer entwickelt als an den übrigen Körpertheilen. Daher legt sich die Haut an der unteren Seite des Bauches leicht in Falten, ist weich und wird bei jeder Bewegung des Körpers nach den verschiedensten Richtungen auf der Unterlage verschoben. Ferner sitzen in diesem Hautbezirke die Drüsenknäuelchen viel freier in der lockeren Unterhaut als an anderen Körperstellen, und eine Vergrösserung der ganzen Drüse durch Stauung ihres Inhaltes stösst mithin auf geringere Widerstände als am Rücken, wo der grössere Theil des Drüsenknäuels von derben Gewebszügen der Kutis umgeben ist. Hier erfährt die Haut auch geringere Verschiebungen und es fällt also jener natürliche Druck weg, welcher an der Innenfläche der Schenkel und an den Bauchdecken den Abfluss des Hautsekretes wesentlich fördern dürfte. Vor allen Dingen liegt aber die Drüse an den zuletzt erwähnten Stellen in einer dünnen und sehr lockeren Kutis, welche den Schweissabfluss begünstigt. Mit der Zeit hört aber auch in diesen Hautbezirken der Abfluss aus den Knäueldrüsen auf, ohne dass damit die Funktion des Epithels gänzlich erloschen wäre. Der Inhalt des Drüsenkanals erfährt, abgesehen von der Beimengung der

Parasiten, gewisse Veränderungen. Es bildet sich die kolloidartige Masse in einer grösseren Menge, sodass zuletzt fast das ganze Drüsenlumen damit gefüllt ist. Hierdurch wird der Ausfluss des Sekretes so sehr erschwert, dass die Muskelelemente der Membrana propria nicht mehr im Stande sind, den Druck der angestauten Massen zu überwinden. Mithin sind alle Bedingungen für das Zustandekommen einer Retentionscyste bei fortgesetzter sekretorischer Funktion der Drüse gegeben.

Bezüglich der in den Cysten gefundenen Haare sagt Olt, erschien es fraglich, ob die Parasiten in die Epithelien der Haarwurzelscheide eingedrungen sind und eine cystische Erweiterung derselben veranlasst haben, welche alsdann eine abnorme Wachsthumsrichtung der Borste im Gefolge hatte, oder ob letztere bei ihrer Entwickelung in ein bereits präformirtes Bläschen hineingewachsen ist. Da die mit Haaren ausgestatteten Bläschen stets geschichtetes Plattenepithel enthalten, welches den Charakter der äusseren Haarwurzelscheide trägt, so glaubte Olt zunächst, dass die Parasiten in dieses Epithel eingedrungen waren und denselben Prozess wie in den Schweissdrüsen angeregt hätten. Ein Beweis für die Richtigkeit dieser Ansicht war jedoch nicht zu erbringen. Auch ist es nicht zu erklären, wie die Parasiten in das Innere der Haarwurzelscheide gelangen sollten, so lange sich die Borste noch keinen Weg durch die Epidermis gebahnt hat. Es lässt sich demnach nur annehmen, sagt Olt, dass die von den Knäueldrüsen ausgegangenen Veränderungen die nächst gelegenen Haarfollikel in Mitleidenschaft gezogen haben. Eine Borste, welche bereits ihren Weg durch einen normal angelegten Haartrichter nach aussen gefunden hat, kann nachträglich nicht mehr von dieser Richtung abgelenkt werden, dagegen läuft jede nun entstehende Borste Gefahr, sich in den benachbarten cystischen Raum zu verirren, wenn der angrenzende Drüsenkanal erkrankt ist. Mit dieser Ansicht über den Befund von Borsten in den Cysten kann ich mich auf Grund meiner Wahrnehmungen nur einverstanden erklären. Der gegebene Weg für das Eindringen der Parasiten ist der Ausführungsgang der Schweissdrüse, von hier aus geht nach Verstopfung des Ausführungsganges, Erkrankung der Drüse mit nachfolgender Cystenbildung, der Prozess aus und wenn zufällig in der Nähe ein Haarfollikel sitzt, so kann das sich entwickelnde Haar in die Cyste hineingelangen und hier eingerollt werden. Demnach ist der Borstenbefund in den Cysten kein charakteristischer, sondern ein zufälliger und wird deshalb erst bei den grossen Bläschen, nicht bei den kleinen erst in der Entwickelung begriffenen Bläschen gemacht.

Der Prädilektionssitz der Erkrankung auf Rücken, Hinterbacken, Kreuz und Schwanzansatz weist darauf hin, dass den auf dem Stallboden, im Futter, oder in der Streu vorhandenen Parasiten durch das Scheuern gerade dieser Hautstellen erst das Eindringen in die sonst meist durch Schmutz verlegten Poren der Schweissdrüsen ermöglicht wird. Der Befund in den Cysten und die Art der Entstehung neuer Bläschen spricht dafür, wie Olt richtig hervorhebt, dass sich die Koccidien nach dem Eindringen in die Schweissdrüsen schnell vermehren und nicht sämmtlich von aussen eingedrungen sind.

Bisher hat man, wie erwähnt, dem ganzen Hautleiden für die thierärztliche Praxis wenig Bedeutung beigelegt, weil Gesundheitsstörungen der Thiere dadurch nicht hervorgerufen werden. Dennoch möchte ich auf die bemerkenswerthe Thatsache hinweisen, dass in sehr ausgedehnter Weise bei Schweinen Protozoen in den Muskeln, die sog. Sarkosporidien, vorkommen, ohne dass bisher klargestellt ist, wie diese sehr verbreitete Infektion zur Entwickelung kommt. Vielleicht geben einmal spätere Untersuchungen darüber Aufschluss, ob zwischen den Koccidienerkrankungen der Haut und den Sarkosporidieninfektionen der Muskeln irgend welche Beziehungen bestehen; ob z. B. die Sarkosporidien sich in den Muskeln derjenigen Gegenden vorwiegend vorfinden, wo die Haut Sitz der Koccidienerkrankungen ist oder ob bei Koccidienerkrankungen der Haut auch regelmässig die Muskelerkrankungen beobachtet werden. Jedenfalls bieten diese Affektionen der Forschung noch ein dankbares Feld. Durch wissenschaftliche Assistenten in grösseren Schlachthäusern könnte auch nach dieser Richtung viel gefördert werden.

Was die Technik der Untersuchung betrifft, wie sie von Olt eingeschlagen ist, so mögen folgende Angaben desselben hier wiedergegeben werden. Die erkrankten frischen Hautstücke wurden drei Tage lang in absoluten Alkohol gelegt, der mehrmals gewechselt wurde. Die gehärteten Theile wurden in 3–4 mm dicke und 1 cm lange Stückchen geschnitten, allmählich in Wasser übergeführt und 5–7 Tage lang in Borax-Karminlösung gelegt. Hierauf wurden die Schnitte in salzsaurem Alkohol (50% Alkohol — 100:5 Tropfen Salzsäure —) etwa 2 Tage lang ausgewaschen, dann wieder entwässert und schliesslich mittelst einer Toluol-Nelkenölmischung (1:3 in Paraffin gebettet. In reinem Toluol nehmen die Hautstücke eine zu grosse Härte an; auch konnte reines Nelkenöl nicht angewandt werden, weil die Präparate ohne Toluolzusatz zu lange in dem geschmolzenen Paraffin bleiben mussten, bis das Nelkenöl entfernt worden war. Ein zu langes Erwärmen im Thermostaten machte die Hautstücke wegen der eintretenden Härte für das Schneiden auf dem Mikrotom gleichfalls ungeeignet. Das flüssige Paraffin wurde recht oft gewechselt, und sobald sich Probestückchen für das Schneiden geeignet erwiesen, kamen die Präparate aus dem Thermostaten. Auf diese Weise konnten ganz vorzügliche Schnittserien aus den dicksten Hauttheilen des Schweines angefertigt werden. Mit Eiweiss-Glycerin wurden die Schnitte aufgeklebt, nach dem Erhitzen alsdann mittels Toluol vom Paraffin befreit und in Kanadabalsam eingeschlossen. Bei Hautschnitten bietet die Stückfärbung grosse Vorzüge, weil sich beim Nachfärben die Kutis in Falten legt, und dadurch das ganze Bild verunstaltet.

Die aus den erkrankten Knäueldrüsen hervorgegangenen Knötchen, welche noch nicht in Bläschen umgewandelt waren, wurden frei präparirt und in Stückfärbung weiter behandelt. Nach mehrstündiger Einwirkung einer alkoholischen Sublimatlösung (5 g Sublimat auf 100 g 50 % Alkohol) und nachträglicher Entfernung des Sublimates durch Jodalkohol wurden die Präparate in Paraffin gebracht und dann geschnitten. Die Schnitte färbten sich sehr schön mit Hämatoxylin-Eosin, wobei die Jugendformen der Koccidien ihre braune Eigenfarbe behielten und daher leicht von den blauen Zellkernen der Epithelien zu unterscheiden waren. Wirksame Gegensätze in der Färbung traten ein, wenn die mit Karmin gefärbten Stücke nachträglich mit wässriger Methylvioletlösung gefärbt wurden. Die Parasiten nehmen dann eine dunkelgrüne Farbe, die übrigen Hautbestandtheile eine karminrothe Farbe an.

Zur Untersuchung der Parasiten selbst wurde die Flüssigkeit aus den Bläschen der frisch erkrankten Hautstücke unter dem Deckgläschen mit starken Vergrösserungen untersucht. Ohne weitere Hülfsmittel konnte der hellere Kern von dem dunklen, braunen und granulirten Plasmaleibe unterschieden werden. Nach Zusatz einer geringen Menge wässriger Safraninlösung liessen sich noch weitere Details erkennen. Die Anfertigung guter Dauerpräparate bietet bei der zarten Beschaffenheit dieser Parasiten einige Schwierigkeiten. Ungefärbt behielten sie in Glycerin ihre Form gut bei. Andere Parasiten wurden mit Chrom-Osmiumsäure (Flemming) fixirt, ausgewaschen, mit Hämatoxylin gefärbt, entwässert und in Kanadabalsam eingeschlossen. Bei diesem Verfahren durfte das Präparat niemals trocken werden, sonst verloren die Parasiten ihre natürlichen Formen bis zur Unkenntlichkeit. Aus Hautstücken, welche in Alkohol aufbewahrt worden sind, kann man die Jugendstadien der Parasiten überhaupt nicht mehr in unveränderter Gestalt beobachten, da sie ihre Plasmaausläufer eingezogen haben und leicht mit anderen zelligen Elementen verwechselt werden können.

Zur Zeit ist, wie Olt am Schlusse seiner sehr gründlichen Arbeit ausführt die Knäueldrüsen-Koccidiose des Schweines das einzig bekannte Hautleiden dieser Art und, abgesehen von den Erregern, die einzige spezifische Krankheit, welche von den Knäueldrüsen der Thiere bekannt ist. Dagegen sind in der Menschenmedizin einige Fälle einer genetisch noch nicht erforschten eiterigen Knäueldrüsenentzündung beobachtet, welche als Aknitis Barthélemy[95], Hydradenitis destruens suppurativa Pollitzer[96], Hydrosadenitis disseminata suppurativa Dubreuilh[97], Spiradenitis disseminata suppurativa Unna[98] bezeichnet wird. Bei dieser Krankheit bilden sich in der Haut schrotkorn- bis erbsengrosse Knötchen, welche sich röthen, mit einer Kruste bedecken und eintrocknen oder erweitern. Nach den histologischen Untersuchungen liegt eine Schwellung des Knäueldrüsenepithels mit nachfolgender Nekrobiose und Eiterung vor (Unna). Der Prozess weicht mithin von der Spiradenitis koccidiosa suis wesentlich ab, weil bei letzterer Eiterungsprozesse niemals beobachtet worden sind.

Sowohl beim Menschen wie auch bei Thieren sind nun noch **Koccidien in der Niere** beobachtet worden. Beim Menschen sind sowohl in den Nieren selbst wie auch in den Ureteren gelegentlich Koccidien gefunden worden. Railliet[99] und Lucet[100] nennen mehrere französische Aerzte, welche solche Beobachtungen gemacht haben. Nach Railliet sind Koccidien in den Harnwegen von Kaninchen (von Brown-Séquard) ferner von Railliet und Lucet in den Nierenkanälchen der Hausgänse gefunden worden. Arnold hat beim sog. Blutharnen der Rinder im Blasenepithel Koccidien gefunden.

Es sind auch im Darm und in der Niere der Mäuse Koccidien gefunden (von Smith-Washington, in der Niere; von Schuberg im Darm), und mit dem Namen Koccidium falciforme belegt worden.

Schliesslich sind von Thélohan[101] echte **Koccidien** auch bei **Fischen** gefunden worden. In der Leber des Stichlings Koccidium gasterostei, in den Hoden der Sardine Koccidium sardinae, Koccidium cruciatum in der Leber einer Makrelenart, Koccidium minutum in der Leber, Milz und Niere der Schleie u. s. w. Man findet Koccidienarten ausserdem noch bei zahlreichen anderen Fischen, Gliederthieren und Batrachiern.

Die Beobachtung, dass das Koccidium oviforme beim Kaninchen und in seltenen Fällen offenbar auch beim Menschen geschwulstähnliche Gewebswucherungen verursachen kann, war neben anderen Momenten Veranlassung sich mehr als bisher dem Studium der **Aetiologie der Geschwülste** hinsichtlich des Vorkommens von Protozoen in denselben zuzuwenden. „Denn gerade die Aetiologie der Geschwülste im engeren Sinne“, sagt Hauser[102], „ist bis auf den heutigen Tag noch eines der dunkelsten Kapitel der allgemeinen Pathologie. Trotz der verschiedenen, zum Theil ja sehr geistreichen Hypothesen über die Entstehung der Geschwülste fehlt es uns doch an einer sicheren Erklärung für das Zustandekommen eines Krebses, einer Fettgeschwulst oder irgend einer anderen der so mannigfaltigen Geschwulstformen. Während bei so vielen Krankheiten, namentlich den Infektionskrankheiten, unsere Anschauungen über deren Aetiologie auf der Erkenntniss von Thatsachen begründet sind,

sind wir in der Erkenntniss der Geschwülste trotz aller Bemühungen über eine hypothetische Grundlage nicht hinausgekommen. Dieser Mangel an wirklichem Wissen muss aber gerade hier um so schmerzlicher empfunden werden, als den Geschwülsten nicht allein ein ungewöhnliches theoretisches Interesse zukommt, sondern dieselben bei ihrem häufigen Vorkommen und bei der sie oft auszeichnenden Bösartigkeit auch eine ausserordentliche pathologische Bedeutung besitzen, welche um so grösser ist, als der Arzt der sich entwickelnden Geschwulst nur allzu oft mit absoluter Ohnmacht gegenübersteht."

Von dem Befunde Scheuerlen's[103] abgesehen, welcher den Krebsbacillus entdeckt haben wollte, während es sich nur um einen gewöhnlichen und harmlosen Kartoffelbacillus handelte, der zuweilen auch auf der Haut als bedeutungsloser Parasit vorkommt, sind alle weiteren Bemühungen für die Geschwülste, insbesondere für die bösartigen Karcinome und Sarkome, Bakterien oder überhaupt pflanzliche Mikroorganismen als Infektionserreger aufzufinden, fruchtlos geblieben, so dass die Hoffnung, durch bakteriologische Forschung zum Ziele zu kommen jetzt wohl allgemein als aussichtslos angesehen wird. Um so energischer wandte sich die Forschung der Feststellung von Protozoen in jenen Gebilden zu, nachdem erwiesen war, wie nicht zu leugnen, dass krebsähnliche Bildungen durch das Koccidium oviforme hervorgerufen werden können.

Von der grossen Zahl hierher gehöriger Untersuchungen mögen nur die folgenden kurz erwähnt sein.

Zunächst war es wohl Thoma[104] (1889), welcher über eigenthümliche Zelleinschlüsse in Karcinomen des Magens, des Darmes und der Mamma berichtete, welche er als Koccidien deutete. Die meist stark lichtbrechenden Gebilde wurden durch Karmin, Hämatoxylin, Eosin u. dgl. gefärbt und lagen stets in Vakuolen degenerirter Krebszellen eingeschlossen. Daneben fanden sich auch feinkörnige, stark lichtbrechende Kugeln, welche sich nicht färbten. In demselben Jahre haben dann Darier[105] und Wickham[106] bei der sog. Paget'schen Krankheit — einem in Karcinom übergehenden Ekzem der Brustwarze — Zelleinschlüsse beschrieben, welche von ihm und später von Malassez[107] für Psorospermien gehalten worden sind. Darier und Wickham hielten die Gebilde gleichzeitig für die Erreger der eigenthümlichen Hauterkrankung. Erwähnt sei auch noch, dass Nils-Sjöbring[108] in Karcinomen der Mamma, der Leber und der Prostata Zelleinschlüsse in verschiedenen Formen gefunden hat, welche er als verschiedene Entwickelungsstadien desselben Sporozoons ansieht.

Im Laufe der letzten Jahre sind dann weitere zahlreiche Arbeiten erschienen, in welchen über protozoenähnliche Gebilde besonders bei Karcinomen und Sarkomen berichtet wird. Genannt mögen noch sein die

Veröffentlichungen von Steinhaus[109], Metschnikoff[110], Soudakewitsch[111], Podwyssozki und Sawtschenko[112], Ribbert[113], Ruffer[114], Korotneff[115], Foa[116], Ruffer und Wolker[117], L. Pfeiffer[118], Adamkiewicz[119], Vedeler[120], Sanfelice[121], Gebhardt[122] und Roncali[123]. Vedeler fand in einem Lipom stark violett gefärbte, kreisrunde Gebilde, welche innerhalb der Kapsel der Fettzellen liegen und eine blauschwarz gefärbte Begrenzungsmembran haben, die durch einen helleren Zwischenraum vom undurchsichtigen Inhalt geschieden ist. Die Gebilde haben einen weissen Glanz, als enthielten sie Fett. Behandelt man jedoch den einzelnen Schnitt mit Aether, so erfolgt keine Veränderung, und sucht man sie mit chlorwasserstoffsaurem Alkohol zu entfärben, so verschwindet zwar die Farbe zum grossen Theil, aber der Inhalt bleibt gleich undurchsichtig. Vedeler hält mit Recht diese Gebilde für thierische Parasiten und wahrscheinlich sind es Koccidien. Auch gilt es ihm als erwiesen, dass auch das Lipom nicht von selbst wächst, sondern dass hier wie bei Cancer, Sarkom, Myom ein lebendiges Irritament erforderlich ist, welches den ersten Ursprung und das spätere Wachsthum verursacht. Sanfelice isolirte aus gährenden Säften einiger Früchte einen Sprosspilz, welcher auf Agar- und Gelatineplatten weisse, in der Tiefe punktförmige und sphärische, an der Oberfläche stecknadelkopfgrosse und kuppelförmige Kolonien bildet, in Stichkulturen nagelförmiges Wachsthum zeigt und auf Kartoffeln einen weisslichen, scharf erhabenen, üppigen Belag hervorbringt. Die verschieden grossen Zellen zeigen in den Jugendformen ein gleichmässiges Protoplasma, in vorgeschrittener Entwickelung sieht man peripher eine stärkere lichtbrechende Substanz und einen hyalinen Centraltheil, zuweilen auch stark lichtbrechende Körnchen in diesem. Bei der Vermehrung entstehen an der Peripherie nach einander 2 Knöspchen, welche zu Tochterzellen auswachsen, die dann ebenfalls Knospen hervorbringen. Eine Betheiligung der lichtbrechenden Körnchen an der Vermehrung des Pilzes wurde nicht beobachtet.

Nach interperitonealer Impfung von Reinkulturen des Sprosspilzes starben Meerschweinchen nach 20–30 Tagen. Milz, Leber und Nieren der Thiere waren vergrössert und an der Oberfläche mit zahlreichen grösseren und kleineren Flecken bedeckt. Aehnliche Veränderungen fanden sich auf der Schnittfläche der zum Theil hepatisirten Lungen. Ebenso waren die Inguinal-, Achsel- und Mesenterialdrüsen stark vergrössert. Bei mikroskopischer Untersuchung fand man in den erkrankten Organen zahlreiche Hefezellen verschiedener Grösse, welche mit einer bald dickeren bald dünneren Membran bekleidet waren und zum Theil zwei halbmondförmige Gebilde erkennen liessen. Mit dem Material von sämmtlichen Organen, besonders aber von der Milz, der Leber und den Lungen gelang die Reinzüchtung des als Ausgangsmaterial verwendeten Sprosspilzes in Agar und Gelatine.

Mit Anilinfarben konnte die Membran am stärksten gefärbt werden, doch wurde auch das Protoplasma mitgefärbt. Wie Sanfelice ferner angiebt, war sehr auffallend das vollkommen gleichartige Verhalten des Bildes der beschriebenen Hefezelle in gefärbten und ungefärbten Gewebsschnitten mit dem Aussehen der in neuerer Zeit mit so grossem Interesse verfolgten Zelleinschlüsse in Geschwülsten. Der Autor konnte gelegentlich mikroskopischer Untersuchung menschlicher Epitheliome und einzelner Tumoren von Pferden und Rindern die vielfach als Koccidien angesehenen Gebilde nachweisen und dabei feststellen, dass dieselben sich in ihrem mikroskopischen Verhalten von den Hefepilzen in Gewebsschnitten der an Sprosspilzinfektion erlegenen Meerschweinchen einzig und allein durch ihre Anzahl unterschieden. Während die Hefepilze in grossen Mengen gefunden wurden, fanden sich die koccidienähnlichen Gebilde in den untersuchten Tumoren nur ganz vereinzelt.

Weitere Untersuchungen werden erst lehren müssen, ob die genannten Beobachtungen und Schlussfolgerungen richtig sind; jedenfalls weisen auch diese Untersuchungsergebnisse auf eine Beziehung der Parasiten zu den Geschwülsten hin.

Neuerdings hat Gebhardt[124] noch einen Befund über zwei von Protozoen erzeugte Pylorustumoren beim Frosch veröffentlicht, welcher für die Entstehung der Geschwülste ebenfalls nicht ohne Interesse ist.

Gebhardt fand unter hunderten geöffneter Frösche zweimal die Pylorusgegend von einem sehr augenfälligen Tumor eingenommen. Die Oberfläche der Tumoren besteht aus einer grösseren Anzahl glatter Höcker von im Ganzen kugeliger Gestalt, welche so angeordnet sind, wie die Buckeln auf einem Morgenstern, — d. h. ihre Längsachsen konvergiren radienartig nach den Centren des Tumors, also dem Pyloruslumen, zu. Die Gegend des Mesenterialansatzes war in beiden Fällen von diesen Höckern frei und nur im Ganzen etwas vorgewölbt. In der Farbe war kein Unterschied von der Umgebung zu bemerken, überhaupt schien äusserlich die Magendarmwand durchaus intakt über den Tumor hinzuziehen. Nirgends sonst waren, weder im Intestinum noch im übrigen Körper, ähnliche Tumoren oder überhaupt auffällige Veränderungen zu bemerken. Die Konsistenz beider Tumoren war eine recht derbe. Auf dem Querschnitt zeigten sich beide Tumoren makroskopisch als solide, nur vom Pyloruslumen durchbrochene Geschwülste. Ueber die ganze Fläche des sonst ziemlich einfarbigen Tumors verstreut zeigten sich einzelne kleine, rostbraune, ¼–½ mm grosse, im Ganzen rundlich konturirte Pünktchen, die sich bei näherer Untersuchung als mit bröckligem Inhalt erfüllte Hohlräume erwiesen. Auf dem optischen Querschnitt, bei etwa 20-facher Vergrösserung, zeigte sich, dass der Tumor aus einer ganzen Anzahl von Einzeltumoren besteht, welche in Analogie zu der Stellung der oben beschriebenen äusserlich sichtbaren Höcker durchaus radiär angeordnet sind. Von einander sind dieselben durch Schleimhautfalten getrennt, die auf dem Schnitt scheinbar anastomosiren, nach dem Lumen zu aber grösstentheils frei endigen. Bei stärkerer Vergrösserung erkennt man, dass dieselben fast durchweg beiderseits mit Epithel besetzt sind.

Nähere Untersuchungen lehrten, dass der Tumor von den Drüsen ausgeht, und es war deshalb die Annahme berechtigt, in der Umgebung des Tumors und zwar in der Tiefe der Drüsen frisch infizirtes Zellmaterial anzutreffen. In der That wurden in einer grossen Zahl von Drüsen, sowohl in deren Lumen, als auch innerhalb ihrer Zellen, und zwar nicht innerhalb, sondern ausserhalb des Kerns, dem sie oft dicht anlagen, kleine polymorphe Gebilde von etwa 2–3 μ Durchmesser beobachtet, welche dem nach Gebhardt's Meinung ersten Entwickelungsstadium der Parasiten entsprachen. Auf den ersten Blick gleichen sie überraschend kleinsten Myxamöben. Bei näherer Untersuchung ist ein schwach granulirter intensiv färbbarer Protoplasmaleib und innerhalb desselben ganz konstant eine rundlich begrenzte hellere Stelle zu erkennen, in der man stets noch ein dunkel gefärbtes Körnchen bemerken konnte. Als Resultat von Theilungsvorgängen sieht man an anderen Stellen 15–25 kuglige Sporen auftreten, die wieder ihrerseits, nachdem sie sich mit einer dünnen Hülle umgeben haben, zwei sichelförmige Körperchen und einen kleinen, von diesen beiderseits umgebenen Restkörper im Inneren ausbilden.

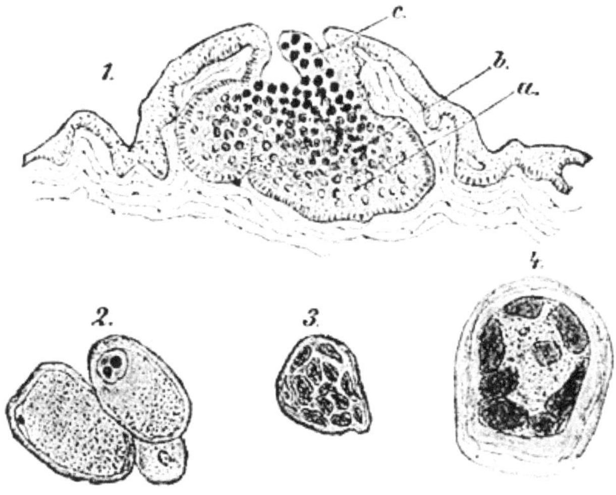

Figur 11.

Epithelioma molluscum nach Neisser.

1. Querschnitt eines Molluskumknotens bei schwacher Vergrösserung. Die stark glänzenden, durch Hornsubstanz zusammengehaltenen, fertigen Molluskumkörperchen (*c*)

treten oben heraus. 2. Körnige Schollen neben dem Kern der Epithelzelle, stark vergrössert, aus Zone *a*. 3. u. 4. Isolirte glänzende Körper in den Zellen aus Zone *b*.

Hinsichtlich der Untersuchungsmethode sei erwähnt, dass als Fixirungsmittel Sublimat, konzentrirte Lösung in physiologischer Kochsalzlösung benutzt wurde. Darauf folgte allmählich ansteigend Alkohol, von 90% an mit Jodzusatz, Färbung im Stück, dann wiederum ansteigender Alkohol, schliesslich Alkohol absolutus, Cedernholzöl, Paraffin. Die Schnitte wurden auf erwärmter Unterlage einem Unterguss von Strasser'scher Klebmasse aufgelegt. Zur Färbung wurde R. Heidenhain'sche Stückfärbung mit wässerigem dünnen Hämatoxilin und Kaliummonochromat vorgenommen.

Ueber das Ergebniss seiner Untersuchungen macht Gebhardt folgende Angaben:

1. Es handelt sich in den vorliegenden Fällen um ein ziemlich erhebliches epitheliales und gut lokalisirtes Neoplasma, welches von zweifellosen Protozoen veranlasst ist. Dabei besteht recht wenig Aehnlichkeit mit Karcinom.

2. Der vorliegende Krankheitserreger, zu den Koccidien gehörig, zeigt eine doppelte Art der Fortpflanzung, einmal Bildung nackter Sporen zur Weiterinfektion des Wirthes, zweitens aber Bildung beschalter Dauercysten, die nach aussen entleert werden.

3. Es tritt in der Entwickelung von vornherein ein kernähnliches Gebilde auf, welches auch stets die Rolle eines Kerns zu spielen scheint. Seine scheinbare Auflösung erfolgt nur vor wichtigen Umwälzungen in der Konstitution seines Trägers.

4. Eigentliche Mitosen wurden bei den Theilungsvorgängen nie beobachtet.

5. Konjugationsvorgänge sind nicht auszuschliessen. Namentlich das Verhalten des Kerns scheint auf solche zu deuten.

6. Die Schale der Dauerformen ist doppelt; die sekundäre wird von innen an die primäre angelagert.

7. Aktive Beweglichkeit ist während eines grossen Abschnittes der Entwickelung vorhanden.

Erwähnt sei schliesslich noch die Beobachtung von V. Müller[125] über Parasiten im Uteruskarcinom. Müller konnte sich durch zahlreiche, von verschiedenen Forschern kontrollirte Untersuchungen von dem gelegentlichen Vorkommen parasitärer und amöboider Organismen als Epithelzelleneinschlüsse bei Uteruskarcinomen überzeugen. Er beschreibt Makrocysten und Mikrocysten und ferner nicht incystirte intracelluläre Gebilde; bei letzteren will es ihm gelungen sein, eine unzweifelhaft nicht degenerirte, lebende, in Bewegung befindliche Zelle zu fixiren.

Clarke[126] fand bei einem typischen Alveolarsarkom geformte Elemente innerhalb der Zellkerne aller Theile des Tumors. Bei Färbung mit Hämatoxylin und Eosin nahmen diese intranukleären Körper eine rothgelbe, und mit Biondi's Reagenz eine rothbraune Farbe an. Die meisten derselben zeigten einen oder zwei helle Stellen im Innern. Ihre Gestalt war meistens rund oder birnförmig. Einige von ihnen theilten sich durch Spaltung in zwei Theile, und wenn dies der Fall war, sah man auch, dass der Kern der Zelle, welche den intranukleären Körper enthielt, sich in passiver, amitotischer Theilung befand. Clarke hält die Gebilde für Parasiten, die zu den Suktorien gehören, und stellt sie in ursächliche Beziehung zur Geschwulstbildung.

Während nun die vorstehend genannten Autoren und manche Andere mit mehr oder weniger Bestimmtheit neben der parasitären Natur der von ihnen innerhalb und ausserhalb der Zellen gefundenen Gebilde auch an ihrer ätiologischen Beziehung zur Entwickelung von Geschwülsten festhalten, werden die von einzelnen Autoren gefundenen Zelleinschlüsse von zahlreichen Gegnern der parasitären Aetiologie der Geschwulstbildung, überhaupt nicht als Parasiten anerkannt, sondern als eigenthümliche Formen von Zelldegeneration aufgefasst. Von diesen Autoren mögen Hansemann[127], Marchand[128], Ziegler[129], Noggerath[130], Neisser[131], Borril[132], Ströbe[133] genannt sein.

Der Auffassung dieser Autoren steht nun noch als ganz eigenartige diejenige von L. Pfeiffer[134] und Adamkiewicz[135] gegenüber, welche meinen, dass u. A. z. B. die Krebszellen selbst, welche von jenen irrthümlich als Abkömmlinge der Körperzellen betrachtet werden, die Parasiten sind. Adamkiewicz kam zu seiner Auffassung weniger durch eingehende morphologische Studien, als vielmehr auf Grund theoretischer Ueberlegungen über das erheblich abweichende biologische Verhalten der Krebszellen von den normalen Zellen des Körpers. Adamkiewicz suchte seine Meinung auch durch anderweitige Versuchsergebnisse zu stützen. Er übertrug Krebsgewebe in das Gehirn von Kaninchen und sah die Thiere an schnell zum Tode führenden Vergiftungserscheinungen zu Grunde gehen. Die Giftwirkung führte er auf ein von den Parasiten erzeugtes Toxin zurück, wobei die Parasiten die epithelialen Krebszellen selbst sein sollten. Adamkiewicz ging nach dieser Beobachtung noch einen Schritt weiter und wollte eine dem Koch'schen Verfahren bei der Tuberkulose ähnliche Behandlung des Krebses versuchen. Zu diesem Zwecke stellte er sich aus Krebsgewebe ein wässeriges Extrakt (Kankroin genannt) her, durch dessen

Infektion Kaninchen gegen tödtliche Dosen des Krebsgiftes immunisirt werden sollten. Nach Injektion des Kankroin bei Krebskranken war ähnlich, wie nach Tuberkulininjektionen bei Lupus, zunächst Röthung und Schwellung der Krebsgeschwulst, und nach weiteren Injektionen deutliche Rückbildungserscheinungen zu erkennen. Der Tumor wurde weicher und verkleinerte sich. Eine Heilung konnte jedoch Adamkiewicz bisher mit seiner Methode nicht erzielen.

Jedoch mag hierbei erwähnt sein, dass Emmerich[136] durch Injektion von Serum von Schafen, welche vorher gegen Erysipelkokken immunisirt waren, eine wirkliche Heilung von Krebsfällen gesehen haben will und dabei ebenfalls die Ansicht ausspricht, dass die vermeintliche Rückbildung der Krebsgeschwulst auf die Vernichtung der Krebsparasiten durch das injizirte Serum zurückgeführt werden müsse. Leider sind jedoch die Beobachtungen von Adamkiewicz und Emmerich von anderen Autoren bisher nicht bestätigt worden.

Immerhin ist nach den bisher mitgetheilten Beobachtungen über das Vorhandensein von Koccidien oder ähnlichen Gebilden in Geschwülsten die Frage berechtigt, ob die Wahrscheinlichkeit besteht, die Geschwülste als parasitäre Neubildungen auffassen zu können.

Zur Beantwortung dieser Frage werden von Hauser zwei Unterfragen gestellt: Giebt es zweifellose Infektionskrankheiten, welche in ihrem Verlauf gewisse Analogien mit der Entwickelung und dem Verlauf der Geschwülste, insbesondere der bösartigen erkennen lassen? Und lassen sich ferner die bei Geschwülsten, namentlich beim Krebs zu beobachtenden anatomischen Befunde und biologischen Vorgänge nach unserem gegenwärtigen Wissen mit einer parasitären Theorie der Geschwülste vereinbaren?

Was die erste Frage betrifft, so ist, wie auch Hauser hervorhebt, nicht zu leugnen, dass in einem sehr wesentlichen Punkte, nämlich hinsichtlich der Fähigkeit Metastasen zu bilden, eine gewisse Analogie zwischen den bösartigen Geschwülsten und den sogenannten Infektionsgeschwülsten, zu welchen z. B. die Tuberkulose und die Syphilis, ich möchte hinzufügen Aktinomykose und Botryomykose zu rechnen sind, besteht. In allen Fällen können unter bestimmten Voraussetzungen metastatische geschwulstähnliche oder geschwulstartige Krankheitsheerde zur Entwickelung kommen. Vielfach analoge Vorgänge sieht man nun auch bei der Krebsbildung sich abspielen. Zunächst ein lokalisirter Krankheitsheerd, dann meistens Zerfall des neugebildeten Gewebes, folgt häufig krebsige Erkrankung der benachbarten Lymphdrüsen, wie bei Tuberkulose und Syphilis, schliesslich kommen auch bald vereinzelte, bald zahllose metastatische Geschwülste von der gleichen Beschaffenheit wie die primären zur Entstehung.

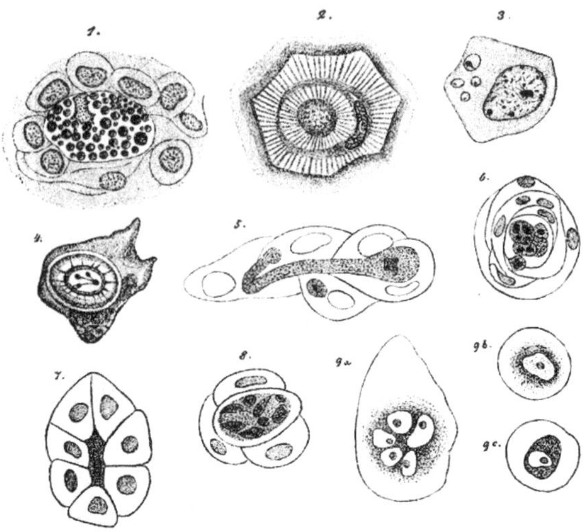

Figur 12.

Einschlüsse in oder zwischen Epithel- oder Geschwulstzellen. Vergr. 500–1000.

1. Aus einem Hautsarkom nach Touton; die in der mittleren Zelle liegenden Kügelchen nehmen die Weigert'sche Fibrinfärbung an. 2. Aus einem Carcinom nach Steinhaus. 3. Zelle aus einem Carcinom nach Podwyssowski und Sawtschenko. Die neben dem Kern liegenden Körner färben sich mit Pikrokarmin, das daranliegende Korn mit Safranin. 4. Zelleinschluss aus einem Sarkom nach Pawlowski. 5.-8. Verschiedene Formen aus einem Lippenkarcinom. „Rhopalocephalus carcinomatosus" nach Korotneff. 9 a-c. Zellen aus einem Fall von Sycosis non parasitaria, stammen von der Wurzelscheide eines Barthaares, nach Kruse.

Der scheinbaren Analogie zwischen den Infektionsgeschwülsten und der Karcinom- und Sarkombildung steht nun der Unterschied gegenüber, dass bei den letzteren die Geschwulstelemente selbst weitergetragen, an irgend einer Stelle des Körpers abgelagert werden und zur Metastase die Veranlassung abgeben. Auch der Annahme, dass mit diesen Geschwulstelementen gleichzeitig die spezifischen Krankheitserreger verschleppt werden und die Metastasenbildung bewirken, steht die

Thatsache entgegen, dass bei den Geschwülsten im engeren Sinne die metastatische Geschwulst durch Wucherung der verschleppten Zellen selbst erzeugt wird. Während es sich bei den Infektionsgeschwülsten um eine Art entzündlicher Gewebsneubildung handelt, tritt bei den Geschwülsten im engeren Sinne eine zu Geschwulstbildung führende Wucherung verschleppter Körperzellen ein. Das grosse biologische Räthsel der Geschwülste im engeren Sinne, sagt Hauser, beruht also auf einer bis an den Parasitismus reichenden Emanzipation der Gewebszellen von den physiologischen Wachstumsgesetzen. Nach ihm wären die beobachteten Koccidien zufällige Gäste in den Geschwülsten dieser Art, ohne mit der Entstehung derselben in irgend welcher Beziehung zu stehen. Bei dem gegenwärtigen Stande der Dinge wird man sich daher den Ausführungen Hauser's vollkommen anschliessen können:

„Es ist gewiss eine dankenswerthe Aufgabe der Zukunft, zu erforschen, welche weitere Bedeutung den Protozoen als Krankheitserregern thatsächlich noch zukommt; denn die Möglichkeit, dass dieselbe eine viel weitere sein kann, als wir zur Zeit auf Grund wirklich positiver Kenntnisse anzunehmen berechtigt sind, kann nicht bestritten werden. Auch für die Aetiologie mancher Geschwülste mag vielleicht die Protozoenforschung noch werthvolle Aufschlüsse bringen; denn wenn auch der Infektionstheorie der Geschwülste sich im Allgemeinen die erwähnten Schwierigkeiten entgegenstellen, so dürfen wir deshalb doch nicht a priori es für absolut unmöglich erklären, dass nicht doch Vorgänge, wie wir sie bei der Krebsentwickelung beobachten, durch Parasiten veranlasst werden könnten. Wir müssen nur bei der ausserordentlichen Unwahrscheinlichkeit unbedingt eine unanfechtbare und exakte Beweisführung fordern."

In der jüngsten Zeit hat Roncali[137] in einer zusammenfassenden Arbeit über den gegenwärtigen Stand unserer Kenntnisse über die Aetiologie des Krebses berichtet. Er kommt dabei zu Ergebnissen, welche der Vollständigkeit wegen ebenfalls in Kürze hier wiedergegeben werden sollen.

Roncali glaubt, dass man eine genetische Verbindung zwischen Blastomyceten und bösartigen Neubildungen nicht in Abrede stellen kann, und zwar aus folgenden Gründen: 1. wegen der morphologischen Beweise, auf Grund des Studiums der Histologie der Tumoren; 2. wegen der gelungenen Isolirung der Fermente bösartiger Neubildungen beim Menschen, welche das Studium der biologischen, morphologischen und pathogenen Eigenschaften dieser Mikroorganismen zum Zwecke gehabt hat; 3. wegen der Inokulation der aus ihrer Umgebung isolirten Blastomyceten auf Thiere, welche die Reproduktion bösartiger Neubildungen bei Thieren bezweckt hat. Aus diesen drei Beweisführungen haben sich Thatsachen ergeben, welche man in folgenden Sätzen zusammenfassen kann:

1. In den bösartigen Neubildungen des Menschen und der Thiere findet man im Protoplasma der Zelle und extracellulär im Bindegewebe Körper, welche nicht von den Zellen herstammen, sondern den thierischen Geweben fremd sind.

2. Diese Körper sind morphologisch identisch mit den sog. Koccidien, welche von verschiedenen Autoren in den Zellen von Epitheliomen und Sarkomen eingeschlossen gefunden worden sind.

3. Diese im Krebs gefundenen Körper sind auch morphologisch identisch mit den Blastomyceten, die man in den Geweben der zum Experiment benutzten Thiere antreffen kann, wenn diese mit Reinkulturen von organisirten Fermenten inokulirt worden sind.

4. Diese Körper widerstehen konzentrirten Säuren und Alkalien auf dieselbe Weise, wie die Blastomyceten, welche in den Geweben der Thiere in Folge von Inokulation subsistiren können.

5. Diese Körper finden sich weniger gewöhnlich in den bösartigen Neubildungen; ausnahmsweise in anderen pathologischen Prozessen.

6. Diese Körper sind in den Neubildungen des Menschen auf bestimmte Oertlichkeiten vertheilt; man findet sie an der Peripherie des neugebildeten Gewebes, also wo Wachsthum stattfindet, nicht in der Mitte des Gewebes, wo der Zuwachs aufgehört hat und wo man nur in Degeneration befindliche Elemente antrifft. Ferner ist ihr Sitz entweder im Zellprotoplasma, oder zwischen den Bündeln des Stützgewebes, und ausnahmsweise im Kern, und diese Umstände schliessen einerseits die Zufälligkeit des Vorkommens dieser Körper aus und beweisen auf der anderen Seite die enge Beziehung zwischen ihnen und der Neubildung.

7. Diese Körper reagiren auf eine spezifische Färbungsmethode, die man auch an Reinkulturen aus den bösartigen Neoplasmen des Menschen und der Thiere erhalten kann.

8. Bei Untersuchung dieser in Reinkulturen aus bösartigen Tumoren von Menschen und Thieren erhaltenen Körper hat man gefunden, dass sie bei Inokulation in den Zellen der pathogenen Gewebe und zwischen die Fasern des Bindegewebes eindringen, wobei sie dieselben Formen von Zelleinschlüssen reproduziren, die sich in den Tumoren des Menschen und der Thiere finden, aus welchen diese Blastomyceten in Reinkultur isolirt worden sind.

9. Diese in Krebszellen eingeschlossene Körper geben die Reaktion der Cellulose auf dieselbe Weise, wie die Blastomyceten in den Geweben der

Thiere, in die sie durch Inokulation von Reinkulturen gelangt sind, und dies bildet einen neuen Charakter, der sie von Degenerationsformen unterscheidet.

10. Die Läsionen, welche einige Blastomyceten bei den zum Experiment benutzten Thieren verursachen, sind verschieden, je nach der Spezies zu der das Thier gehört, und wenn man allmählich auf der zoologischen Stufenleiter aufsteigt, findet man, dass die Säugethiere der höheren Klasse (Hunde) weniger empfänglich für die Infektion mit diesen Blastomyceten sind, als die der niederen (Meerschweinchen, Mäuse, Kaninchen, Ratten u. s. w.). Denn während einige Blastomyceten bei den niederen Klassen Infektionen und zerstreute Heerde hervorbringen, erzeugen dieselben Blastomyceten bei den höheren Klassen nur an den Impfstellen isolirte Heerde, und während sie sich bei den niederen Klassen sehr zahlreich in allen Theilen des Organismus vorfinden, sehen wir sie bei den höheren in den Tumoren dieselbe Vertheilung vornehmen, die wir an den eingeschlossenen Körpern in den Tumoren des Menschen gefunden haben.

11. Einige Blastomyceten bringen bei den Versuchsthieren Läsionen von wesentlich neoplastischem, nicht von entzündlichem Charakter hervor.

12. Bei höheren Säugethieren (Hunden) können gewisse Blastomyceten, wenn sie inokulirt werden, an der Impfstelle eine Neubildung hervorbringen, welche sich dann auf dem Lymphwege in verschiedene Organe fortpflanzt und das Thier durch Kachexie tödtet.

13. Endlich können gewisse Blastomyceten, wenn sie in Reinkultur in die Milchdrüse einer Hündin inokulirt werden, die Bildung von Neubildungen von epithelialer Natur veranlassen[138].

IV. Ordnung: Sarkosporidien[139].

Nach der früher angegebenen Eintheilung bilden die Sarkosporidien eine Ordnung der Sporozoen.

Balbiani[140] hat (1884) die bis dahin unter dem Namen „Miescher'sche oder Rainey'sche Schläuche“ bekannten Parasiten in der Muskulatur warmblütiger Wirbelthiere als Sarkosporidia bezeichnet und sie als besondere Ordnung den Sporozoen zugetheilt.

Die Sarkosporidien sind Schmarotzer der Muskelfasern und besitzen eine schlauchförmige oder ovale, bisweilen kugelige Gestalt; ihr Protoplasma zerfällt in zahlreiche nieren- oder sichelförmige, kernhaltige Körperchen.

Bisher sind die Parasiten ausschliesslich bei Wirbelthieren gefunden worden und unter diesen vorwiegend bei Säugethieren. Besonders häufig sind sie bei Schafen und Schweinen, aber auch bei Pferden, Rindern, Hunden, Katzen, Hirschen, Büffeln, Rehen, Kaninchen, Mäusen und Ratten nicht selten. Ebenso sind sie einige Male beim Menschen nachgewiesen worden. Ferner bei Vögeln (Hühner, Enten) und bei einer Eidechsenart.

Geschichtliches. Zuerst gesehen und beschrieben sind diese Parasiten wohl von F. Miescher[141] (1843), welcher dieselben bei einer Maus und besonders in den quergestreiften Muskeln des Rumpfes, der Extremitäten, des Halses, Kopfes, der Augen und des Zwerchfells beobachtete, wo milchweisse, parallel der Faserrichtung verlaufende Fäden zu erkennen waren. Mikroskopisch zeigte sich, dass die Schläuche von einer strukturlosen Membran umgeben waren und zahllose längliche oder nierenförmige Körperchen und in geringerer Zahl kleine Kugeln enthielten. Miescher liess jedoch die Frage unentschieden, ob pathologische Veränderungen der Muskeln oder ob Parasiten vorlägen. Später hat dann v. Hessling[142] (1854) ähnliche Gebilde, jedoch von kleinerem Umfange, in der Herzmuskulatur des Rehs, des Schafes und Rindes gesehen und zwar lagen die Gebilde innerhalb der Muskelfasern. Auch v. Hessling hielt diese Bildungen für Umwandlungen der Muskelsubstanz, während v. Siebold[143], welcher sie bei Mäusen und Ratten sowie gleichfalls im Herzen der Schlachtthiere beobachtete, sie für „schimmelartige Entophyten" hielt. In der Muskulatur des Schweines beschrieb sie G. Rainey[144] (1858), jedoch nicht als protozoenartige Gebilde, sondern als Jugendzustände von Cysticerken. Leuckart hat dann (1863) die Unrichtigkeit dieser Auffassung dargethan, jedoch das Vorkommen des schon von Rainey gesehenen Borstenbesatzes, ebenso, dass diese Körper in den Muskelfasern liegen, bestätigt.

Es folgten dann im Laufe der nächsten Jahre zahlreiche Arbeiten, welche das Vorkommen der genannten Gebilde bei verschiedenen Säugethieren feststellten, und auf die später noch zurückgekommen werden soll. Hier möge nur erwähnt sein, dass Manz[145] (1867), welcher die Schläuche beim Reh und Kaninchen beobachtete, schon angegeben hat, dass der Inhalt der Gebilde sich aus grösseren Ballen vereinigter kugeliger Zellen zusammensetzt, die wiederum von einer zarten Membran umgeben, sich in bohnen- oder nierenförmige Körper umwandeln. Eine Eigenbewegung ist an den letzteren niemals gesehen worden, wohl aber Andeutungen einer Theilung.

Bau, Gestalt und Entwickelung der Sarkosporidien. Die Sarkosporidien treten innerhalb der Muskeln stets in Schlauchform auf, wobei sie sich der Breite und Länge der Wirthszelle anpassen, stets überwiegt der Längsdurchmesser. Die Schlauchenden sind stets etwas verschmälert und mehr oder weniger abgerundet. Bei den im Bindegewebe sitzenden Formen ist die Gestalt mehr oval, fast kuglig. Die Grösse der Schläuche schwankt zwischen 0,5–4 mm Länge und 0,4 mm Breite; bei Mäusen und Ratten können die Schläuche 5–6 cm lang werden, Balbiania gigantea im Oesophagus der Schafe kann die Grösse einer kleinen Haselnuss erreichen.

Die Sarkosporidien sind weisse oder grauweisse Gebilde und geben, wenn sie in grösserer Anzahl vorhanden sind, auch den betroffenen Muskelfasern ein eigenthümliches Aussehen. Während man an den jüngsten Sarkosporidien eine zarte dünne Hülle nachweisen kann, zeigt sich bei den älteren Formen, eine dickere, derbere Membran, welche zwei Schichten, eine äussere dickere und eine innere dünnere erkennen lässt. An der äusseren ist eine radiäre Streifung erkennbar, welche von Rainey als die Fortbewegung verursachende Borsten gedeutet, von Rivolta[146] für Cilien gehalten, von Virchow für Reste von Muskelfasern, von Leuckart[147] für eine Andeutung von Porenkanälchen gehalten wurde. Innerhalb der Muskelfasern ist dieser Wimperbesatz schwer erkennbar, dagegen wieder nach Behandlung des Präparates mit verdünnter Essigsäure und Alkalien auch innerhalb des Sarkolemms sichtbar. Die innere, dünnere, homogene oder feinfaserige Schicht sendet in das Innere der Cyste Fortsätze, welche hier die Wandungen eines Kammersystems bilden helfen, wie dies bei Sarkocystis Miescheri (Schwein), bei den Sarkosporidien des Schafes (Bertram[148]) und auch beim Rinde und Pferde (eigene Beobachtung) zu erkennen ist. Die Kammern selbst sind, wie man bei starker Vergrösserung besonders an Präparaten von Balbiana gigantea erkennen kann, von den Keimstäbchen (Sporozoïten) oder von Entwickelungsstadien derselben erfüllt. Ueber die Entwickelung der Sarkosporidien sagt Bertram, dass in grossen an den Enden und an den Seiten der Schläuche in grösserer Anzahl vorhandenen Sporoblastenmutterzellen Kerntheilungsphasen zu beobachten sind, der dann Theilung des Zellleibes und Entstehung der Sporoblasten folgt. Um diese Sporoblasten, sagt Bertram, scheidet sich die Gerüstsubstanz aus und die von ihnen später gebildeten Zellen, aus welchen die sichelförmigen Körperchen hervorgehen, bleiben zu Ballen zusammengelagert. An den Schlauchenden findet, wie dies schon Rainey vermuthete, besonders bei mittelgrossen Sarkocysten fortwährend Zelltheilung, Ballenbildung und Wachsthum des Schlauches in der Längsrichtung der Muskelfasern, d. h. in der Richtung des geringsten Widerstandes statt. Diese Angaben von Bertram kann ich im Wesentlichen bestätigen. Zuweilen sah ich in der Umgebung der Schlauchenden zahlreiche grosse, stark granulirte Zellen angehäuft, welche den noch innerhalb des Schlauches sitzenden vollkommen ähnlich waren. Da ich dieses Vorkommniss trotz der oft massenhaft vorhandenen Sarkocysten nur selten feststellen konnte, möchte ich annehmen, dass es sich um Kunstprodukte handelt, welche bei der Präparation entstanden sind. Bemerkenswerth ist auch, dass die Muskelfasern trotz der Anwesenheit von Sarkosporidienschläuchen in der Regel weder vergrössert erschienen noch ihre Querstreifung in der unmittelbaren Nähe der Schläuche verloren hatten. Einen Zerfall der Muskelfasern sah ich meist bei Anwesenheit sehr zahlreicher, vollständig entwickelter, zum Theil im Verkalkungszustande befindlicher Sarkosporidienschläuche.

Hinsichtlich der Entwickelung der Keime der Sarkosporidien (Sporozoïten) ist vollständige Klarheit noch nicht erzielt worden. Bei starker Vergrösserung sieht man besonders in Sarkosporidien aus dem Oesophagus und Herzen des Schafes kleine halbmondförmige, schifffförmige oder mehr spindelförmige Körperchen in den kleinen Kammern liegen, welche wohl als Keime anzusehen sind und sich in dem Augenblick weiter entwickeln werden, wo sie den Schlauch verlassen haben. Ich sah dieselben, besonders in den Purkinje'schen Fasern des Schafherzen nicht nur, wie Bertram angiebt, an den peripheren Theilen der Sarkocyste, sondern gleichmässig über den ganzen Schlauch vertheilt. An Zupfpräparaten fand ich zuweilen auch Keime mit fadenförmigem Anhang, wie dies schon Ecke, Dammann, Pagenstecher beobachteten. In den Sarkosporidienschläuchen der Schweinemuskeln habe ich jedoch solche Keime ebenso wie Bertram nicht gefunden. Vielleicht ist die Ursache, dass diese Thiere meistens schon zu einer Zeit (6–9 Monaten) geschlachtet werden, wo jener Entwickelungszustand in Sarkosporidien noch nicht erreicht ist.

Auf welchem Wege und in welcher Form die Parasiten in die Wirthsthiere dringen, ist bisher noch unbekannt. Man nimmt an, ohne dass bisher ein sicherer Beweis erbracht ist, dass die Infektion vom Magendarmkanal ausgeht. Kasparek glaubt, wie L. Pfeiffer, dass die Schmarotzer durch einen Zwischenwirth übertragen werden. Er fand 4 Stunden nach der subkutanen Verimpfung des Schlauchinhaltes Sichelkeime im Blut und bestätigt auch die von L. Pfeiffer geschilderte starke Toxinwirkung der Sarkosporidien. Nach meinen Studien bin ich zu der Ansicht gekommen, dass die Keime mit dem Futter oder Trinkwasser in den Magen junger Thiere gelangen und von hier, mittelst der Blutbahn nach den verschiedenen Organen verschleppt werden. Da nach Pfeiffer und Bertram die sichelförmigen Keime durch den Magensaft zerstört werden, so müssen sie, wie andere Parasiten in einem encystirten Stadium in den Magen gelangen, wodurch sie vor der zerstörenden Wirkung des Magensaftes geschützt sind. In den Muskeln der Schweine konnte ich nachweisen, dass in unmittelbarer Umgebung der Gefässe die Ansiedlung von Sarkocysten am grössten war. Ebenso sah ich oft in der nächsten Umgebung grosser länglich geformter Sarkosporidienschläuche, kleinere und mehr rundliche. Ob es sich dabei um eine durch Platzen der grösseren Schläuche bewirkte Autoinfektion innerhalb der Muskeln oder nur um verschiedene Entwickelungsstadien zu verschiedenen Zeiten von aussen aufgenommener Keime handelt, lasse ich unentschieden. Doch scheint mir die auch von L. Pfeiffer vertretene Anschauung von der Selbstinfektion nicht ohne jede Stütze zu sein.

Im Uebrigen scheint das Schicksal der Schläuche in der Regel bei den meisten das gleiche zu sein. Bei erheblicheren Allgemeinkrankheiten, wobei die Widerstandsfähigkeit der Muskelfasern herabgesetzt wird oder diese selbst erkranken, werden auch die Sarkosporidienschläuche in Mitleidenschaft gezogen, es treten Leukocyten in dieselben ein und rufen eine Entzündung der Schläuche und deren nächster Umgebung hervor. Später tritt dann eine Verödung und Verkalkung ein. Mir scheint nach Besichtigung einer sehr grossen Zahl von Präparaten die Allgemeinkrankheit der Thiere (z. B. Rothlaufseuche, Schweineseuche oder schwere Darmkatarrhe) die vorwiegende Bedingung zu sein für obige Veränderung der Schläuche. Ich habe fast regelmässig bei ausgedehnten Verkalkungen an den Sarkosporidienschläuchen der Schweine auch eine ausgedehnte Erkrankung der Muskelfasern gefunden. Andererseits sah ich in vielen Fällen eine massenhafte Anwesenheit von Sarkosporidienschläuchen, ohne dass eine abnorme Veränderung an den Muskelfasern zu erkennen war.

L. Pfeiffer hat auch Uebertragungsversuche in kleinem Umfange ausgeführt, ohne zu einem bestimmten Ergebnisse gekommen zu sein. Mit Recht weist er darauf hin, dass enzootische Erkrankungen bei Hausthieren beobachtet werden. Mit vielen Cysten besetzte Oesophagi des Schafes findet man bei Schlachtthieren aus der gleichen Heerde; Jahreszeit und Lebensalter haben gleichfalls einen Einfluss. Bei jungen Schafen und Schweinen finden sich ebenfalls Schläuche; nicht aber bei saugenden Lämmern und Schweinen. Nach Beale sind 6 Monate alte Kälber zuweilen schon total mit Sarkosporidienschläuchen besetzt gewesen.

Fütterungsversuche sind bisher stets resultatlos gewesen.

Bertram fand in den Monaten Mai bis Dezember von 185 untersuchten Schafen 182 mit Sarkosporidien behaftet. Mit Ausnahme eines Falles, in welchem bei einem älteren Schafe neben grösseren Schläuchen nur zwei sehr kleine, ohne sichelförmige Körperchen vorhanden waren, beobachtete Bertram die übrigen jugendlichen Schläuche, in welchen eine Ausbildung sichelförmiger Körperchen noch nicht stattgefunden hatte, in grösserer Menge bei einem acht Monate alten Lamm. Dieses und noch andere Lämmer aus derselben Heerde waren mit kleinen, sichelförmige Körperchen enthaltenden Schläuchen infizirt. Grosse Sarkosporidien waren bei diesen Thieren nicht vorhanden. Die Infektion ist daher wahrscheinlich, meint Bertram, nur bei jüngeren Thieren möglich, da sich bei diesen die Jugendstadien des Parasiten finden, während bei älteren Thieren in der Regel nur ausgebildete Formen beobachtet werden. Die fraglichen Lämmer wurden im März auf der Weide geboren und sind von der Geburt an bis zur Untersuchung auf der Weide geblieben. Da Stallfütterung ausgeschlossen ist, so muss die Infektion beim Weidegange stattgefunden haben. Die behüteten

Wiesen sind trocken, mit Klee und Süssgräsern bestanden. Die Wasserlöcher, welche zum Tränken benutzt wurden, hatten morastigen Grund.

In Embryonen vom Schaf, Schwein und Rind fanden sich keine Sarkosporidien, ebenso lieferten Blutuntersuchungen negative Resultate.

Auch Bertram glaubt, dass die Infektion auf der Weide bezw. bei Grünfütterung stattfindet. Ob ein Zwischenwirth vorhanden ist oder ob die Infektion direkt stattfindet, muss noch dahingestellt bleiben. Erst wenn es nicht gelingen sollte, sehr junge Individuen zu infiziren, dürfte die direkte Uebertragung ausgeschlossen sein.

Neuerdings hat auch Lindner[149] einige Angaben über die Biologie der Sarkosporidien des Schweines gemacht, welche hier erwähnt sein mögen, soweit sie besonderes Interesse beanspruchen. Zweifellos sind aber Lindner bei seinen Untersuchungen manche Irrthümer passirt. Gelegentlich einer in Kassel im Sommer 1884 herrschenden Typhus-Epidemie fand Lindner bei seinen in verschiedener Richtung ausgeführten Versuchen u. A. auch, dass die in einem verunreinigten Brunnenwasser gefundenen stiellosen Vorticellen sehr gut in thierisches Eiweiss enthaltenden Nährflüssigkeiten, in Fleischbrühe, Milch, Blutserum, Schleimhautsekreten u. s. w. gediehen. In der freien Natur fanden sich die entwickelten Vorticellen häufig in anderen Schmutzwässern, die mit organischen Zersetzungsstoffen gesättigt waren, in Abfallwässern von Schlachthäusern, Exkremente führenden Sielen u. s. w. Die Vorticellen besassen in ausgedehntem Masse die Fähigkeit, bei irgend welchen ihre Existenz bedrohenden Einflüssen Dauercysten zu bilden, und wurden in dieser encystirten Form im Freien nicht nur auf den verschiedensten Pflanzen und in den verschiedensten Wässern, sondern auch auf und in dem Körper verschiedener Thiere und Menschen angetroffen. So wurden sie von Lindner bei Nasen- und Luftröhren-Katarrhen, in Schleimhautsekreten, in den Dejektionen von Typhuskranken, in den Schorfen von Kopfhautekzemen, in dem Fäkalinhalt von Schwänen u. s. w. gefunden.

Es ergaben dann weitere Kulturen mit dem Venenblute verschiedener Hausthiere, u. A. von einem frisch geschlachteten Schweine und einem an schwerer Unterleibsentzündung erkrankten Hunde nach 3–6 Tagen das Vorhandensein zahlreicher lebender Vorticellen. Im weiteren Verlaufe dieser Versuche wurde in einen am Kopf eines Muskels von einem frisch geschlachteten Schweine gemachten tiefen Einschnitt ein Tropfen vorticellenhaltigen Wassers eingeträufelt und die Wundränder verklebt. Nach einigen Tagen zeigte sich, dass die Vorticellen nicht mehr an der Stelle der Incision, sondern in geringerer oder grösserer Entfernung davon theils vereinzelt, theils gruppenweise in und zwischen den Muskelfasern anzutreffen waren. Die Vorticellen waren dicht aneinandergelagert oder zwischen einander geschoben, sodass sie grosse Aehnlichkeit mit Schläuchen hatten. Hiedurch wurde nun Lindner veranlasst den besonders im Muskelfleische der Schweine häufig vorkommenden Miescher'schen Schläuchen seine besondere Aufmerksamkeit zuzuwenden.

Lindner übertrug hierauf die die Schläuche enthaltenden Fleischpartikel in mit verdünnter Fleischbrühe gefüllte reine Gläser und sah nach 30–48 Stunden auf der Oberfläche der Gläser eine Rahmhaut sich bilden, in welcher zwischen lebhaft sich bewegenden Bacillen Myriaden kleiner, runder, hellglänzender, ruhender Körperchen nachzuweisen waren, welche die ersten Entwickelungsstufen der stiellosen Vorticellen darstellen. 3–4 Tage später wurden mit zwei Geisseln versehene Cercomonaden theils vereinzelt, theils zu 4–8 oder mehr Gliedern vereinigt beobachtet. Nach 6 Tagen zeigten sich einzelne grosse ruhende Vorticellen in Cystenform ohne deutlichen körnigen Inhalt, und nach 8–9 Tagen kräftig entwickelte, lebende Vorticellen, welche sich alsbald massenhaft durch Kopulation und Theilung vermehrten.

Die mit normalem Schweinefleisch in frischem sowohl wie in faulendem Zustande vorgenommenen Kontrollversuche ergaben bezüglich des Gehaltes an Protozoen ein durchaus negatives Resultat. Lindner scheint es nach den mehrfach vorgenommenen Versuchen mit dem von Miescher'schen Schläuchen durchsetzten Schweinefleisch zweifellos zu sein, dass der Inhalt dieser räthselhaften Mikroorganismen aus in und zwischen den Muskelfasern eingewanderten stiellosen Vorticellen in verschiedenen Entwickelungsstadien besteht. Dieser Annahme wird man jedoch einstweilen starke Zweifel entgegensetzen müssen. Jedenfalls würden weitere Züchtungsversuche in der genannten Richtung ganz zweckmässig sein.

Nicht weniger Zweifel wird man der Ansicht von Behla[150] entgegenbringen, welcher die Sarkosporidien den Blastomyceten anreiht, weil es ihm angeblich gelang, zerzupfte Schläuche auf neutraler Bouillongelatine, Malzextraktgelatine zum Wachsthum zu bringen und dabei Kulturen von weisser Hefe sich bilden sah. Die Möglichkeit ist doch nicht ausgeschlossen, dass bei Lindner und Behla zufällige Verunreinigungen mit anderen thierischen oder pflanzlichen Parasiten die Resultate der Versuche bewirkt haben.

An dieser Stelle mögen auch noch einige Angaben über die **toxische Wirkung der Sarkosporidienschläuche** gemacht werden.

L. Pfeiffer[151] hatte Impfversuche mit dem Inhalte der Sarkosporidienschläuche vom Oesophagus des Schafes gemacht, wobei er ein wässeriges und ein Glycerinextrakt Kaninchen injizirte und nach kleinen Dosen nur Fieber, nach grösseren Gaben auch Collapserscheinungen eintreten sah. Für die nur mit Kaninchen und einigen Mäusen angestellten Versuche wurden bei einer Versuchsreihe der Inhalt der aseptisch gemachten Cysten des Oesophagus des Schafes mit Humor aqueus des Schafauges zu einer Emulsion verrieben und eingespritzt. Alle Thiere bekamen Diarrhöe, Schnupfen und Fieber und starben innerhalb 4–6 Stunden. In einer zweiten kleineren Versuchsreihe wurde das Glycerinextrakt der Sarkosporidienkeime (ebenfalls von der Speiseröhre des Schafes) benutzt. Es wurde der Inhalt von 36 Cysten mit Glycerin 48 Stunden in dem Brutschrank bei 38° eingestellt, mehrmals in dieser Zeit gründlich umgeschüttelt und schliesslich der klare Inhalt von den zu Boden gesunkenen Sarkosporidiencysten abgesogen. Die zur Herstellung der Extrakte verwendeten Cysten waren nahezu gleich gross und hatten auch den gleichen Inhalt; ältere und verkalkte Cysten wurden nicht verwendet. Bei den Versuchsthieren trat in allen Fällen Fieber ein, ausserdem Diarrhöe, Speichelfluss, Krämpfe und Kollapserscheinungen. Nach 5 Tagen waren die Kaninchen wieder wohl.

L. Pfeiffer hat im Herbst 1889 eine ähnliche akut tödtliche Einwirkung nach einer Einspritzung der möglichst aseptisch hergestellten Emulsion von Kochsalzwasser (0,6%) mit dem Innern eines melanotischen Karcinoms beobachtet.

Weitere Versuche dieser Art hat dann Kasparek[152] im bakteriologischen Laboratorium des Prof. E. Nocard in Alfort-Paris angestellt. Die Versuche von L. Pfeiffer, Bertram, Manz und Siedamgrotzky bei verschiedenen Thieren hatten zunächst gelehrt, dass durch Verfütterung von Sarkosporidien an Ratten, Meerschweinchen und weisse Mäuse eine Infektion oder irgend eine Ansiedlung von Keimen nicht herbeigeführt wird. Es stehen diese Versuchsergebnisse auch im Einklange mit der bisherigen Erfahrung, dass der Genuss des sarkosporidienhaltigen Fleisches beim Menschen bisher ohne jeden Nachtheil gewesen ist. Ueberdies ist auch durch einen Versuch, welchen L. Moulé und Canal anstellten, indem sie rohes mit Sarkosporidien stark durchsetztes Fleisch ohne jeden Nachtheil verzehrten, ein direkter Beweis für die Unschädlichkeit des fraglichen Fleisches erbracht worden. Pfeiffer und Bertram zeigten auch, dass die Sarkosporidien aus dem Oesophagus des Schafes durch den Magensaft zerstört werden.

Kasparek untersuchte nun die Wirkung der Infektion, wenn die Sarkosporidien nicht verfüttert, sondern subkutan einverleibt wurden. Zu diesem Zwecke wurden Miescher'sche Schläuche zuerst mit Sublimat, Alkohol und Aether gereinigt, darauf mit einer sterilisirten Schere durchschnitten und ihr Inhalt (ungefähr ½ ccm) dem Versuchsthiere am Rücken subkutan eingeimpft. Hiebei konnten in dem 4 Stunden nach der Impfung aus der Ohrvene entnommenen Blute zwischen den Blutkörperchen frei liegende den Sarkosporidiensicheln sehr ähnliche Körper nachgewiesen werden. Zur Färbung wurde eine Mischung von gleichen Theilen der Loeffler'schen alkoholischen Methylenblaulösung und des Blutserums mit einem Zusatze von geringer Menge von Thymol benutzt. Bei der Sektion wurden jedoch Sarkosporidien weder in den Muskeln noch in der Milz gefunden. „Wenn auch diese Versuche, sagt Kasparek, keinen Aufschluss über die Infektion mit Sarkosporidien liefern können, so führen sie doch zu der interessanten Beobachtung, dass die Sporozoiten von der Impfstelle aus gleich anderen thierischen Parasiten in die Blutbahn gelangen können, in derselben jedoch in sehr kurzer Zeit ihre Form verändern." Diese zu weiteren Schlüssen über die Biologie der Sarkosporidien führende Beobachtung stimmt auch mit den Angaben von L. Pfeiffer überein. Nach Pfeiffer „werden ebenfalls die Sicheln sofort zu Zellen, die den Leukocyten zum Verwechseln ähnlich sind, wenn ein geschlossener Miescher'scher Schlauch (ein „Dauerschlauch") im Wirthsthier selbst platzt". Ob diese Formveränderungen der im Blute gefundenen Sichelkeime normale oder die Einleitung zum Absterben sind, muss dahingestellt werden; wäre das letztere der Fall, so müsste man mit Pfeiffer annehmen, dass die Infektion durch einen Zwischenträger zu Stande kommt.

Hinsichtlich des **Sitzes der Sarkosporidien** möge noch folgendes erwähnt sein.

Die Parasiten scheinen mit Vorliebe oder sogar ausschliesslich im Muskelgewebe ihrer Wirthsthiere zu leben und sind im Beginne der Infektion stets Zellschmarotzer d. h. sie liegen als längliche Schläuche in den Muskelzellen selbst.

Wenn im weiteren Verlaufe einer Sarkosporidieninvasion die Infektion fortschreitet, so können die Parasiten als Gewebsschmarotzer wie die Myxosporidien in zwei Formen auftreten, nämlich:

1. als Cysten

2. als diffuse Infiltration, welche zur Geschwulstbildung führen kann.

Die Cysten werden, wie noch erörtert werden soll, besonders häufig im Oesophagus, gelegentlich im Darm, auf der Pleura und dem Peritoneum beobachtet und entstehen dadurch, dass die Wand des Sarkosporidienschlauches erhalten bleibt und in demselben Maasse wächst, als der Inhalt zunimmt.

Die diffuse Infiltration kommt zu Stande, wenn die Hülle des Sarkosporidienschlauches platzt und der entwickelungsfähige Inhalt das Nachbargewebe überschwemmt.

Wie schon bemerkt wird durch die Anwesenheit der Sarkosporidien zunächst die normale Beschaffenheit der Muskelfasern nicht verändert. Es scheint vielmehr eine Erkrankung der Muskelfasern nur unter ganz bestimmten Voraussetzungen (massenhafte Anwesenheit der Parasiten, Erkrankung des Wirthsthieres) zu erfolgen.

Nach dem Vorgange von R. Blanchard[153] wird je nach dem Sitze der erwachsenen Sarkosporidien folgende **Eintheilung der Sarkosporidien** vorgenommen:

1. Familie Miescheridae, in den quergestreiften Muskelfasern.
    1. Gattung Miescheria, Hüllmembran dünn und strukturlos.
    2. Gattung Sarkocystis. Hüllmembran dick und mit Querstreifen, bezw. mit Borsten.
2. Familie Balbianidae, im Bindegewebe lebend, vielleicht in der Jugend in Muskeln.
    1. 3. Gattung Balbiania.
3. Als bisher benannte Arten der Säugethiere sind zu erwähnen:
    1. Sarkocystis miescheriana (Kühn) = Sarkoc. Miescheri R. Lantz, in den Muskeln der Hausschweine.
    2. Miescheria muris in den Muskeln der Mäuse und Ratten.
    3. Miescheria Hueti in den Muskeln von Otaria kalifornika.
    4. Balbiania mukosa in der Submukosa des Darmes bei Makropus penicillatus (Känguruh).
    5. Balbiania gigantea, im Bindegewebe des Oesophagus beim Schaf und bei der Ziege.

a) Sarkosporidien beim Menschen.

Ueber das Vorkommen von Sarkosporidien beim Menschen finden sich zwar Angaben in der Litteratur[154], aber, wie Braun mit Recht am Schlusse des kurzen Berichts über dieselben hervorhebt, können fast alle keinem einigermassen mit den Sarkosporidien Vertrauten genügen, um die Existenz solcher beim Menschen annehmen zu können. Nur ein von Baraban und Saint Remy[155] mitgetheilter Fall, wo die Sarkosporidien in einer Länge von 0,150 bis 1,6 mm in den Kehlkopfmuskeln eines Menschen nachgewiesen wurden, kann für das Vorkommen der Gebilde beim Menschen verwerthet werden. Weniger sicher für diese Annahme ist ein von Kartulis[156] veröffentlichter Fall zu verwerthen. Ein 36jähriger Sudanese war an multiplem Leber- und Bauchmuskelabscess gestorben. In der Leber fanden sich Gebilde, welche an Grösse und Gestalt den Koccidien der Kaninchen ähnlich waren und in den Abscesswandungen der Bauchmuskeln „ganz junge langgestreckte, runde oder ovale Psorospermien". Grosse Cysten von Miescher'schen Schläuchen sollen auch in der Muskularis des Darmes vorhanden gewesen sein, während man bisher diese Parasiten nur in der quergestreiften Muskulatur gesehen hat.

Jedenfalls kann auch jetzt noch die Behauptung aufrecht erhalten werden, dass die **Sarkosporidien beim Menschen ganz ausserordentlich selten** vorkommen.

b) Sarkosporidien bei Thieren.

Sarkosporidien beim Schwein.

Wie ganz besonders durch die Untersuchungen des Schweinefleisches auf Trichinen bis in die neueste Zeit hinein bestätigt wurde, kommen die sog. Miescher'schen Schläuche am häufigsten beim Schwein vor. Ripping[157] giebt an, dass er sie bei jedem untersuchten Schwein gefunden habe, Kühn[158] sah die Parasiten bei 98,5 Proz. der untersuchten Thiere. Herbst[159] konnte sie bei 50 Proz. der Schweine nachweisen.

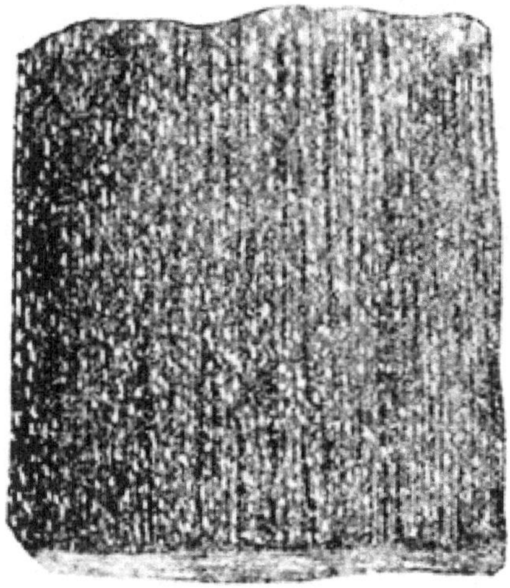

Figur 13.

Mit verkalkten Sarkosporidien (Miescher'schen Schläuchen) durchsetzte Muskulatur des Schweins. (Natürliche Grösse.)

Hinsichtlich des Vorkommens der Sarkosporidien in den verschiedenen Muskelgruppen ist zu bemerken, dass nach den bisherigen Beobachtungen, welche ich bestätigen kann, die Kehlkopfs-, Zwerchfells- und Zwischenrippenmuskeln am häufigsten und ausgiebigsten befallen erscheinen. Daneben sind auch die Lendenmuskeln, sowie die Muskeln des Auges, das Herzfleisch, die Rumpfmuskulatur recht oft infizirt. Ich habe in allen von mir untersuchten Fällen von Trichinose des Schweines — etwa 70 — die betreffenden Muskelabschnitte ganz hochgradig mit Sarkosporidien infizirt gefunden. Allerdings habe ich auch recht oft hochgradige Fälle von Sarkosporidieninfektion in den Muskeln des Schweines gefunden, ohne jegliche Trichinenerkrankung der betreffenden Thiere.

Es ist ja auffällig, dass vorwiegend dieselben Stellen Prädilektionssitze der Sarkosporidien bei Schweinen (Kehlkopf, Zwerchfell, Zwischenrippenmuskeln) sind, welche auch für die Trichinen beobachtet werden und die Annahme, dass gleiche Verbreitungswege bei beiden Parasiten vorliegen könnten, nicht unberechtigt. Allein es ist zu berücksichtigen, dass es an ausgedehnten methodischen Untersuchungen über die Verbreitung der Sarkosporidien in der Muskulatur der Schweine, welche in Schlachthäusern leicht ausgeführt werden können, bisher fehlt und die bisherigen Wahrnehmungen sich vorwiegend auf die bei der Untersuchung des Schweinefleisches auf Trichinen gemachten Beobachtungen beziehen. Auch muss darauf hingewiesen werden, dass Trichinen im Herzfleisch bisher nicht festgestellt worden sind.

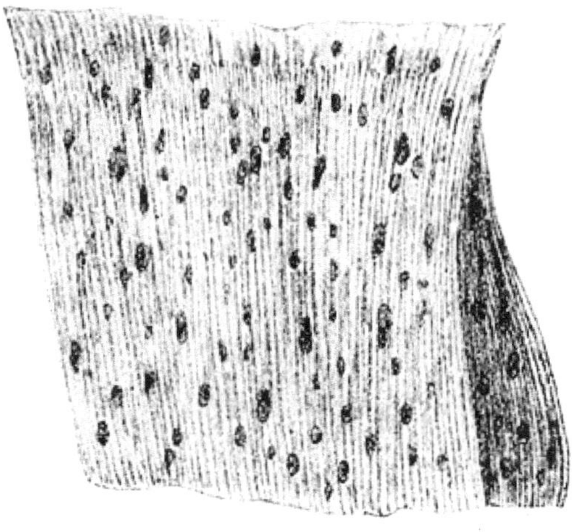

Figur 14.

Sarkosporidien in der Muskulatur des Schweins.
(Natürliche Grösse.)

Ebenso fehlt es auch noch an sicheren Angaben über den Wechsel in der Häufigkeit und in der Grösse der Schläuche, je nach der Jahreszeit, dem Alter und der Rasse der Thiere. L. Pfeiffer giebt an, dass im August und im September die kleinsten Schläuche vorkommen. Ich selbst beobachtete, dass die sog. Treiberschweine, die gewöhnliche Landrasse, viel häufiger und ausgedehnter infizirt sind, als die in guten Stallungen gehaltenen und der englischen Rasse angehörigen Thiere. Zuweilen kann ein vollständig enzootisches Auftreten in einzelnen Stallungen beobachtet werden, insofern als ziemlich alle Thiere eines Stalles besonders stark mit Sarkosporidien behaftet sind. Wenn auch sicher ist, dass in der grossen Mehrzahl der Fälle selbst eine reichliche Anwesenheit von Sarkosporidien ohne krankmachenden Einfluss auf die Schweine ist, so kann nach mehrfachen Beobachtungen jedoch nicht in Abrede gestellt werden, dass eine Erkrankung der Schweine unter gewissen Voraussetzungen eintreten kann. L. Pfeiffer glaubt, dass die Schweine in einem frühen Stadium der Entwickelung der Sarkosporidien, d. h. zu der Zeit, wo die Infektionskeime in die Muskelzellen einwandern, erkranken. Siedamgrotzky[160], Laulanié[161] und Brouwier[162] glauben, dass, wie die bei Pferden und Rindern, so auch die bei Schweinen gelegentlich auftretenden chronischen, interstitiellen Muskelentzündungen durch die in solchen Fällen in besonders grosser Anzahl vorhandenen Sarkosporidien verursacht werden. Virchow[163] sah bei solchen Schweinen eine Paralyse der hinteren Extremitäten eintreten, Brschosnionski[164] beobachtete bei zwei Schweinen Appetitlosigkeit, beständiges Liegen, gekrümmten Rücken, ungeordnete Bewegung mit dem Hintertheil, Schmerzhaftigkeit der Muskeln bei Druck, heisere Stimme und Fieber. Nach der Schlachtung zeigte sich die Muskulatur wässerig, mürbe und von zahlreichen Sarkosporidien durchsetzt. Roell[165] sagt, dass die Gegenwart der Miescher'schen Schläuche in den meisten Fällen die Gesundheit der Schweine nicht zu beeinträchtigen scheint; es sind jedoch Fälle bekannt, wo sie in enormer Menge vorhanden, die willkürlichen Bewegungen gehemmt und zur Paralyse der hinteren Extremitäten Anlass gegeben haben. Pütz[166] glaubt jedoch, dass es sich hier nur um ein mehr zufälliges Zusammentreffen der Anwesenheit der Sarkosporidien und der aus anderen Gründen entstandenen Muskelerkrankung handele.

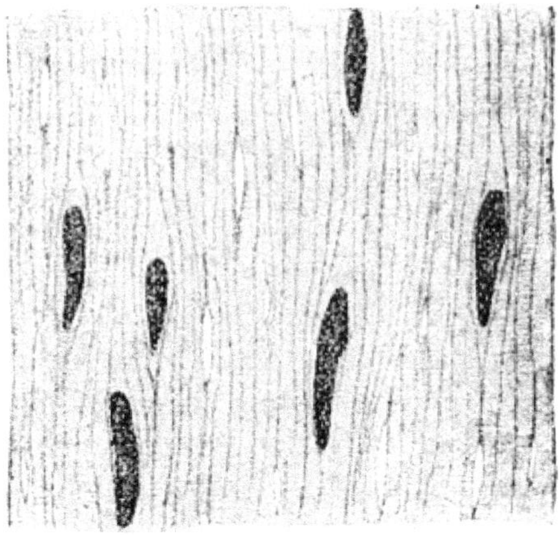

Figur 15.

Sarkosporidien in der Muskulatur des Schweins. (Schwache Vergrösserung 30/1.)

Nach meinen, schon oben erwähnten jahrelangen Beobachtungen in Gegenden, wo sehr viele Schweine mit massenhafter Invasion von Sarkosporidien und mit Lähmungen der hinteren Gliedmassen, allgemeiner Muskelschwäche u. dgl. vorkamen, bin ich zu der Auffassung gekommen, dass die Sarkosporidien einmal nachtheilig werden können, wenn sie in kleinen Muskelgruppen mit grosser Massenhaftigkeit auftreten und ferner wenn Allgemeinerkrankungen (schwere fieberhafte Magen-, Darmkrankheiten, Rothlauf) vorangegangen sind. Vielleicht wird durch die Allgemeinkrankheit die normale Widerstandsfähigkeit der Muskelzellen in einzelnen Muskelgruppen so stark beeinträchtigt, dass nach L. Pfeiffer's Ansicht dann die Schläuche platzen und eine erhebliche Infektion der Nachbarschaft mit obigen klinischen Erscheinungen bewirken können. Starke Fettumwandlung der Muskelfasern scheint in gleicher Weise zu wirken, so dass dann aus Fettfüllung später scholliger Zerfall der Muskelfasern sich entwickelt.

Anatomisch ist an dem mit Sarkosporidien durchsetztem Fleische der Schweine makroskopisch in den allermeisten Fällen nichts Abnormes nachzuweisen. Nur bei sehr starker Durchsetzung erscheint das Fleisch missfarbig, gelbröthlich oder grauröthlich, mit zahlreichen grauweissen Strichen durchsetzt (von Verkalkungen der Schläuche herrührend). Vielfach ist das Fleisch in solchen Fällen auch stärker durchfeuchtet und wird wegen dieser Beschaffenheit als verdorben (und ekelerregend) — jedoch nicht als schädliches Nahrungsmittel, vom Konsum ausgeschlossen.

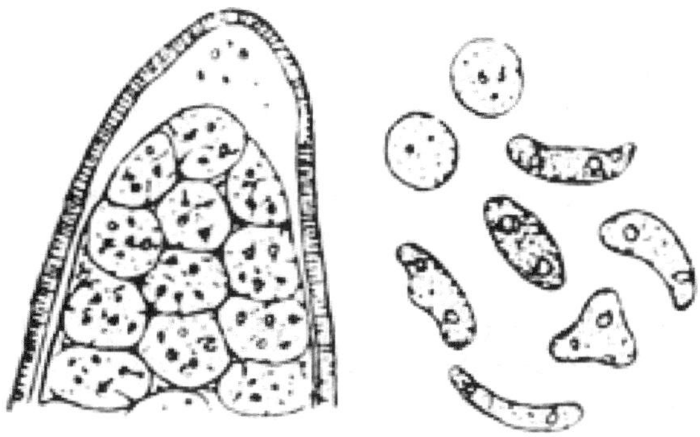

Figur 16.

Ende eines Sarkosporidienschlauches; daneben Sporozoiten nach Leuckart (stark vergrössert).

Bei mikroskopischer Besichtigung sieht man die Schläuche in der Länge der befallenen häufig etwas vergrösserten Muskelzellen. An der inneren Hülle der Wandung ist eine radiäre Streifung, besonders an den Enden der Cyste, erkennbar. In dem Inhalte der jungen Cysten sind, wie L. Pfeiffer angiebt, Rundzellen vorhanden, aus welchen sich später Sichelkeime entwickeln. „Die Sichelkeime können einfache sein oder solche mit differenzirtem Inhalt. Die einfachen führen Bewegungen aus, dehnen sich, biegen die Spitzen einander zu, strecken sich schnellend wieder aus oder drehen sich auch in einem Kreis mit kurzem Radius herum. Bei Wasserzusatz fällt der Kern leicht aus und bildet eine hernienartige Vorwölbung; die Sichel hat also eine eigene Membran. Mit filtrirtem menschlichen Speichel erwärmt, zerfliesst die Sichel zu amöboiden Formen, die langsame Konturverschiebungen zeigen." „Die Sichelkeime mit differenzirtem Inhalt werden in kleinsten und in grossen Schläuchen gefunden; sie sind bewegungslos. Ausser den Sichelkeimen und den diese Sichelkeime beherbergenden Rundzellen kommen am Rande der Schläuche noch grössere Gebilde vor, mit einem Inhalt von 2, 4, 6 und mehr färbbaren Kernen." Wenn man auch in den verschieden grossen Schläuchen Rundzellen und Sichelkeime nachweisen kann, so ist es mir jedoch nicht gelungen eine Bewegung an den letzteren erkennen zu können. L. Pfeiffer ist nun der Ansicht, dass die Hülle der Muskelschläuche bei einer gewissen Grösse platzen und dann ein Erguss von Sichelkeimen in die Umgebung mit nachfolgender weiterer Zerstörung neuer Muskelzellen stattfinden kann. Ich kann nur erklären, dass ich öfters in der Nähe von grossen Sarkosporidienschläuchen kleinere und mehr rundliche beobachtet habe. Dabei schien die Muskelzelle selbst ganz intakt. Ob die Ansicht von L. Pfeiffer richtig ist wird erst durch methodisch ausgeführte weitere

Untersuchungen festzustellen sein. Unter welchen Umständen nach meiner Ansicht eine Autoinfektion möglich sein kann, habe ich schon oben erörtert. L. Pfeiffer[167] glaubt, dass die Autoinfektion bei ungewöhnlich starken Muskelanstrengungen durch Platzen eines oder des anderen Schlauches und Verbreitung der Keime mittelst des Kreislaufs erfolgen kann. „Die Miescher'schen Schläuche selbst sind aufzufassen als Colnobien oder Kolonien von Parasiten, mit einander verklebt und innig verschmolzen in gemeinschaftlichem Hyaloplasma[167].“ „Der Miescher'sche Schlauch kann entstehen aus einem einzigen Keim, der sich zur runden Sporocyste ausbildet und dessen Sichelkeime wiederum zu vielen Sporocysten sich umwandeln, so lange die Raumverhältnisse der Muskelzelle die Vermehrung gestatten. Ebenso können aber auch in dieselbe Muskelzelle gleichzeitig mehrere oder viele Sichelkeime an derselben Stelle einwandern (Mehrlingsinfektion des Autors), und in gleicher Weise, wie eben geschildert, aber gemeinschaftlich, an der Schlauchbildung sich betheiligen. Trifft die Einwanderung räumlich verschiedene Stellen der Muskelzelle gleichzeitig, so können selbst zwei und drei räumlich von einander getrennte Schläuche zur Entwickelung kommen.“

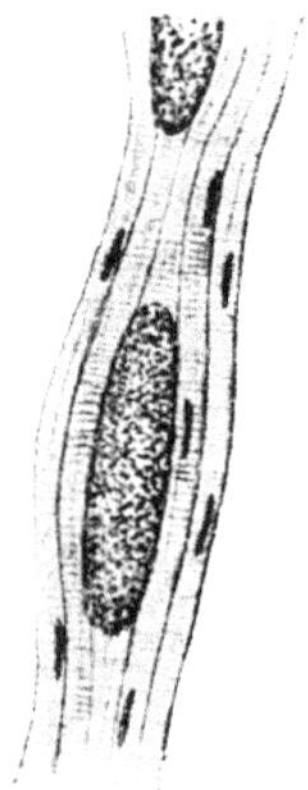

Figur 10.

Sarkosporidienschlauch in der quergestreiften Muskulatur des Schweins. (50fache Vergrösserung.)

Sicher ist nach allen Beobachtungen und Erfahrungen, dass die Lebensdauer der Parasiten eine mehrjährige sein kann.

Bertram[168] macht über das Ergebniss seiner Untersuchungen folgende Angaben, die hier theilweise wörtlich citirt werden sollen, weil das Original den Lesern nicht leicht zugänglich sein dürfte. Die Länge der vollständig entwickelten Sarkosporidien des Schweins schwankt zwischen ½ und 3 mm; die grösste von Bertram beobachtete Breite beträgt 0,4 mm. Auch an den kleinsten Schläuchen ist eine aus zwei Schichten bestehende Membran nachzuweisen, welche an den Enden des Schlauches bedeutend dicker ist als in der mittleren Region. In der Regel tritt nach Bertram ein Zerfall der äusseren Schicht in Stäbchen ein; ich habe die Stäbcheneinrichtung an der äusseren Schicht bei allen grösseren Schläuchen regelmässig gesehen.

Nach Virchow[169] sollen die sogenannten Cilien und Borsten an der Oberfläche bei einigen Schläuchen erst nach dem Zerreissen der Faser auftreten, zum Muskelprimitivbündel gehören und Querstreifen der Muskelfaser darstellen.

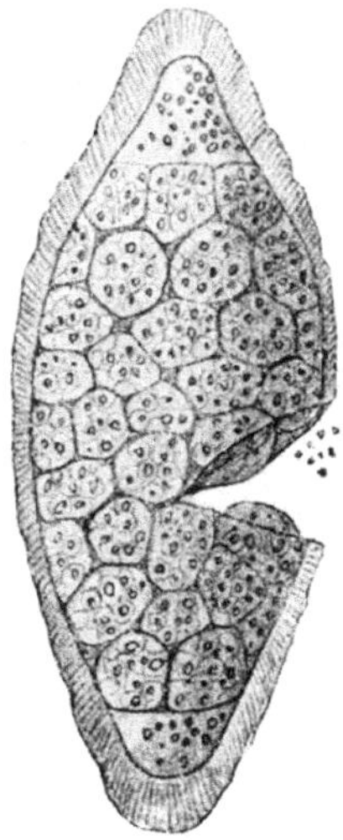

Figur 18.

Erwachsener Sarkosporidienschlauch aus den quergestreiften Muskeln des Schweins; an der rechten Seite ist die radiär gestreifte Hülle eingerissen. (Nach Manz.)

In mit Hämatoxylin gefärbten Schnitten zeigte sich nun dieser Zerfall der äusseren Schicht in Stäbchen ebenfalls deutlich. Die Stäbchen weisen dann, wie Bertram angiebt, eine dunklere Färbung als die umgebende, häufig noch sehr gut erhaltene, quergestreifte Substanz auf. Befreit man einen Schlauch aus der ihn umgebenden Muskelfaser, so bleibt der Stäbchenbesatz stets mit dem Schlauche in Verbindung. Demnach dürfte es sich nicht um ein zum Primitivbündel gehöriges Produkt handeln. Leuckart[170] erklärt die Entstehung der Stäbchenschicht dadurch, dass zwischen den benachbarten Porenkanälchen, welche die Schlauchhaut durchbohren sollen, Rissbildungen auftreten. Manz[171] und Bütschli[172] haben sich dieser Auffassung angeschlossen. Bütschli spricht noch die Vermuthung aus, dass sich unterhalb der porösen und gewöhnlich in den Borstenbesatz zerfallenden Haut noch eine kontinuirliche zusammenhängende Membran oder doch eine nicht zerfallende Hautschicht finde. Dies ist, wie schon oben erwähnt, durchaus der Fall; dagegen lassen sich, wie ich Bertram bestätigen kann, an den Stäbchen keine Strukturunterschiede nachweisen und eben desshalb glaube ich, dass sie ein Bestandtheil in der Organisation dieser äusseren Schicht darstellen.

Die innere Schicht der Membran stellt eine homogene dünne Haut dar, welche mit grosskernigen Zellen ausgekleidet ist. Von der inneren Schicht der Membran gehen Fortsätze in den Schlauch und bilden ein feines Maschenwerk, wodurch ein vollständiges Kammersystem hervorgerufen wird. An den ausgebildeten Schläuchen findet man in diesen Kammern zu Ballen zusammengelagerte sichelförmige Körperchen liegen. Neben den sichelförmigen Körperchen finden sich in den einzelnen Kammern noch stark lichtbrechende Körnchen von rundlicher Gestalt. Bei der Zerreissung eines Schlauches treten die sichelförmigen Körperchen nur aus den von dem Risse getroffenen Kammern hervor, wodurch sichergestellt ist, dass die Maschenräume abgeschlossen sind.

Hinsichtlich der Entstehung der sichelförmigen Körperchen in den Sarkosporidien des Schweines konnte Bertram Folgendes ermitteln.

In kleinen Schläuchen finden sich an den Enden rundliche grosse Zellen. Das Protoplasma derselben ist homogen, der Kern gross und unregelmässig. Zuweilen findet man die Zellen in Theilung begriffen. Jede Zelle ist von Gerüstsubstanz umgeben, deren Verbindung mit der Kutikula deutlich wahrnehmbar ist. Die Zellen liegen also in einer abgeschlossenen, von Gerüstsubstanz umgebenen Kammer, und es bleiben auch die von ihnen gebildeten Zellen in derselben. Letztere wandeln sich dann in die sichelförmigen Körperchen um. An den Sarkosporidien des Schafes sind die einzelnen Stadien des Vorganges besser zu verfolgen, als an den Gebilden des Schweines. Weder eine Theilung noch eine Bewegung der sichelförmigen Keime ist nachzuweisen.

Im weiteren Verlaufe kann nun ein Zerfall der Sarkosporidien eintreten. Denn die sichelförmigen Körperchen zerfallen dann innerhalb der Kammern in eine feinkörnige Masse, wie man dies in der Muskulatur des Schweines überaus häufig nachweisen kann. Sehr oft bleibt dann auch die Umhüllung des Schlauches nicht intakt, sie zerreisst und es dringen Leukocyten in das Innere ein. Ist erst einmal ein solcher Zerfall der Sarkosporidien eingetreten, dann findet auch sehr leicht eine Aufnahme und Ablagerung von Kalksalzen in denselben statt. Ob, wie Pfeiffer glaubt, die sichelförmigen Körperchen in das umgebende Gewebe eindringen und neue Infektionen bewirken können, wenn bei völlig gesunden Schläuchen die Umhüllung platzt, ist noch nicht genügend festgestellt. Die Möglichkeit kann jedenfalls nicht bestritten werden.

Es mag an dieser Stelle erwähnt sein, dass beim Schwein noch eine andere Muskelerkrankung vorkommt, welche grosse Aehnlichkeit mit Sarkosporidieninfektion hat. Duncker[173], welcher von einem Trichinenschauer auf eigenthümlich dunkle Muskelfasern im Schweinefleisch aufmerksam gemacht war, fand bei genauerer Untersuchung zwischen normalen Muskelfasern andere schmutzig braun gefärbte. Der Sarkolemmaschlauch enthielt in unregelmässigen Entfernungen von einander scharf umschriebene, dunkle, in der Mitte hellere Körper mit wulstigem Rande. Duncker hielt diese Gebilde irrthümlich für echte Strahlenpilze, während nähere Untersuchungen, welche bald darauf von Johne, Hertwig u. A. vorgenommen wurden, lehrten, dass dieselben mit den echten Strahlenpilzen nichts zu thun haben. Es sind, wie auch ich mich bei zahlreichen Untersuchungen überzeugen konnte scharf abgegrenzte Gebilde von rundlicher oder ovaler Gestalt, in welchen man bei stärkerer Vergrösserung eine eigenthümlich körnige Streifung erkennen kann. Ich bin zu der Ansicht gekommen, dass es sich um frühzeitig zu Grunde gegangene Sarkosporidienschläuche handelt, bei welchen eine grössere Aufnahme von Kalksalzen noch nicht stattgefunden hat. Hertwig[174], welcher für diese Gebilde die Bezeichnung „Muskelstrahlenpilze“ wünschte, macht über seinen Befund folgende Angaben:

„Bei 40–50facher Vergrösserung bemerkt man an Quetschpräparaten zwischen den normalen Muskelfasern andere, welche in ihrem Verlaufe ungleichmässig unterbrochen, mehr oder weniger dunkel, grau oder braun gefärbte Stellen enthalten, in welchen, ebenfalls in unregelmässigen Zwischenräumen dunkele, runde oder rundliche, meistentheils scharf abgegrenzte Körperchen liegen, deren Durchmesser gewöhnlich denjenigen einer Muskelfaser oder darüber besitzt.

Diese Muskelfasern haben ihre gestreckte Form verloren, sie sind zusammengezogen und haben dadurch eine unregelmässige wellige Gestalt erhalten; bisweilen sind sie in ihrem ganzen Verlaufe, bisweilen nur an einzelnen Stellen breiter als die gewöhnlichen Muskelfasern. Bei stärkerer, etwa 300facher Vergrösserung, sieht man, dass die dunkelgefärbten Stellen in den Muskelfasern aus einem stark lichtbrechenden Inhalt von feinen Fetttröpfchen zerfallener Muskelsubstanz und vorzugsweise aus kleinen mikrokokkenartigen Körperchen (Sporen?) bestehen, zwischen welchen häufig keulenförmige Pilzfäden liegen. Die Querstreifung ist gewöhnlich nur noch undeutlich zu erkennen, oft vollständig verschwunden. Die Muskelfasern enthalten häufig bis in die Mitte gehende Querrisse, auch vollständige Zerreissungen. In einem jedenfalls weiter vorgeschrittenen Stadium ist die kontraktile Substanz in unregelmässige, rundliche oder viereckige Schollen von verschiedener Grösse zerfallen. Zwischen diesen Partien liegen die vorerwähnten rundlichen, scharf abgegrenzten Körper, die Strahlenpilze.

In der Umgebung der Rasen ist das Sarkolemm verdickt und reichliche Lagerung von Granulationszellen vorhanden. An Präparaten, welche mit Cochenille gefärbt sind, hebt sich diese Umgebung etwas heller von den dunkel gefärbten Pilzen ab. Von dem Mittelpunkt des Rasens erstrecken sich nach allen Seiten gleichsam in Strahlen, neben und übereinander liegend, und sich dadurch zum Theil deckend, zarte stark lichtbrechende Keulen, welche in der Regel eine längliche, birnförmige Gestalt besitzen, doch fehlen auch solche nicht mit kolbenartigen Anschwellungen oder mit dichotomischen Theilungen an den Endpunkten. Wiederholt ist auch beobachtet worden, dass zwei Keulen aus einem Mycelfaden entstehen, und dass eine Septirung zwischen Faden und Keule besteht.

An der Basis der Keulen befindet sich das Mycelium als ein dichtes Flechtwerk von äusserst feinen Fäden, mit kleinen mikrokokkenartigen Körperchen durchsetzt. Dasselbe ist bei durchfallendem Lichte durchscheinend und hebt sich heller gegen die Umgebung ab. In dieser Weise sieht man den Rasen nur bei einer bestimmten Lage, bei einer anderen Lage sieht man die Keulen gegen sich gekehrt, wodurch ein Bild entsteht, welches Ponfick mit dem Fruchtboden gewisser Kompositen vergleicht und Plaut mit dem Anblick verglichen hat, den man erhält, wenn man viele dicht zusammengebundene Nadeln von oben betrachtet.

Pilzfäden von derselben Art, wie an den ausgebildeten Rasen, findet man vereinzelt oder in grösserer Zahl und in verschiedenen Wachsthumsstadien aus der kontraktilen Substanz und aus den zerfallenen Schollen derselben herausgewachsen, wodurch die Annahme gerechtfertigt erscheint, dass die kontraktile Substanz das materielle Substrat für die Ernährung der Pilze darstellt, und dass die Form der erwähnten Schollen auf die runde oder längliche Gestalt der Pilze von Einfluss ist. Der Verkalkungsprozess geht nicht von einer bestimmten Stelle aus, sondern beginnt bald im Mittelpunkt, bald in der Peripherie. In dem ersten Falle zeigen sich, wenn die Verkalkung schon einen grossen Umfang erreicht hat, unter dem Mikroskop besonders hübsche Bilder dadurch, dass ein grösseres völlig dunkeles Centrum an den hellen Endtheilen der Keulen von einer Strahlenfigur umgeben wird.

Aus diesem Befunde ergiebt sich, dass die Pilze eine zerstörende Einwirkung auf die Muskelfasern — und dadurch auf die Muskeln selbst — ausüben; es lässt sich füglich nicht anders denken, als dass die vorgefundenen Veränderungen eine Folge der Einwanderung der Pilzkeime und deren weiteren Entwickelung sind, weil in pilzfreien Muskeln diese Veränderungen nicht vorkommen. Die Schwellung der Muskelfasern, das Verschwinden der Querstreifung, der Zerfall der Muskelfasern, die Verdickung des Sarkolemms und die Bildung von Granulationszellen in der Umgebung der Pilzrasen, lassen dauernde formative Störungen ohne Zweifel und vorübergehende funktionelle und nutritive mit Bestimmtheit voraussetzen."

Hertwig glaubte demnach, dass die Pilze eine zerstörende Einwirkung auf die Muskelfasern ausüben und dadurch jene Veränderungen bedingt werden. Hertwig fand dieselben Gebilde später auch in dem wässerig erscheinenden Fleische von Schafen, ebenso sind sie in ähnlich verändertem Fleische von Kälbern (Falk) gefunden worden. Hat eine grössere Invasion von Parasiten stattgefunden, so erscheint das befallene Fleisch rothgelb, lehmfarbig, grauroth und mit grauweissen Strichen durchsetzt, stark durchfeuchtet und ziemlich weich. Derartiges Fleisch wird als verdorben und ekelerregend dem Konsum zu entziehen sein.

Ist die Infektion nur eine geringe, so kann man, wie beim Sarkosporidienfleisch makroskopisch keine Veränderungen nachweisen. Wie bei den Sarkosporidieninfektionen, so zeigt sich nach den Untersuchungen von Hertwig auch bei diesen Gebilden, dass sie am häufigsten und am stärksten entwickelt in den Zwerchfellpfeilern, in den Bauchmuskeln und Zwischenrippenmuskeln vorkommen.

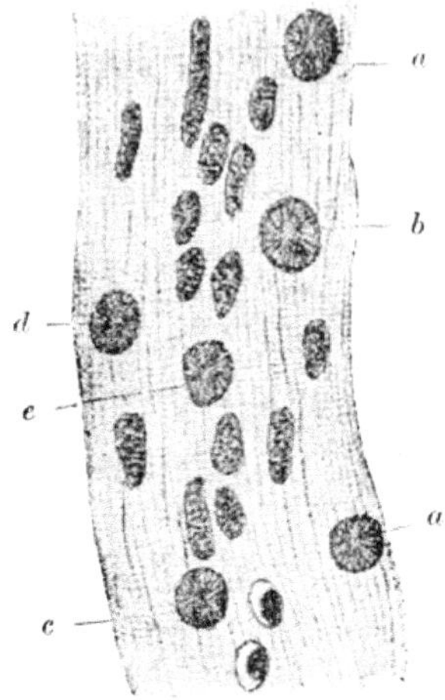

Figur 19.

Sog. Strahlenpilze aus der Muskulatur des Schweines. Charakteristisch sind die *a–e* bezeichneten Veränderungen. (50fache Vergrösserung.)

In jüngster Zeit hat Olt[175] diese sog. Muskelstrahlenpilze des Schweines einer Untersuchung unterworfen und ist dabei zu wesentlich anderen Ergebnissen gekommen, als die oben genannten Autoren.

Olt konnte zunächst nachweisen, dass die eigenthümlichen mikrokokkenartigen Körperchen sich gegen Säuren, Basen und fettlösende Mittel resistent verhalten, mithin weder aus Kalk noch aus Fett bestehen können. Ferner nehmen sie Karminfärbung, wodurch die Plasmatrümmer kräftig roth gefärbt werden, nicht an, dagegen färben sie sich mit Anilinfarben sehr intensiv und halten den Farbstoff beim Auswaschen mit Wasser, Glycerin oder Alkohol fester als die Plasmamassen. Methylgrün, Gentianaviolett und besonders Karbolfuchsin geben schöne Bilder, wenn die Schnitte in schwach alkoholischen Lösungen theilweise entfärbt und in Glycerin aufgehellt werden. Bei starken Vergrösserungen findet man, dass alle Körperchen kugelrund, scharf konturirt und fast gleich gross sind.

Mit Rücksicht auf das angegebene Verhalten zu Farbstoffen und ihre morphologischen Eigenschaften möchte Olt die Körperchen nur als Kokken deuten. In frischen Präparaten ist eine Anordnung in Kettenform ohne Weiteres zu erkennen. Die Kokken dringen mit Vorliebe quer zwischen die Muskelscheiben, bisweilen auch in der Richtung der Fibrillen ein. Mit dem fortschreitenden Zerfall der Muskelfaser wird die Anordnung der Ketten eine unregelmässige. Meist liegen mehrere Kettenreihen in Form von Bündeln nebeneinander, von denen sich schmälere Züge abzweigen. Die Bündel liegen in kleinen Abständen bald in paralleler Richtung, bald divergirend oder unregelmässig angeordnet in den Plasmamassen der kranken Muskelfasern. Bei nicht allzu starken Vergrösserungen machen sie den Eindruck, als wenn zwischen den Plasmatrümmern Mycelfäden lägen. Die Streptokokken treten vorzugsweise in der kontraktilen Substanz auf und nur in geringerer Menge werden sie in dem Zwischengewebe gefunden.

Eine Züchtung der Kokken ist bisher noch nicht ausgeführt worden. Auch scheinen es keine eiterbildenden Kokken zu sein und nach den bisherigen Beobachtungen ausschlieslich auf das Muskelgewebe beschränkt zu sein.

Eine Nachuntersuchung der Olt'schen Befunde konnte ich bisher nicht ausführen. Jedenfalls scheint die Möglichkeit gegeben, dass es sich um pflanzliche Parasiten handelt. Doch ist auch nach den Untersuchungen von Olt nicht erklärt, wesshalb die eigenthümlichen, kreisförmig gestalteten Gebilde zur Entstehung kommen, wie ich sie öfters in Präparaten gesehen habe, welche mit dem sog. Muskelstrahlenpilz der Schweine durchsetzt waren. Das Auftreten von Mischinfektionen scheint mir einstweilen noch am besten die bisherigen Beobachtungen zu erklären.

Sarkosporidien beim Pferde.

Beim Pferde kommen Sarkosporidienerkrankungen der Muskeln nicht selten zur Beobachtung, jedoch lange nicht so häufig, wie beim Schwein. Besonders häufig ist der Oesophagus, wie Siedamgrotzky[176] fand, Sitz der Erkrankung; daneben wird jedoch auch die gesammte Skeletmuskulatur betroffen. Bei massenhafter Anwesenheit der Sarkosporidien in der Skeletmuskulatur werden gewiss nicht selten auch Erkrankungen eingeleitet, obwohl in der Litteratur darüber bisher nur vereinzelte Angaben vorliegen. Siedamgrotzky beschreibt einen solchen Fall, wo bei einem zu Secirübungen verwendeten Pferde beide dicken inneren Schenkelmuskeln und beide inneren Strecker des Vorarms erkrankt waren. Die erkrankten Muskeln waren atrophisch, schlaff und von weissen Streifen durchsetzt. Die tieferen Schichten waren mehr bräunlich. Daneben fand ein ziemlich schneller Uebergang von erkrankten zu gesunden Muskelfasern statt. Mikroskopisch zeigte sich, dass nicht nur die genannten Muskeln, sondern die ganze Körpermuskulatur des betreffenden Pferdes in stärkerem oder schwächerem Grade von Miescher'schen Schläuchen durchsetzt waren. Diese Gebilde fanden sich in allen untersuchten Muskeln. Die Länge derselben war verschieden und erreichte im Schlunde 12 mm, während sie in der Skeletmuskulatur meist 3–4 mm betrug. Nicht nur in dem affizirten Muskelfaden, sondern auch in den benachbarten fand sich stets eine (wahrscheinlich reaktive) Vermehrung der Muskelkerne, so dass sie oft lange, dem Sarkolemma anliegende Kernreihen, bis zu 14 hintereinander bildeten. Wo die Schläuche gehäufter auftraten gesellte sich zu dieser intramuskulären Kernwucherung stets eine Vermehrung des intramuskulären Bindegewebes, welche am stärksten in den schon makroskopisch als krankhaft verändert erkennbaren Muskelgruppen nachzuweisen war. Siedamgrotzky meinte, dass es sich zunächst um eine durch Miescher'sche Schläuche angeregte Hyperplasie des Perimysium internum gehandelt habe, die zur einfachen Atrophie der Muskelfasern führte.

Durch diese Beobachtung angeregt untersuchte Siedamgrotzky dann 13 hintereinander geschlachtete Anatomiepferde und fand sowohl bei diesen, wie auch bei zwei secirten Pferdekadavern und mehreren vom Pferdeschlächter stammenden Köpfen konstant die Miescher'schen Schläuche in den Muskeln. Am konstantesten, zahlreichsten und grössten fanden sich die Schläuche in der Muskulatur des Schlundes, wo sie als gerade in der Richtung der Muskelfasern verlaufende weissliche Stränge leicht zu erkennen sind. Neben dem Schlunde waren die Schlundkopfmuskeln, die unteren Halsmuskeln und der Zwerchfellmuskel am meisten bevorzugt. Weniger zahlreich fanden sie sich in den übrigen Körpermuskeln, in denen sie meist nur bei mikroskopischer Untersuchung aufgefunden wurden. Dagegen wurden sie im Herzen, in der glatten Muskulatur des Schlundes, überhaupt an anderen Stellen, als in quergestreiften willkürlichen Muskelfasern bei Pferden von Siedamgrotzky niemals gefunden.

Einen weiteren Fall von Sarkosporidien in den Muskeln mit gleichzeitiger Erkrankung des Pferdes hat Pütz[177] beschrieben. Es handelt sich um einen Fall aus der Thierklinik der Universität Halle, welchen ich, damals Assistent der Klinik, gleichfalls zu beobachten Gelegenheit hatte.

Ein 5 Jahre alter brauner Wallach war mit dem Vorbericht eingeliefert worden, dass das Thier seit etwa 6 Monaten lahm sei; und zwar hätte sich die Lahmheit zunächst auf dem rechten, dann auch auf dem linken Vorderbeine geäussert. Die klinische Diagnose lautete auf eine unvollkommene Lähmung mehrerer Muskelgruppen der Vordergliedmassen, deren primärer Grund entweder in den Muskeln selbst, oder in deren Nerven bezw. im Rückenmarke zu suchen sei. Da eine erfolgreiche Behandlung nicht zu erwarten war, wurde das Pferd geschlachtet. Bei Entfernung der Vordergliedmassen zeigte sich eine auffallende Degeneration der Muskelgruppen, welche an der oberen Hälfte der Skapula sich ansetzen und diese mit dem Rumpfe und Halse verbinden. Die degenerirten Muskeln zeigten makroskopisch ein in verschiedenem Grade vorhandenes speckähnliches Aussehen und zwar waren die betroffenen Muskeln meist von mehreren in verschiedenem Maasse fortgeschrittenen Krankheitsherden durchsetzt, so dass sie weder gleichzeitig in grösserer Ausdehnung, noch auch in der Reihenfolge, wie sie nebeneinander liegen, sondern mehr einzeln bezw. stückweise erkrankt zu sein schienen, während die unmittelbar angrenzenden Muskelstücke oder ganze Muskeln keine makroskopisch erkennbaren Veränderungen zeigten. In den degenerirten Muskeln fanden sich in grosser Zahl längliche, weissliche Konkretionen und zwar auf Längsschnitten in mehr oder weniger deutlicher reihenförmiger Anordnung.

Mikroskopisch zeigte sich, dass die Muskelfasern stellenweise in sehr verschiedenem Maasse geschwunden waren, während dementsprechend das Perimysium internum unter massenhafter Kern- und Zellenproliferation hypertrophirt erschien. Miescher'sche Schläuche sind bald in grösserer, bald in geringerer Anzahl vorhanden.

Über den näheren mikroskopischen Befund giebt Pütz Folgendes an:

„Schnitte, welche aus den makroskopisch am wenigsten veränderten Muskelpartien stammen, zeigen zunächst nur das Bild einer chronischen interstitiellen Myositis. Die intermuskulären Bindegewebszüge sind mehr oder weniger verbreitert und mit mehr oder weniger Rundzellen, sowie zahlreichen Kernen durchsetzt. Von den stärkeren Strängen aus greift das Bindegewebe, sich baumartig verästelnd, zwischen die Muskelbündel hinein, sich immer mehr verjüngend. Die zwischen dem gewucherten Bindegewebe liegenden Muskelfäden sind zum grossen Theil in ihrem Durchmesser verkleinert. Die Verkleinerung desselben nimmt im Allgemeinen proportional der Verbreiterung der intermuskulären Bindegewebszüge zu. Hie und da in den einzelnen Schnitten, in wechselnder Anzahl, aber in keinem gänzlich fehlend, kommen Fibrillen vor, deren Dickendurchmesser sich um ein Bedeutendes vergrössert hat. Sie enthalten einen eigenartigen runden, durch Hämatoxylin blaugefärbten Körper, der von einer scharf konturirten Kapsel oder Haut umschlossen ist und im Innern deutlich eine grosse Anzahl plumper, kurzer, stäbchenartiger Gebilde erkennen lässt, die aber ebenfalls die Farbe nur in unvollkommener Weise angenommen haben. Diese Gebilde sind Sarkosporidien (früher als Gregarinen, Miescher'sche oder Psorospermienschläuche oder Rainey'sche Körperchen bezeichnet). Diese füllen in diesem Stadium niemals den ganzen Muskelschlauch aus, sondern sind stets noch in einer breiten Zone wohlerhaltener und in der charakteristischen Weise tingirbarer Muskelsubstanz vorhanden. Auf Längsschnitten zeigt das die Sarkosporidien umgebende Muskelprotoplasma deutliche Querstreifung."

„An anderen Stellen gaben die Schnitte ein von dem Geschilderten etwas abweichendes Bild. Das interstitielle Bindegewebe tritt in ihnen zwar in derselben Form und Ausdehnung auf, doch machen sich mitten zwischen den Muskelbündeln dichte kleinzellige Herde bemerkbar, die ihre Ausläufer bis weit zwischen die Fibrillen senden. Ausserdem treten jetzt aber neben sich ganz normal verhaltenden Miescher'schen Schläuchen solche auf, die anscheinend in Folge von Zunahme ihres Dickendurchmessers den sie umgebenden Mantel von Muskelprotoplasma auseinandertreiben, zersprengen und, wie man annehmen muss, in seiner chemisch-physikalischen Konstitution so abändern, dass von ihm am Ende nur noch bröckelige, auseinandergesprengte Trümmer ohne jede Spur von Querstreifung übrig bleiben. Zwischen normalen, aber Sarkosporidien enthaltenden Muskelfasern und derartig hochgradig zerstörten lassen sich in grösseren Schnittserien alle möglichen Uebergangsbilder auffinden. Mit diesen Schritt für Schritt ablaufenden Veränderungen in den Sarkosporidien enthaltenden Muskelfasern entwickeln sich allmählich in ihrer Umgebung die Erscheinungen einer akuten interstitiellen Myositis, die sich in scharf ausgeprägter Weise durch eine immer mehr und mehr zunehmende kleinzellige Infiltration charakterisirt."

„Mit zunehmendem Zerfall der kontraktilen Muskelsubstanz und fortgesetzter Entwickelung der in ihrer Umgebung auftretenden Entzündung tritt aber, soweit sich erkennen lässt, eine weitere Entwickelung der Sarkosporidien nicht ein. Im Gegentheil verschwindet mit ersterem die Kontur ihrer Kapsel nach und nach vollständig; in den von ihr umschlossenen Raum drängen sich von aussen einzelne Rundzellen ein; zugleich kommt es aber auch allmählich zur Einlagerung feinkörniger, selbst mehr oder weniger grobkörniger, unregelmässig krystallinischer Kalksalze, welche den Einblick in den beschriebenen Zerfallsherd schliesslich vollständig unmöglich machen. Es entstehen auf diese Weise langgestreckte Konkretionen, die sich schon makroskopisch als grauweisse, langgestreckte, breite Einlagerungen zu erkennen geben. Erst die Behandlung mit verdünnter Salpetersäure gestattet nach Auflösung der eingelagerten Kalksalze wiederum einen vollen Einblick in die Natur dieser Konkretionen."

Pütz kam auf Grund dieses mikroskopischen Befundes zu der Ansicht, dass nicht erwiesen ist, dass die Miescher'schen Schläuche, bezw. die Gregariniden die Ursache der Erkrankung sind. Johne, dem Präparate zur Untersuchung übersandt waren, erklärte die Muskelerkrankung für eine chronische, interstitielle Myositis, hervorgerufen durch Miescher'sche Schläuche. Ebenso meinte Rabe, dass es sich um eine verbreitete Gregarinose der Muskeln handle, da manche Muskelbündel sehr grosse Psorospermienschläuche enthalten. Auch ich[178] kam zu der Auffassung, dass die Sarkosporidien die Ursache der Erkrankung gewesen sind. Ebenso Rieck[179]. Pütz, Eberth und Schmidt-Mülheim waren jedoch gegentheiliger Ansicht.

Pütz erwähnt dann auch gelegentlich der Mittheilung dieses Falles, dass er in der Schlundmuskulatur gesunder Pferde in acht nach einander untersuchten Fällen konstant solche Schläuche angetroffen habe, welche meist stark entwickelt waren, so dass sie das Sarkolemma des Muskelfadens bedeutend ausdehnten.

Die vorstehend angeführten Fälle von Muskelerkrankungen beim Pferde durch Anwesenheit von Sarkosporidien stehen auch in Beziehung zu der seit Jahrzehnten bekannten, jedoch von Günther[180] (1859) zuerst beschriebenen sog.

„Eisballenkrankheit der jungen Pferde".

Es handelt sich dabei um eine Muskelerkrankung, welche bei edlen Pferden besonders im Alter von 1–3 Jahren in den Gegenden von Hannover und Mecklenburg in einzelnen Jahrgängen nicht selten beobachtet wird. Es zeigen sich dabei mehr oder weniger ausgedehnte Anschwellungen in den Muskeln der Hinterschenkel, welche bei ruhigem Verhalten des Thieres weich erscheinen, aber sofort hart werden und markirt hervortreten beim Schnellen mit dem Finger gegen die Haut der kranken Partie, oder sobald die Patienten in die geringste Aufregung versetzt werden. In höheren Graden verbreitet sich das Leiden auch auf die Muskeln des Beckens und des Rückens. Meist, wenn auch nicht immer in gleichem Grade, entwickelt sich das Leiden in den betreffenden Muskeln beider Schenkel und Beckenhälften. Die Erkrankung verschwindet selten vollständig und ist in höheren Graden nicht nur unheilbar, sondern beeinträchtigt auch die Brauchbarkeit der betreffenden Füllen derart, dass dieselben werthlos werden. Die Entwickelung der Muskeln wird gehindert, die Thiere werden säbelbeinig, das Becken senkt sich und die Pferde können erhebliche Arbeit nicht mehr verrichten. Bei der Sektion der nach längerem Bestehen des Leidens geschlachteten oder gestorbenen Pferde findet man (nach Günther) die erkrankten Muskelabschnitte derb und zäh, von blass rosarother bis blass graurother, selbst grauer Farbe, stellenweise durchschimmernd, wie frisches Fischfleisch, mit welchem Querschnitte durch die Muskulatur viel Aehnlichkeit haben[181]. An anderen Stellen erscheint der Querschnitt körnig. Im Uebrigen erscheinen die Muskelfasern degenerirt, durch dichtes, sehr wenig verdicktes Zellgewebe eingeschlossen. Die erkrankten Muskeln glänzen nicht auf Längsschnitten und retrahiren sich nicht nach Querschnitten, so dass selbst bei getödteten noch lebenswarmen Thieren die durchschnittenen kranken Muskeln nicht zurückspringen, aber sogleich soweit anschwellen, wie die Erkrankung reicht. Im Nervensystem fand Günther keine pathologischen Zustände. Gerlach fand bei seinen Untersuchungen die Muskelfasern mit unzähligen „Psorospermien" durchsetzt und die Muskelfasern oft so vollständig zerstört, dass nur noch das Sarkolemm übrig geblieben war. Gerlach hielt die eingewanderten Psorospermien für die Ursache der Erkrankung. Wahrscheinlich beruht auch die sog. „Füllenlähme" in manchen Fällen auf der Einwanderung dieser

Parasiten. Zur Therapie wurde in geringgradigen Fällen Jodeinreibungen, intraparenchymatöse Einspritzung von Kochsalz, auch Anwendung des Glüheisens empfohlen.

Man kann demnach auch hinsichtlich der Bedeutung der Sarkosporidien als Krankheitserreger bei Pferden zu dem Ergebniss kommen, dass diese Parasiten gewöhnlich keine klinisch erkennbaren Störungen hervorrufen, jedoch unter bestimmten Umständen, welche noch nicht genügend erforscht sind, eine Anfangs akute, später chronisch werdende interstitielle Myositis mit nachfolgender Degeneration der Muskelfasern bewirken können.

Sarkosporidien bei den Rindern.

Wie bei Pferden, so kommen auch bei Rindern Sarkosporidieninfektionen der Muskeln nicht selten vor und manchmal ebenfalls mit Muskelerkrankungen verbunden. Roell führt an, dass die Miescher'schen Schläuche bei den in Wien zur Schlachtung kommenden Büffeln nahezu konstant in der quergestreiften Muskulatur des Oesophagus angetroffen und hier bis 1 cm lang und 10–15 mm breit gefunden werden. Rieck beschreibt näher einen von ihm untersuchten Fall von ausgedehnter Muskelerkrankung bei einem Bullen, wozu ihm von Prietsch, der den Fall im Leben beobachtete, das Material geliefert war. Es handelte sich um einen etwa 1½ Jahre alten Bullen, bei welchem nach den Aufzeichnungen von Prietsch fast alle Muskeln, namentlich die Bauchmuskeln, Rückenmuskeln, Schulter- und Gesässmuskeln beulenartige, verhärtete Stellen von Faust- bis Kindskopfgrösse enthielten. Krankheitserscheinungen sollen an dem Thiere vorher nicht wahrgenommen sein. In den hochgradig veränderten Muskelabschnitten fanden sich zahlreiche Sarkosporidien in den Muskelfasern.

Bei der makroskopischen Untersuchung der übersendeten Muskeln war der Befund im Wesentlichen so, wie bei dem von Pütz geschilderten Falle des Pferdes.

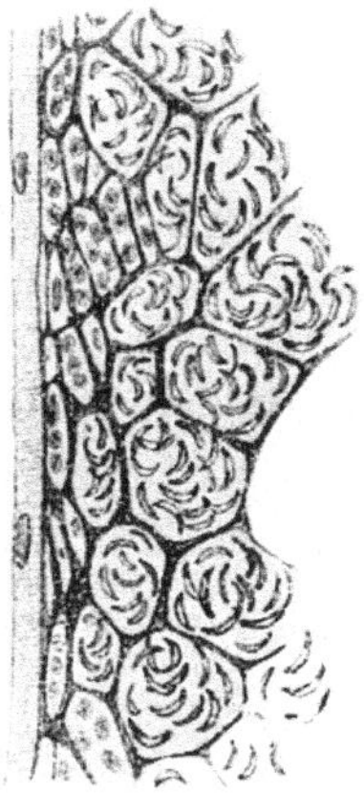

Figur 20.

Theil eines Längsschnittes einer Sarkosporidiencyste aus dem Oesophagus eines Rindes. 400fache Vergrösserung. (Nach van Ecke.)

Bei der mikroskopischen Untersuchung in Alkohol gehärteter Stücke konnten nach Anwendung gleicher Färbungsmethoden zwei deutlich von einander zu trennende Stadien des pathologischen Prozesses nachgewiesen werden.

Das jüngere desselben fand sich wesentlich nur in Präparaten, welche aus der Grenzschicht zwischen der normalen und der makroskopisch schon am auffälligsten veränderten Muskulatur stammten. Dieselben boten das Bild einer sehr hochgradigen akuten Entzündung des Perimysium internum mit einer ganz erheblichen kleinzelligen Infiltration desselben. In Präparaten dieses Stadiums liessen sich weder innerhalb der Muskelfasern, noch in dem zwischen denselben befindlichen Bindegewebe Sarkosporidien auffinden.

Ganz anders gestaltet sich das mikroskopische Bild in denjenigen Schnitten des zweiten Stadiums, welche den hochgradig veränderten Muskelpartien entnommen waren. Hier ist an Stelle der akuten Entzündung und kleinzelligen Infiltration eine chronische Entzündung und kernreiche Wucherung des intramuskulären Bindegewebes getreten, in Folge dessen die Züge desselben sich in baumartiger, allmählich immer schwächer werdender Verästelung zwischen den mehr oder weniger auseinandergedrängten Muskelbündeln und Muskelfasern hinein fortsetzen.

In den Querschnitten der Muskelbündel fallen ferner einzelne Fasern durch ihren grossen, den der übrigen oft um mehr als die Hälfte übertreffenden Durchmesser auf. Das Innere derselben wird auf Querschnitten eingenommen von einem rundlichen, granulirten Gebilde, welches die Hämatoxylinfärbung intensiv angenommen hat. Dasselbe besteht aus einer scharf und doppelt konturirten, sehr dünnen, homogenen Kapsel, innerhalb deren sich eine grosse Menge kleiner, blaugefärbter, unregelmässig gestalteter Körnchen befindet. Es entspricht dies Gebilde vollständig einer quer durchschnittenen Sarkosporidie.

Brouwier fand bei einem geschlachteten Stier einzelne Partien des Fleisches beinahe wie Kalbfleisch aussehen; besonders ergriffen zeigte sich die Muskulatur der Hinterschenkel. Die betreffenden Muskeln enthielten starke Faserzüge, in denen eine Menge kleiner Pünktchen sichtbar waren. Das betreffende Thier hatte etwa drei Monate vor seinem Tode einen beschwerlichen Gang gezeigt und schlecht aufstehen können. Bei der mikroskopischen Untersuchung fand sich eine chronische Myositis mit Atrophie der Muskelsubstanz und Hypertrophie des intramuskulären Bindegewebes. Die Pünktchen erwiesen sich als Miescher'sche Schläuche.

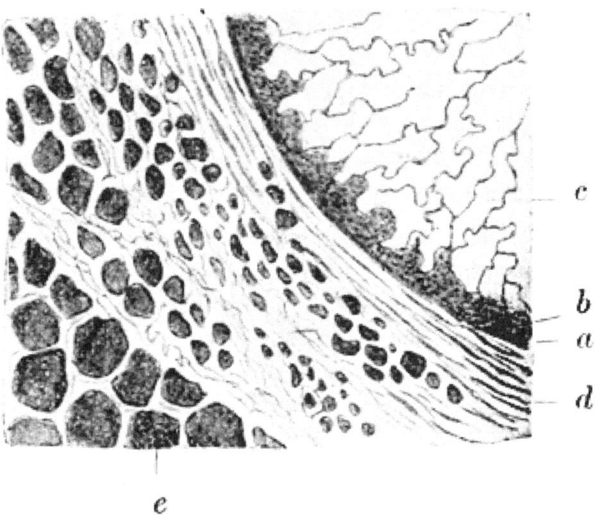

Figur 21.

Schnitt durch eine Sarkosporidiencyste und deren Umgebung aus dem Oesophagus des Rindes. 60fache Vergrösserung. (Nach van Ecke). *a* Cystenwand, *b* periphere Kammern, *c* Scheidewände der im Centrum

leeren Kammern, *d* atrophische Muskelfasern
im Längsschnitt, *e* Muskelfasern im Querschnitt.

van Ecke[182] beobachtete seit mehreren Jahren das Vorkommen der Sarkosporidien in der Muskulatur der Büffel von Ostindien. Makroskopisch traten dieselben als weisse oder grauweisse Streifen hervor. Ganz auffallend viel wurden sie in der quergestreiften Muskulatur des Schlundes beobachtet. Im Herzen fand van Ecke sie niemals. Das Innere der Schläuche ist durch viele feinste Scheidewände in Höhlen abgetheilt, deren halbflüssiger, dem Eiweiss gleichender Inhalt überaus reich ist an sichel- und weiter an halbmond-, zahn- und nierenförmigen 10–14 Mikra langen und 2–3 Mikra breiten Körperchen, worunter in viel geringerer Zahl sich auch runde vorfinden. „Diese Pseudonavicellen haben deutliche, zu jeder Zeit bestehende (?) Eigenbewegungen, welche zum Theil fortschreitende, anderntheils rotirende sind und ausserdem auch örtliche, an denen die kegelförmigen Enden hervortraten.“ Bisweilen konnte van Ecke an einem oder an beiden Enden auch Cilien nachweisen. Bei der Kultur im hängenden Tropfen zeigten die Pseudonavicellen nach 12 Stunden lebhafte Bewegung. Nach 24 Stunden waren sie alle verschwunden und an ihrer Stelle zahlreiche, lebhaft sich bewegende Amöben aufgetreten, welche van Ecke mehrmals sich in zwei theilen sah und nachher in eingekapseltem Zustande beobachten konnte.

In einer späteren Mittheilung hebt van Ecke noch hervor, dass die mit den Parasiten behafteten Thiere im Leben keine Krankheitserscheinungen erkennen liessen. Vorgenommene Fütterungsversuche fielen vollständig negativ aus.

Sanfelice[183] beobachtete in der Zunge von Rindern und Schafen fast regelmässig Sarkosporidien. Schon bei 15–20facher Vergrösserung sind die Sarkosporidienschläuche in den quergestreiften Muskeln als kleine weissliche Stellen, die in ihrer Mitte dicker als an den Enden sind, zu erkennen. Reisst man einen der Schläuche entzwei, so sieht man die isolirten Parasiten, welche eine eiförmige oder sichelförmige Gestalt besitzen und an dem einen Ende dicker als dem anderen sind. Der Körper dieser Parasiten erscheint aus zwei das Licht verschieden brechenden Substanzen zusammengesetzt. Die entwickelteren Schläuche besitzen eine sehr feine, in ihrer ganzen Ausdehnung strukturlose Membran und einen Inhalt von sichelförmigen Körpern in verschiedenen Entwickelungsstadien. Stets werden die Schläuche von den Muskelfasern umhüllt. Nach Sanfelice ist das früheste Entwickelungsstadium eine protoplasmatische, schwach gefärbte Masse, die in ihrem Innern stärker gefärbte, aber nicht genau abgegrenzte Stellen aufweist. Dieser protoplasmatische Körper unterscheidet sich durch seine Färbung deutlich von der Muskelfaser. Von den Kernen des

Sarkolemmaschlauches sind diese Körper durch die Grösse, geringeres Färbvermögen und durch das Vorkommen von mehreren Kernen im Innern unterschieden. Ist die Entwickelung des Schlauches etwas weiter vorgeschritten, dann erscheint die protoplasmatische Masse grösser, die Keime vermehren sich bis das volle Entwickelungsstadium des Schlauches erreicht ist und die Kerne sich erst in eiförmige und dann in sichelförmige Körper umgewandelt haben.

Nach weiteren Beobachtungen kommen die Sarkosporidienschläuche in der Zunge, besonders in den hinteren, der Rachenhöhle anliegenden Abschnitten und ferner am häufigsten bei Weidethieren vor. Sehr oft war an den betreffenden Zungen gleichzeitig beginnende Aktinomykose vorhanden.

Sarkosporidien bei Schafen und Ziegen.

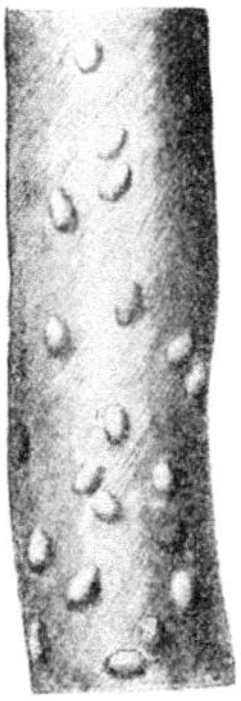

Figur 22.

Balbiania gigantea in der Schlundwand des Schafes.

Ausserordentlich häufig kommen Sarkosporidien bei Schafen vor. Ganz besonders sieht man dieselben in der Muskulatur des Schlundes oft in einer Anzahl von mehreren Hundert in der Grösse eines Hirsekorns bis zu derjenigen einer Erbse. Morot[184], welcher von Anfang Mai bis Anfang Juni im Schlachthause zu Troyes 900 Schafe untersuchte, fand bei 272 Thieren Sarkosporidien in der Schlundmuskulatur; und zwar waren bei einzelnen Schafen bis 227 Cysten in der Schlundwand vorhanden. Bei demselben Thiere fanden sich 128 dieser Gebilde in der Zunge und eine sehr grosse Zahl in verschiedenen Körpertheilen des Thieres. Es waren die Muskulatur des Schlundkopfes, Kehlkopfes und der Wange mit Cysten von der Grösse eines Getreidekornes bis zu der einer Erbse dicht besetzt. In den Monaten Mai bis Dezember fand Bertram von 185 untersuchten Schafen 182 mit Sarkosporidien behaftet. Da die Sarkosporidien im Schlunde meist eine beträchtliche Grösse (bis Haselnussgrösse) erreichen, werden sie unter Berücksichtigung der von Balbiani vorgenommenen Eintheilung als Balbiania gigantea bezeichnet. Man findet die Cysten, welche ausser bei Schafen, Pferden und Rindern, auch im Schlunde der Ziegen vorkommen, sowohl in dem die Schlundmuskulatur umgebenden Bindegewebe wie auch in der Schlundmuskulatur selbst. In der Regel fehlen in der Umgebung der fertigen Schläuche bei den grösseren Hausthieren jegliche Zeichen akuter Entzündung; nur sehr selten finden sich kleinere Hämorrhagien vor. Wie Pfeiffer u. A. angeben, und wie ich bestätigen kann, finden sich bei starker Sarkosporidieninfektion, wobei die Cysten ziemlich dicht aneinanderliegen, interstitielle Wucherungen, Erkrankung und Untergang der Muskelzellen. Die grossen Cysten in der Schlundmuskulatur zeigen auf Schnitten nur eine schmale Randzone von mit Sichelkeimen erfüllten Sporocysten. Das Centrum dagegen ist ein leeres Maschengerüst, in welchem noch an einzelnen Stellen einige sichelförmige Körperchen vorhanden sind. L. Pfeiffer meint, dass der Inhalt der central gelegenen Sporocysten wahrscheinlich durch Kompression von der Oberfläche aus zu Grunde geht, indem von den luxuriös vorhandenen Keimen die bevorzugten Exemplare zur Peripherie gelangen und hier sich vermehren. Naturgemäss müsse ein gleichmässig von der Oberfläche wirkender Druck die central gelegenen Sporocysten am frühesten treffen und ev. auch zur Evasion veranlassen. Demgegenüber hebt Bertram mit Recht hervor, dass die sichelförmigen Keime in abgeschlossenen Kammern liegen und bei längerer Anwesenheit in demselben Organismus ein Untergang der sichelförmigen Körperchen häufig beobachtet wird, so im Centrum der Sarkosporidien des Geckos, des Schafes und ein totaler Zerfall der Schläuche beim Schwein.

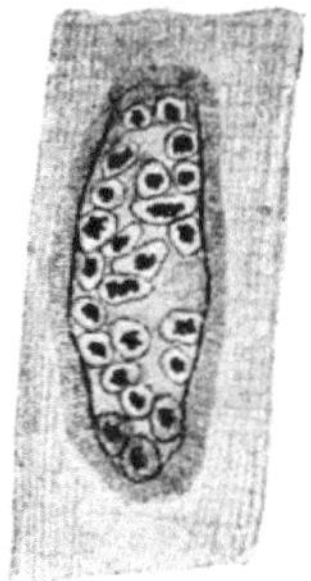

Figur 23.

Sarkocyste in den Muskelzellen des Schafes. (Nach Bertram.)

Bertram giebt ferner an, dass durch die starke Entwickelung der Cysten in der Schlundmuskulatur das dieselben umgebende Sarkolemma allmählich derartig ausgedehnt wird, dass die Sarkosporidie scheinbar nicht mehr ihren Sitz in der Muskelfaser hat. Es lässt sich die sehr dünne Schicht Muskelsubstanz und das Sarkolemma nur durch die Untersuchung von Querschnitten und bei Anwendung geeigneter Färbemittel nachweisen. Ich konnte in vielen Fällen beobachten, dass je nach der Grösse der Cysten dieselben noch von einer schwach roth schimmernden, mit blossem Auge erkennbaren Hülle umgeben waren. Sobald der Widerstand, sagt Bertram, welcher von dem Sarkolemma auf das Wachsthum des Schlauches ausgeübt wurde, aufgehoben ist, findet nicht nur an den Enden des Schlauches, sondern an der gesammten Peripherie Zelltheilung, Ballenbildung und Wachsthum statt. Die sichelförmigen Körperchen zerfallen dann im Centrum grosser Sarkosporidien.

Ueber die Entwickelung der Balbiania gigantea macht Bertram noch folgende nähere Angaben, welche ich im Wesentlichen bestätigen kann.

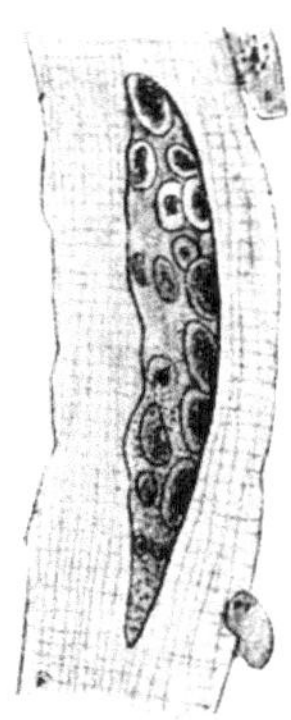

Figur 24.

Junge Sarkocyste in der Muskelfaser eines Schafes.

Zunächst ist nachzuweisen, dass auch die Cuticula grosser Sarkosporidien von dem Sarkolemma und einer Schicht Muskelsubstanz umgeben ist und kann man in der Regel in dem Sarkolemma gut erhaltene Muskelkerne erkennen. Nach aussen von dieser Muskelsubstanz folgt noch eine Bindegewebsmembran, so dass von aussen nach innen nachzuweisen sind: Bindegewebsmembran, Sarkolemma und Muskelsubstanz und Cuticula. An der inneren Fläche der Cuticula ist, wie schon bei Pferden angegeben, eine Bekleidung mit rundlichen Zellen nachzuweisen. Bei ganz jungen Schläuchen besteht der Inhalt aus runden Zellen, während eine Ballenbildung und

Gerüstsubstanz nicht nachzuweisen ist. Nur bei weiter entwickelten Schläuchen, die dabei keineswegs immer sehr gross sind, tritt die Gerüstsubstanz deutlich hervor und in der Mitte derselben die zu Ballen vereinigten sichelförmigen Körperchen. Die Menge der sichelförmigen Körperchen nimmt nach dem Centrum in den einzelnen Kammern ab. Die in der Umgebung des Centrums liegenden Kammern enthalten in Zerfall begriffene sichelförmige Körperchen und körnige Zerfallsmassen. In der Mitte sehr grosser Sarkosporidien findet sich ein Hohlraum, in welchem körnige Massen eingelagert sind. Die Gerüstsubstanz ist im Centrum zerrissen und hat sich kontrahirt, wodurch die Kammern an den Rändern des Hohlraums kleiner erscheinen und langgestreckt sind. Die der Cuticula unmittelbar anliegenden Kammern sind klein und ihr Inhalt besteht aus Zellen mit hellem Protoplasma und grossen Kernen.

Aus diesen Beobachtungen glaubt Bertram folgende Schlüsse ziehen zu können:

Die in den jüngsten Stadien befindlichen, stellenweise nicht scharf abgegrenzten Zellen, welche Bertram als Sporoblastenmutterzellen bezeichnen möchte, bringen durch Kerntheilung und simultanen Zerfall des Plasmas Zellen mit homogenem Protoplasma und grossem Kern, die Sporoblasten, hervor. Um diese scheidet sich Gerüstsubstanz aus, und die von ihnen später gebildeten Zellen, aus welchen die sichelförmigen Körperchen hervorgehen, bleiben zu Ballen zusammengelagert. An den Schlauchenden findet bei mittelgrossen Schläuchen fortwährend Zelltheilung, Ballenbildung und Wachsthum des Schlauches in der Längsrichtung der Muskelfasern, d. h. in der Richtung des geringsten Widerstandes statt. Durch Vermehrung der Ballen nimmt die Dicke des Schlauches zu, und das Sarkolemma wird derartig ausgedehnt, dass die Sarkosporidie scheinbar nicht mehr ihren Sitz in der Muskelfaser hat. Es lässt sich jedoch wie schon bemerkt, die sehr dünne Schicht Muskelsubstanz und das Sarkolemma nur durch die Untersuchung von Querschnitten und bei Anwendung geeigneter Färbemittel nachweisen.

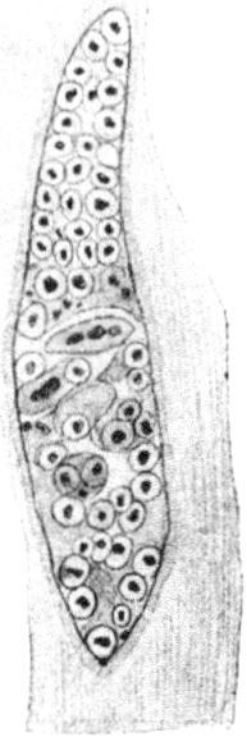

Figur 25.

Aeltere Sarkocyste in den Muskeln eines Schafes. (Nach Bertram.)

Mit Rücksicht auf die besonders bei Schafen vorkommenden kleineren und grösseren Sarkosporidien hat Railliet für die kleineren, welche er als besondere Art ansah, den Namen **Sarcocystis tenella** vorgeschlagen. Es besteht jedoch kein Artunterschied, vielmehr sind die grossen Sarkosporidien aus den kleineren hervorgegangen. Warum jedoch z. B. die Sarkosporidien in der Kehlkopf- und Schlundmuskulatur eine bedeutendere Grösse als in anderen Muskeln, z. B. im Herzen erlangen, ist noch nicht entschieden. Es ist möglich, dass der von der Umgebung ausgeübte Druck hindernd auf das Wachsthum einwirkt. Diejenigen Organe, deren Muskeln die grössten Sarkosporidien am häufigsten beherbergen, sind entweder von grossen Körperhöhlen, wie der Schlund, oder von lockerem Bindegewebe, wie der Kehlkopf, eingeschlossen. Da sich bei Schafen neben grossen Sarkosporidien im Schlunde häufig auch kleine Schläuche finden, in denen, wie Bertram angiebt, nur sichelförmige Körperchen enthalten sind und darum weiteres Wachsthum in Folge dessen ausgeschlossen ist, so ist es möglich, dass neben den genannten Ursachen auch noch die Wachsthumsenergie in Frage kommt, welche bei einigen Sarkosporidien grösser ist als bei andern.

Ausser in der Muskulatur des Schlundes werden die Sarkosporidien bei Schafen auch an zahlreichen anderen Stellen gefunden. Bertram konnte dieselben in Bestätigung der Erfahrungen früherer Untersucher in den Zungen-, Kau-, Schlundkopf-, Kehlkopf-, Schlund-, Nacken-, Zwischenrippen-, Zwerchfell-, Herz-, Bauch- und Lendenmuskeln nachweisen. Die grösseren Formen finden sich nach Bertram nur in der Kehlkopf-, Pharynx-, Schlund-, Zungen- und Gaumensegelmuskulatur. Von einzelnen Beobachtern wird auch angegeben, dass die Haut- und Bauchmuskeln des Schafes von den Sarkosporidien bevorzugt werden. Diese unrichtige Angabe entspricht wohl nur makroskopischen Untersuchungen, bei welchen obige Organe nicht berücksichtigt sind. Pfeiffer beobachtete kleine Schläuche in den Augenmuskeln des Schafes. Zürn will sogar zwei grössere Schläuche an der harten Hirnhaut eines Schafes gesehen haben. Laulanié[185] hat unter 272 mit Sarkosporidien behafteten Schafen 6 unter dem Brustfell, 10 unter dem Bauchfell und 27 unter Brust und Bauchfell gefunden. Doch wird es sich auch in diesen Fällen, wie im Schlunde, um ursprünglich in Muskelfasern gelegene Sarkosporidien gehandelt haben, welche nach dem Zerreissen der oberflächlich gelegenen Fasern unter die serösen Häute getreten sind.

Besonders interessant ist das Vorkommen der Sarkosporidien unter dem Endokard. Schon v. Hessling[186] fand (1854) diese Gebilde in der Herzmuskulatur der Wiederkäuer und zwar sowohl innerhalb der Purkinje'schen Fäden, als auch innerhalb des Herzmuskels selbst; ebenso will v. Hessling dieselben in Schichten des Endokardiums, von dessen Fasern eingehüllt, gefunden haben. Ferner beschreibt dieselben Roloff[187] an der innern Oberfläche der Herzkammern des Schafes, sowie Kühn, v. Siebold u. A. Wenn demnach Sticker[188] in seiner Mittheilung vom Jahre 1886 einen gleichen Befund veröffentlicht und, ohne ihn richtig deuten zu können, als einen besonderen auffasst, so lehrt diese Angabe, dass Sticker sich weder mit seinem Gegenstande überhaupt, geschweige denn mit der Litteratur über denselben vertraut gemacht hat. Ich habe schon gelegentlich anderweitiger Untersuchungen (über die Lupinose der Schafe) vor 15 Jahren sehr häufig diese Gebilde unter dem Endokardium des Schafes gefunden, sowohl in den sog. Purkinje'schen Fasern wie auch in den darunter gelegenen Muskelfasern des Herzens. Bekanntlich sind die Purkinje'schen Fäden (1845) eigenthümlich netzartig geformte graue Muskelfäden, welche eine nur theilweise ausgeprägte Querstreifung zeigen und desshalb auf einem gewissen embryonalen Standpunkt der Entwickelung stehen geblieben zu sein scheinen. Man findet dieselben besonders dicht unter dem Endokard der Ventrikel, jedoch auch in dem Myokardium. Sehr selten sind diese Fäden beim Menschen zu finden, dagegen regelmässig beim Schafe, meist auch beim Pferde, ferner beim Kalb, Rind, Schwein, Ziege, Marder, Igel, Hund, Huhn, Taube und Gans vorhanden.

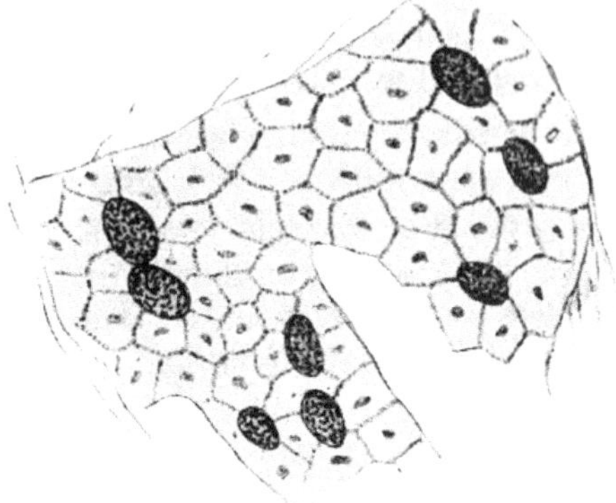

Figur 26.

Sarkosporidien in den Purkinje'schen Fäden des Herzmuskels vom Schaf. 100fache Vergrösserung.

Man findet die Sarkosporidien in und unter den Purkinje'schen Fäden als meist gleich grosse ovale Gebilde, in welchen man bei starker Vergrösserung sowohl die sichelförmigen Körperchen, wie auch die gestreifte Umhüllungsmembran erkennen kann. Ebenso findet man die Sarkosporidien in dem Myokardium, wo ich dieselben als kurze Schläuche vorwiegend in den peripheren Abschnitten des Herzmuskels beobachtete.

Hinsichtlich der pathologischen Bedeutung der Sarkosporidien bei Schafen liegen in der Litteratur nur wenige Angaben vor, welche die Annahme einer schädlichen Wirkung rechtfertigen könnten. Pütz sagt, dass er in Halle reichlich bei der Hälfte der geschlachteten Schafe Sarkosporidien in mässiger Zahl gefunden habe; niemals sei jedoch festgestellt worden, dass die Parasiten in den betreffenden Fällen die Gesundheit ihres Wirthes irgendwie gestört hätten. Winkler hat im Jahre 1864 bei einer grösseren Zahl von Schafen, welche gewöhnlich plötzlich gestorben waren, im Verlaufe des Schlundes Sarkosporidien gefunden. Ob dieselben jedoch die Ursache des Todes waren, ist nicht festgestellt worden. Dammann[189] sah ein neunjähriges edles Mutterschaf an Erstickung zu Grunde gehen, welches eine grosse Anzahl von Psorospermienschläuchen im Schlunde und Schlundkopfe, eine geringere Menge in der Muskulatur des Kehlkopfes und des Zungengrundes beherbergte. Die zur Seite der Epiglottis gelegenen und an die Giesskannen tretenden Schleimhautfalten waren durch die Anwesenheit der Parasiten derart infiltrirt, dass sie starke Wülste bildeten, welche den Eintritt der Luft verhinderten. Bei der Sektion fielen zuerst nach Eröffnung der Bauchhöhle 5–6 weissliche, theils rundliche, theils ovale Herde von der Grösse starker Erbsen oder kleiner Bohnen auf. Im Brust- und Halstheile des Schlundes fanden sich etwa 50 derartige Herde in der

Muskularis, theils oberflächlich, theils tiefer gelegen. Dieselben hatten meist die Form und Grösse kleiner Bohnen und lagen mit ihrer Längsseite den Muskelfasern parallel. Noch weit massenhafter fanden sich die Cysten in der ganzen Muskulatur des Pharynx, dessen Schleimhaut, wie die des Larynx und des Velum stark infiltrirt und aufgewulstet war; weitaus am stärksten zeigte sich diese Infiltration im Bereiche des Kehldeckels und der Giesskannenknorpel, wo die Schleimhautfalten als grosse, schlotternde Wülste gegeneinander gelehnt, den Eingang in die Glottis vollständig versperrten. Ueber einen ähnlichen Fall berichtet v. Niederhäusern[190] von einer Ziege, welche verschiedene Male an schnell vorübergehenden Respirationsstörungen gelitten hatte und schliesslich geschlachtet worden war. Auch hier fanden sich zahlreiche Sarkosporidien in dem die Muskulatur des Schlundes umgebenden trockenen Bindegewebe und tiefer im Muskelgewebe, sogar im submucösen Bindegewebe, sowie eine starke Infiltration und Röthung des Schlundkopfes.

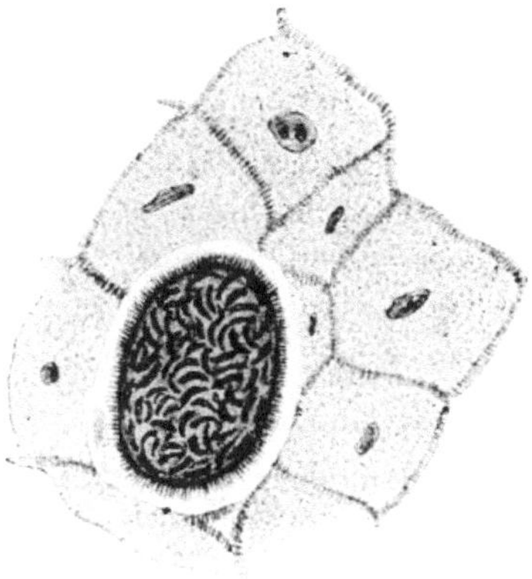

Figur 27.

Sarkosporidien in den Purkinje'schen Fäden des Herzmuskels vom Schaf. 500fache Vergrösserung.

Sehr interessant sind auch noch zwei von Roloff[191] mitgetheilte Fälle. In dem ersten Falle handelt es sich um ein altes Schaf, das etwa 6 Wochen lang gekränkelt hatte und dann gestorben war. Es fanden sich zahlreiche „Psorospermienknoten" am Schlunde und in den Muskeln, auf den Rippen und den Bauchdecken, sowie in den tiefer gelegenen Muskeln an den Schenkeln. In dem zweiten Falle fanden sich bei einer Haidschnucke, welche 6 Wochen lang ohne nachweisbare Veranlassung bei ziemlich gutem Appetit immer magerer geworden war, zahlreiche Psorospermienknoten am Schlunde und namentlich im weichen Gaumen; ausserdem eine so grosse Menge von Miescher'schen Schläuchen in der Muskelhaut des Schlundes und in der Substanz des Herzens, dass der Schlund und noch mehr die innere Oberfläche der Herzkammern, wo die Schläuche unmittelbar unter dem Endokardium lagen, ganz dicht punktirt erschienen. Die in der Substanz des Herzens liegenden Schläuche hatten die verschiedenartigsten Formen, rund, oval, birnförmig u. s. w.; die zahlreichen Schläuche in den Muskeln am Rumpfe, sowie an den Schenkeln waren meist gestreckt.

In allen den genannten Fällen scheint mir eine ursächliche Beziehung der Sarkosporidien zu den beobachteten Krankheitserscheinungen ausser allem Zweifel. Besonders Fälle wie der letzte von Roloff beobachtete, wo die Sarkosporidien massenhaft im Herzen vorkamen, kann ich vollauf bestätigen. Während meiner praktischen Thätigkeit im Kreise Hoyerswerda und noch später in Halberstadt habe ich wiederholt Schafe obducirt, die unter den Erscheinungen fortschreitender Kachexie, zuweilen verbunden mit wassersüchtigen Zuständen gestorben waren und wo sich nichts weiter nachweisen liess, als jene Sarkosporidien im Schlunde, in der Muskulatur und ganz besonders im Herzen. Das Herzfleisch hatte dabei eine graubraune oder lehmfarbige, weiche Beschaffenheit. Bei diesen Befunden hatte ich seiner Zeit in meinem Krankenjournal vermerkt: Todesursache wahrscheinlich die Miescher'schen Schläuche. Jetzt bin ich der Meinung, dass diese Gebilde sicher die Krankheitsursache waren; auch glaube ich, dass man in Fällen, wie die genannten die Sarkosporidien noch öfters als die Krankheitserreger feststellen würde, wenn man entsprechende Untersuchungen, besonders der Herzmuskulatur ausführen würde.

Ob die massenhafte Anwesenheit der Sarkosporidien in der Muskulatur der Schafe und besonders auch der Schweine gelegentlich auch zu Blutungen und Zerreissungen Anlass geben kann, werden erst weitere Untersuchungen lehren müssen. Wie ich in Uebereinstimmung mit Rieck aussprechen kann, kommen Blutungen in der Muskulatur sowohl bei fetten, wie auch bei mageren Schweinen und Schafen vor, auch häufig gerade an denjenigen Stellen, wo erfahrungsgemäss die Lieblingssitze der Sarkosporidien sind.

Ueber das Vorkommen von Bindegewebscysten mit Sarkosporidieninhalt bei einem Känguruh berichtet Blanchard[192]. Bei einem im Jardin des plantes zu Paris im Jahre 1884 verstorbenen Känguruh fanden sich 50 Cysten in dem submucösen Gewebe des Cöcums; dagegen waren die sämmtlichen Muskeln des Körpers frei. Die Cysten bestanden aus im Centrum kleineren, am Rande grösseren Maschen, welche mit Sichelkörperchen gefüllt waren. Blanchard stellte in seiner Mittheilung die Sichelkeime den Keimen der Koccidien gleich; sie sollen, wie die Sichelkeime der Eimeria falciformis in der Hausmaus direkt durch ein amoeboides Zwischenstadium eine Neuinfektion bewirken können.

Ueber das Vorkommen der **Sarkosporidien in der Muskulatur der Vögel** hat neuerdings Stiles[193] Beobachtungen gemacht und beschreibt seine Befunde unter folgendem System. 1. Balbiania Rileyi nov. spec. Im intramuskulären Bindegewebe nordamerikanischer Enten vorkommend; spindelförmig, 1,6 mm lang, 0,48 mm breit; Cuticula ungestreift; Sporen mit Kern 0,012–0,014 mm lang, an einem Ende verdickt und rund, am andern zugespitzt.

2. Balbiania falcatula nov. spec., der B. Rileyi ähnlich, doch viel kleinere Sporen (0,005–0,006 mm) haltend. Spindelförmig 1,3–3,2 mm lang, 0,9 mm breit; Cuticula ohne Strichelung. Wohnt in Habia ludoviciana Nordamerikas.

3. Sarkocystis falcatula nov. spec. In Muskelfasern des Wirthes von 2. Spindelförmig mit gestrichelter Cuticula 2,4 mm lang, 0,152 mm breit; sichelförmige, 0,006 mm lange Sporen.

Befunde über das Vorkommen von Sarkosporidien bei Vögeln sind auch schon von anderen Autoren veröffentlicht, u. a. von Kühn und Rivolta.[194]

Will man die bisherigen Beobachtungen über die Bedeutung der Sarkosporidien als Krankheitserreger bei Thieren zusammenfassen, so wird man zu dem Ergebniss gelangen, dass sie unter gewöhnlichen Verhältnissen keine auffällige klinische Erscheinungen oder erhebliche pathologische Veränderungen hervorrufen. Nur bei massenhafter Einwanderung in einzelne Organe oder bestimmte Muskelbezirke oder wenn bei Erkrankung der Wohnthiere die physiologische Widerstandsfähigkeit der Umgebung der Sarkosporidien aufgehoben wird, dieselben platzen und ausgedehnte allgemeine Infektionen bewirken, werden klinisch und anatomisch nachweisbare Störungen in geringerem oder höherem Grade eintreten. Es wird dann zunächst eine akute, später chronische interstitielle Myositis mit nachfolgender Degeneration der Muskelfasern eintreten können. In leichteren Fällen wird die interstitielle Erkrankung sehr gering sein und nur vorübergehend auftreten, während die Muskelfasern körnigen Zerfall erkennen lassen. Weitere Forschungen werden jedoch erst Klarheit bringen müssen, unter welchen bestimmten Bedingungen die so häufig in den ganz intakten Muskelfasern beobachteten Sarkosporidien als Krankheitserreger zu wirken beginnen.

V. Ordnung: Hämosporidien (Labbé 1894).

Vorbemerkung. Während man bisher die im Blute beobachteten Protozoen nur in eine Ordnung der Sporozoen: Hämosporidien unterbrachte, ist nach dem Vorgange von Labbé[195] eine zweite Ordnung geschaffen worden, die Gymnosporidien oder Acystosporidien[196], innerhalb welcher dann wegen der Verschiedenheit der Keimformen eine besondere Familie die Hämamöbiden abgegrenzt ist, die vorzugsweise die Blutzellen und die hämopoetischen Organe infiziren.

Zunächst sollen hier die Hämosporidien besprochen werden.

Die Hämosporidien sind einzellige Schmarotzer des Blutes, von länglich gestreckter, gregarinenartiger Gestalt und Struktur; der Keim wächst in den Blutkörperchen heran, das erwachsene Thier kann eine Zeitlang frei im Blute leben und dringt vor der Vermehrung von Neuem in Zellen des Blutes oder der blutbereitenden Organe ein; **innerhalb** derselben erfolgt der Zerfall in eine Anzahl von Keimen. (Wasielewski.)

Für die Technik der Untersuchung wird von Wasielewski folgendes Verfahren angegeben. Man benutze Froschblut und überzeuge sich an einem frischen Blutpräparat von der Anwesenheit der Schmarotzer, versehe das Präparat mit Vaselinrand oder beobachte im hängenden Tropfen, beziehentlich im Kapillarröhrchen. Sehr empfehlenswerth ist die Lebendfärbung mit Methylenblau (1 Theil Methylenblau in 100 Theilen physiologischer Kochsalzlösung; die Lösung wird mit einem Stück Fliesspapier durch das Präparat gesaugt). Um die Keimbildung zu verfolgen, konservirt man die Milz stark infizirter Frösche in Flemming'scher Flüssigkeit und fertigt Schnitt- oder Zupfpräparate an. Die Fixirung und Färbung der Blutschmarotzer geschieht auf dem Deckglase. Das lufttrockene Deckglas wird durch die Flamme gezogen und dann in Flemming'scher Lösung fixirt. Die Färbung gelingt am besten mit Methylenblau — Eosin. Nach der Methode von Czenzinski mischt man einen Theil einer konzentrirten wässerigen Methylenblaulösung (2 Theile konzentrirte wässerige Methylenblaulösung und 4 Theile Wasser) mit zwei Theilen einer Eosinlösung (Eosin 1 Theil und 60% Alkohol 100 Theile) und färbt damit 24 Stunden. Zur Dreifachfärbung dient ein Gemisch von Delafield'schem Hämatoxilin, Säurefuchsin oder Bengalroth und Aurantia. Damit färben sich die chromatischen Keimtheile schwarz-violett, die normalen Blutkörperchen und Phagocyteneinschlüsse orange, die anämischen Blutkörperchen weinhefefarben, die Conturen der Parasiten, ihre Vakuolen und Granulationen erscheinen lebhaft roth.

Geschichtliches. Nach den Angaben in der Litteratur hat wohl E. Ray Lankester (1871)[197] zuerst auf die im Blute der Frösche vorkommenden Parasiten aufmerksam gemacht und schon um jene Zeit auf ihre Beziehung zu den Gregarinen hingewiesen. Er verglich sie mit den Pseudonavicellen der Gregarinen und bezeichnete sie Drepanidium ranarum. Die Selbständigkeit der Drepaniden wurde jedoch erst später (1885) durch zahlreiche Arbeiten von Danilewsky[198] erwiesen[199]. Später hat dann J. Gaule[200] (1880) durch seine Angaben über eigenthümliche Gebilde, welche in dem Blute der Frösche, Tritonen und Schildkröten vorkommen, von Neuem die

Aufmerksamkeit auf diese Blutparasiten gelenkt. Allerdings hat Gaule die parasitäre Natur dieser Gebilde — von ihm Blutwürmchen, Cystozoen genannt — nicht erkannt, sondern behauptet, dass sie in allen Zellen als normale Theile des Protoplasmas vorkämen und gemeine Bestandtheile des thierischen Lebens seien.

Später folgten dann die Beobachtungen von Laveran (1884) über das Vorkommen eigenthümlicher Gebilde in dem Blute Malariakranker und schliesslich zahlreiche Angaben über Befunde von Blutparasiten bei Vögeln, u. a. von Grassi und Feletti[201], Ceand, Sanfelice[202] und Kruse[203].

Verbreitung und Sitz der Hämosporidien. Die Hämosporidien sind bisher nur bei Amphibien, Reptilien und Vögeln gefunden worden, dagegen nicht bei Fischen und Säugern. Am häufigsten sind die Frösche infizirt, dann beherbergen auch Süsswasserschildkröten und Eidechsen häufig diese Parasiten. Unter den Vögeln hat man die Hämosporidien bisher nur bei Eulen und Spechten beobachtet, während die meisten übrigen Blutparasiten der Vögel zu der bereits genannten anderen Sporozoenordnung, den Acystosporidien, oder zu den Flagellaten gehören. Nach den bisherigen Beobachtungen scheinen die Hämosporidien der Kaltblüter besonders in Russland, England, Deutschland, Italien und Frankreich vorzukommen, während die Vögel in Italien und Russland häufiger infizirt zu sein scheinen, als in anderen Ländern.

Der Sitz der Parasiten ist im Blute, und zwar theils in den zelligen Bestandtheilen desselben, theils im Serum. Vorwiegend sitzen sie in den rothen, seltener in den weissen Blutkörperchen. Natürlich gelangen die Parasiten mit den von ihnen infizirten Blutkörperchen auch in bestimmte Organe, vorwiegend in das Knochenmark und in die Milz. Von einzelnen Hämosporidienarten werden die keimbildenden Cysten nur in der Milz oder im Knochenmark angetroffen. Die infizirten rothen Blutkörperchen werden blass und grösser (ausgedehnt).

In der Gestalt ähneln die länglich-gestreckten, wurmförmigen, an beiden Enden spitz auslaufenden oder an einem Ende keulenförmig angeschwollene Hämosporidien den einkammerigen, mit welchen sie ja auch ursprünglich verwechselt worden sind. Bei Bewegungen derselben kommen mannigfaltige Formveränderungen zu Stande, dieselben sind nicht amöbenförmig, sondern gleichen vollständig den Bewegungen der Gregarinen. Man kann ferner an denselben das strukturlose Ektoplasma, das fein granulirte Entoplasma und den runden oder ovalen Kern unterscheiden. Wie Labbé feststellte, hemmen schwache, galvanische Ströme die Bewegungen und verursachen bald eine Zerstörung des Protoplasmas. Durch Kälte wird ihre Bewegungsfähigkeit gelähmt und bei höheren Graden (unter Null) wird das Protoplasma zerstört. Durch betäubende Flüssigkeiten (Chloroformwasser, Kokain, hydrochl.

Morph. hydrochlor. 1,0:1000,0; Chloralhydrat 2,0:1000,0) werden die Parasiten unbeweglich und gelähmt.

Vermehrung und Entwickelung. Die Vermehrung der Hämosporidien erfolgt innerhalb der Wirthsthiere und innerhalb der Wirthszellen im Gegensatze zu den Gregarinen, welche meist ausserhalb der Wirthe oder frei in der Leibeshöhle Sporen bilden. Die erwachsene Hämosporidie wandelt sich zunächst zur Cyste um; die Cysten finden sich vorzugsweise in der Milz, in der Leber und im Knochenmark, nur selten im lebenden Blut (Wasielewski). In der Cyste beginnt dann durch Theilung des Kernes die Entwicklung der jungen Hämosporidien. Die Keime (Sporozoiten) besitzen eine länglich-ovale, zum Theil leicht sichelförmige Gestalt (Labbé). In das Blut gekommen dringen dann die Keime einzeln oder zu zweien in ein rothes Blutkörperchen hinein, wobei dann die erwachsenen Hämosporidien oft die Wirthszelle sprengen und eine Zeit lang frei im Serum leben. Behufs Vermehrung dringen die Hämosporidien dann wieder in eine neue Wirthszelle um nach ev. vorangegangener Kopulation zweier Individuen den Entwicklungsgang von Neuem zu beginnen. Durch Einreissen der dünnen Cystenhülle kann die Entleerung und Ausstreuung der Keime in die Blutbahn erfolgen.

Auf welchem Wege und in welcher Form die Hämosporidien ihren Wirth verlassen und andere Thiere infiziren, ist noch nicht völlig aufgeklärt. Da lebende Parasiten auch im Froschdarm angetroffen wurden, so mag die Verbreitung vielleicht durch die Nahrung erfolgen. Künstliche Infektionen sind bisher nur durch Uebertragung von infizirtem Blut auf Thiere derselben Art gelungen. Ausserhalb des Wirths können die Keime, denen die schützende Sporenhülle fehlt, wohl nicht lange existiren.

Eintheilung. Labbé unterscheidet drei Gattungen: Drepanidium, Karyolysus und Danilewskya.

Die erste Gattung: Drepanidium Ray Lankester trägt die Merkmale der Ordnung. Es sind Blutzellschmarotzer von gregarinenartiger, an beiden Enden zugespitzter Form. Die Entwicklung beginnt intraglobulär, dann folgt ein freies Stadium im Serum. Die Sporenbildung erfolgt immer intracellulär, fast immer intraglobulär. Im Sommer und Herbst kommen meist Cysten mit Mikrosporen, im Winter und Frühling auch Cysten mit Makrosporen vor. Der Parasit bewegt sich lebhaft im Serum und scheint auf die Blutkörperchen keine besondere Wirkung auszuüben.

Man unterscheidet davon bisher drei Arten:

a) Drepanidium princeps Labbé[204] (Drepanidium ranarum Lankaster;) kommt als kleines 15 μ langes, wurmartiges Gebilde im Blute der Frösche vor, schraubenförmig zwischen den Blutkörperchen sich bewegend. In der

Mitte des mit einem Kern versehenen Parasiten sind 1–2 Vakuolen vorhanden. Man sieht die Parasiten bald in den Blutkörperchen, bald aus denselben heraustretend. Die Schmarotzer findet man ausser in rothen Blutkörperchen, in Leukocyten, in Zellen der Milz und des Knochenmarkes, gelegentlich sogar in Zellkernen. D. princeps ist in ganz Europa verbreitet.

b) Drepanidium monilis Labbé. Dieser Parasit wird fast nur in italienischen Fröschen beobachtet, dagegen nicht im übrigen Europa. Der Parasit ist von Labbé monilis genannt worden (moniliform = halsbandförmig), weil bei Bewegungen Anschwellungen auftreten, welche mit Einschnürungen abwechseln. Der Parasit hat einen grossen, bläschenförmigen Kern und reichlich gekörntes Protoplasma; Vakuolen fehlen. D. monilis kommt fast nur in den rothen Blutkörperchen vor, bisweilen auch in Hämatoblasten, selten in Leukocyten.

c) Drepanidium avium Danilewsky s. Pseudovermiculus avium s. Haemogregarina avium — Danilewsky.

Es sind grosse (10–17 μ lange) gregarinenartige Parasiten, welche durch ihre wurmförmigen mit transversalen Einschnürungen verbundenen Bewegungen den anderen Drepaniden gleichen. Die Vermehrung erfolgt endoglobulär in Cysten. Solche Cysten sind auch mit 5–10 Keimen in der Milz gefunden worden. Bisher sind dieselben vorwiegend im Blute von Eulen, Buntspechten und Mandelkrähen beobachtet worden.

Von der zweiten Gattung, Karyolysus-Labbé ist nur eine Art bekannt: Karyolysus lacertarum Labbé (Haemogregarina lacertarum Danilewsky).

Die Parasiten leben im Blute von Eidechsen. (Lacerta viridis, muralis und ocellata.) Die erwachsenen Formen werden 11–14 μ gross, haben die Gestalt einer Gregarine und zerstören durch ihre Anwesenheit die Blutkörperchen. Die Sporenbildung erfolgt innerhalb der Blutzellen und nach Cystenbildung.

Die dritte Gattung: Danilewskya enthält drei Arten:

D. Lacazei, D. Stepanowii und D. Krusei.

Auch diese Blutzellenschmarotzer zeigen eine ausgesprochen gregarinenartige Gestalt, erreichen die doppelte Länge eines Blutkörperchens und haben im Ganzen nur einen mechanischen Einfluss auf die Blutkörperchen, ohne diese besonders zu alteriren.

Danilewskya Lacazei (Labbé) (Haemocytozoon clavatum) lebt im Blut von Eidechsen. Die erwachsenen, 25–28 μ langen Parasiten haben eine wurmförmige Gestalt und einen deutlichen Kern an einem Ende.

Danilewskya Stepanowii (Haemogregarina Stepanowii) lebt im Blute der Schildkröte (Cistudo europaea).

Danilewskya Krusei (Labbé) lebt im Blute von Fröschen.

Kruse[205] hebt jedoch mit Recht hervor, dass ein genügender Grund, die weitgehende Trennung in Ordnungen, Gattungen und Arten, wie sie von Labbé vorgeschlagen ist, bei den Parasiten der Froschblutkörperchen durchzuführen nicht vorliegt. Man könnte vielmehr entweder einen Polymorphismus annehmen, z. B. in dem Sinne eines Generationswechsels, oder aber die verschiedenen Formen als nächstverwandte Varietäten einer Spezies betrachten. Ohne weiteres dürfte dies klar sein für die sog. Drepanidien (princeps, monilis magnum). Das am meisten vom Typus abweichende sog. Dactylosoma ist am einfachsten als eine Form zu deuten, die vor ihrer Entwickelung zu Blutwürmchen eine Wachsthumshemmung erfahren hat.

VI. Ordnung: Acystosporidien (Syn. Gymnosporidia Labbé 1894).

Die Acystosporidien sind Zellschmarotzer von amöboidem Bau; sie scheiden vor der intracellulär ablaufenden Keimbildung **nie eine Hülle** ab; die Vermehrung erfolgt durch Zerfall des abgerundeten Plasmaleibes in zahlreiche Keime, welche entweder eine ovale, amöboid veränderliche oder eine sichelartige, beständige Form besitzen. (Wasielewski.)

Verbreitung, Sitz, Gestalt, Bau und Entwicklung. Die Acystosporidien kommen nach den bisherigen Beobachtungen nur bei Wirbelthieren vor. Besonders häufig sind sie bei Vögeln, ferner bei Fröschen, dann auch im Blute der Rinder und Schafe und ganz besonders im Blute des Menschen als Erreger der Malaria (1880 von Laveran entdeckt) beobachtet worden. Meist handelt es sich um endemisches bezw. enzootisches Vorkommen. So ist von den Malariakrankheiten bekannt, dass sie in bestimmten Gegenden besonders der Tropen und Subtropen vorkommen; auch als Erreger der sog. Texasseuche der Rinder kommen die Parasiten nur in gewissen Bezirken vor. Künstlich kann die Krankheit durch Bluttransfusion von einem Wirth auf einen anderen derselben Art übertragen werden.

Die Acystosporidien leben stets in den einmal von ihnen infizirten Zellen. Nur die schon völlig reifen Keime wandern kurze Zeit frei umher, wenn sie geeignete Wirthszellen aufsuchen. Vorwiegend schmarotzen sie, wie die Hämosporidien, mit welchen sie früher unter dem Namen „Hämatozoen“ oder „Hémozoaires“ zusammengefasst wurden, in den rothen Blutkörperchen, daneben auch in den weissen Blutkörperchen, in den Milz- und Knochenmarkzellen. Gelegentlich gelangen wohl auch einzelne Exemplare in die Nieren, in die Leber und auch in das Darmepithel.

Die pathologische Wirkung entwickelt sich langsam, weil die Organismen fast immer kleiner sind als die befallenen Wirthszellen und erst durch die massenhafte Zerstörung von Blutzellen ihre verderblichen Folgen hervorrufen. Die Parasiten haben grosse Aehnlichkeit mit den Amöben. Im vollständig entwickelten Zustande besitzen sie entweder amöboide Fortsätze oder eine länglich gestreckte Gestalt. Im frischen Zustande erscheinen sie fast völlig hyalin. Das Entoplasma zeigt einen alveolären Bau und enthält den in den Keimen vorhandenen Chromatinkern und den bei vollständig entwickelten Exemplaren vorhandenen bläschenförmigen Kern. Neben dem Kern beherbergt das Protoplasma noch feinkörniges oder krystallinisches Pigment von schwarzer, ockergelber oder feuerrother Farbe, entstanden durch Zersetzung des Hämoglobins. Diese Pigmenteinschlüsse sind für die Acystosporidien, besonders der Warmblüter charakteristisch.

Die Ortsbewegung, welche bei jungen Individuen am lebhaftesten erfolgt, vollzieht sich durch Aussenden und Einziehen kurzer oder langer Fortsätze. Man kann in den frischen Blutpräparaten infizirter Thiere intensiv bewegliche Gebilde nachweisen, welche mit geisselartigen, lebhaft schwingenden Fortsätzen ausgestattet sind. Man hat dieselben als Polymitusformen beschrieben. Grassi, Feletti, Celli, Sanfelice und Labbé sind der Ansicht, dass die Polymitusform eine Degenerationserscheinung ist. Dieselbe zeigt sich nach Labbé erst im Präparat in Folge der veränderten physikalischen und chemischen Verhältnisse, in welche das Blut gelangt ist. In frischen Präparaten löst sich das infizirte Blutkörperchen plötzlich auf, der Parasit nimmt Kugelform an und an seiner Oberfläche treten sehr bald 1–10 geisselartige Fortsätze auf, welche sich lebhaft bewegen. Nach einiger Zeit lösen sich die geisselartigen Fortsätze los und der übrig gebliebene rundliche Protoplasmakörper geht unter Vakuolenbildung zu Grunde. Labbé hält nun die geisselführenden Gebilde für anormale Formen, für ein Stadium der Agonie, welches dem Untergange vorausgeht; dieselben sind im lebenden Blute nicht vorhanden. Die Vermehrung der Acystosporidien erfolgt innerhalb der Wirthszellen meist durch direkten Zerfall des Protoplasmas in eine grössere oder kleinere Zahl von Keimen. Durch Untergang der befallenen Blutkörperchen werden die Keime frei. Die freigewordenen Keime machen zunächst im Serum eine amöboidenartige Bewegung und dringen dann wieder in Blutzellen ein, wo aufs Neue die Vermehrung erfolgt. Die Zeit für die Entwicklung neuer Keime beträgt bei einzelnen Arten 2–3 bei anderen 6–7 Tage.

Eintheilung. Von Wasielewski ist vorgeschlagen worden, die Acystosporidien in zwei Familien einzutheilen: Acystidae mit sichelförmigen Keimen und Haemamöbidae mit amöboiden Keimen. Ausser durch die Keimform unterscheiden sich beide Familien noch durch ihren vorwiegenden Sitz. Während die Acystiden in Epithelzellen schmarotzen, infiziren die Hämamöbiden vorzugsweise die Blutzellen und die Zellen der hämopoetischen Organe. Die zu den Acystosporidien gehörigen Gattungen werden nun in folgender Weise eingereiht:

Acystosporidien	I. Familie: Acystidae, mit sichelförmigen Keimen: Karyophagus,		
	II. Familie: Haemamoebidae mit amöboiden Keimen:		
		a) einsporig:	Proteosoma,
			Haemamoeba,
			Dactylosoma,
			Cystamoeba.
		b) zweisporig:	Halteridium.
	Anhang: Apiosoma, Babesia.		

I. Familie: **Acystiden**.

Die Acystiden sind Epithelschmarotzer, welche ihre Entwicklung in einer Zelle vollenden, keine Cystenhülle abscheiden und in Sichelkeime zerfallen; sie schmarotzen vorwiegend in den Darmepithelien von Salamandern, Tritonen und Fröschen.

II. Familie: **Hämamöbiden**.

Die zu dieser Familie gehörigen Parasiten sind von hervorragender pathologischer Bedeutung, weil dieselben vorwiegend in den Blutzellen der Vögel, der Säugethiere und des Menschen schmarotzen und schwere Erkrankungen erzeugen können.

Man theilt dieselbe wie erwähnt gegenwärtig ein in:

a) zweisporige Hämamöbiden mit 1 Gattung: Halteridium,

b) einsporige Hämamöbiden mit 4 Gattungen: Proteosoma, Haemamoeba, Dactylosoma, Cytamoeba.

Zu letzterer Gruppe wird auch einstweilen der Erreger der Texasseuche: Apiosoma bigeminum (früher Pyrosoma) Smith und der Erreger der Hämoglobinurie (Babes): Babesia gerechnet.

Von der zu den zweisporigen Hämamöbiden gehörigen Gattung Halteridium (Labbé) ist eine Art: Halteridium von Danilewsky-Labbé zu nennen, welche im Blute von Fringilla coelebs (Buchfink), Sturnus vulgaris (Staar), Alauda arvensis (Feldlerche) und Garrulus glandarius (Eichelhäher) beobachtet ist. Nach Labbé dauert die Entwicklung einer Parasitengeneration etwa 7 Tage. In der Regel scheint die Gesundheit der infizirten Vögel durch diese Blutschmarotzer nicht besonders beeinträchtigt zu werden.

Von den einsporigen Hämamöbiden ist von der Gattung Proteosoma nur eine Art: Proteosoma von Grassis-Labbé zu nennen, welche im Blute von Lerchen und Finken lebt. Die infizirten Thiere bekommen Fieber, versagen das Futter und gehen häufig an der Erkrankung zu Grunde.

Von der Gattung Haemamoeba (Syn. Haematophyllam Metschnikoff, Oscillaria Laveran, Plasmodium Marchiafava-Celli, Haematomonas Osler) ist die eine Art: Haemamoeba Laverani, welche im Blute des Menschen vorkommt von Interesse, weil dieser Parasit die **Ursache der Malaria** ist.

Auch bei den Vögeln ist die Frage, ob es sich um verschiedene Entwicklungszustände desselben Parasiten oder um mehrere Spezies handelt, ebensowenig wie im Falle der Froschparasiten bis jetzt mit Sicherheit zu beantworten.

Hinsichtlich der Bedeutung der Hämosporidien der Vögel als Krankheitserreger sei noch erwähnt, dass hauptsächlich die schneller sporulirenden Formen pathogen wirken. Das erzeugte Fieber hat nicht den Typus, wie das der menschlichen Malaria, ist auch nicht durch Chinin zu beeinflussen; die Sporenbildung geht ungestört vor sich, wenn auch die amöboiden Bewegungen durch grosse Gaben (0,01–0,02) sistirt werden[206].

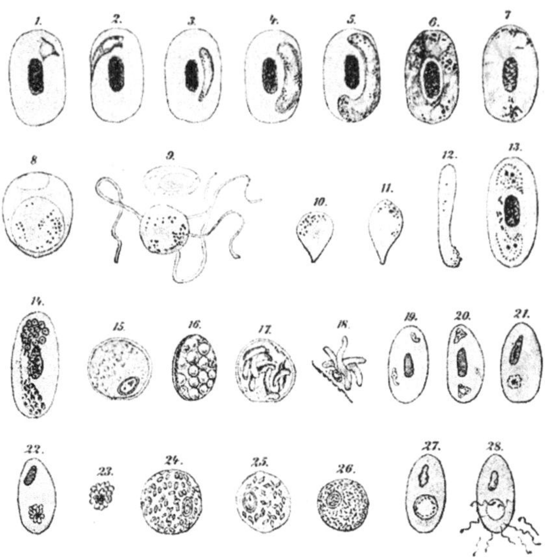

Figur 28.

Die Blutkörperparasiten der Vögel (Vergr. 600–1000). Nr. 13 u. 14 nach Labbé, 15–28 nach Danilewsky, die übrigen nach Kruse. 1–12. Parasiten der
Krähe. 1–7. Allmähliches Wachsthum bis zur Sporulation (?). 8 u. 9. Entwicklung
von Geisselträgern aus den erwachsenen Parasiten im frischen Präparat. 10–12. Würmchen,
die sich gleichzeitig aus den Blutkörperchen frei machen. 13–14. Ein ähnlicher Parasit
aus Fringilla coelebs, der Sporen bildet (Halteridium, Labbé). 15–18. Cysten, die zur
Sporulation kommen, aus dem Knochenmark und der Niere von mit Parasiten behafteten
Vögeln. Die jüngere Form in 18 gregarinenartig beweglich. 19–23. Amöboide, schnell
sporulirende Parasiten der Blutkörperchen, bei 23 eine freie Sporulationsform.
24–26. Cysten mit oblongen, spindelförmigen und spirillenartigen Inhaltskörperchen.
27 u. 28. Die letzteren aus einem Blutkörperchen ausschwärmend.

Neuerdings hat MacCallum[207] die pathologischen Veränderungen der Gewebe beschrieben, welche bei den mit Hämosporidien infizirten Vögeln auftreten und welche häufig eine überraschend grosse Ausdehnung haben im

Vergleich zu dem offenbar guten Wohlbefinden der Thiere. Vorwiegend sind Leber und Milz ergriffen.

Haemamoeba Laverani.

Geschichtliches. Der Parasit wurde im Jahre 1880 von Laveran[208] im Blute Malariakranker entdeckt. Golgi[209] hat dann den Zusammenhang der Fieberanfälle mit dem Entwicklungsgang des Parasiten nachgewiesen, während Marchiafava und Celli[210] (1888) die Sporulationsformen bei diesem Parasiten feststellten. Weitere eingehende Untersuchungen sind dann von Metschnikoff[211], Celli u. Guarnieri[212], Sanfelice[213], Grassi und Feletti[214], Mannaberg[215], Councilman[216], und von Laveran[217] u. A. angestellt worden.

Bekanntlich wird mit **Malaria** (vom ital. mala aria = böse Luft, = Intermittens Wechsel- oder kaltes Fieber) eine Krankheit des Menschen bezeichnet, welche in vielen Gegenden (namentlich in Sumpfgegenden) endemisch vorkommt und durch ihre regelmässigen in bestimmten Intervallen auftretenden Anfälle ausgezeichnet ist. Das wichtigste Symptom besteht in einem meist nur kurz andauernden Fieberanfall, welcher entweder täglich oder alle 2, 3, 4 oder 5 Tage auftritt. Man spricht demnach auch von einer Fibris quotidiana, tertiana, quartana, quintana u. s. w. Ausser Fieber ist auch eine meist erhebliche Schwellung der Milz während des Anfalles nachzuweisen. Neben diesen mit einer gewissen Regelmässigkeit auftretenden Fieberanfällen kommen jedoch auch unregelmässige Formen vor und man spricht dann von einem perniciösen, remittirenden, larvirten, kontinuirlichen u. s. w. Wechselfieber. Das Hauptarzneimittel gegen die Malaria ist Chinin. Die Untersuchungen der letzten Jahre haben nun gelehrt, dass den einzelnen Malariatypen auch verschiedene Malariaparasiten entsprechen, welche sich in verschieden langer Zeit entwickeln.

Die Entwicklung verläuft nach der Beschreibung von Labbé[218] in folgender Weise.

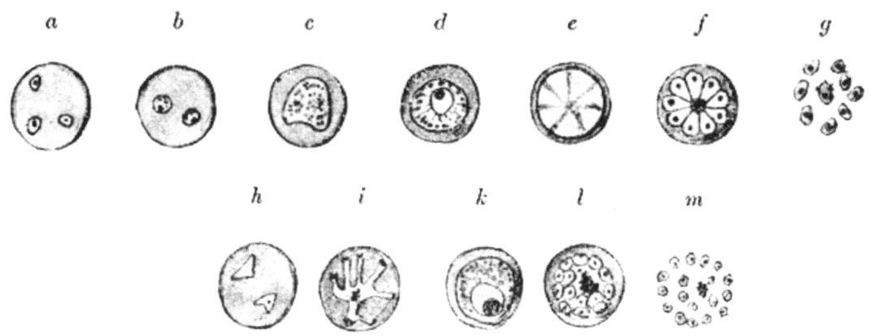

Figur 29.

a-g) Haemamoeba laverani varietas quartana aus dem Blute malariakranker Menschen (nach Labbé).

a) frisch infizirtes Blutkörperchen. *b*) etwas grössere Keime. *c*) erwachsener Parasit mit starker
Pigmentkörnung, grosse lappige Fortsätze bildend. *d*) abgerundete Form mit grossem Kern.
e) Beginn der Keimbildung. *f*) rosettenförmig um einen Restkörper angeordnete Keime.
g) freie Keime nach Zerfall des rothen Blutkörperchens.

h-m) Haemamoeba laverani varietas tertiana aus dem Blute malariakranker Menschen (nach Labbé).

h) amöboide Keime. *i*) erwachsene Amöboidform mit langen zarten Pseudopodien.
k) abgerundete erwachsene Form. *l*) Keime morulaartig angeordnet. *m*) freie Keime
nach Zerfall des rothen Blutkörperchens.

Ein kleiner amöboider, unpigmentirter Körper dringt in ein Blutkörperchen ein und wächst darin. Er zersetzt das Hämoglobin, nimmt Pigment in sich auf und theilt sich früher oder später in eine grössere oder kleinere Zahl von Keimen. Dabei bleibt immer ein Restkörper übrig, welcher aus Pigment gebildet ist und niemals in den Keim übergeht. Die Keime führen innerhalb der rothen Blutkörperchen amöboide Bewegungen aus. Die rothen Blutkörperchen hypertrophiren unter der Einwirkung der Parasiten und können das 3–4fache ihres normalen Volumens erreichen. Golgi zeigte, dass bald nach dem Anfall einer typischen Quartana an den rothen Blutkörperchen ein kleines unpigmentirtes Körnchen nachgewiesen werden kann, welches 24 Stunden später etwa ein Sechstel bis ein Fünftel des Blutkörperchens einnimmt. Etwa 48 Stunden später haben die Parasiten in den sich vergrössernden Blutkörperchen die Hälfte bis zwei Drittel eingenommen. Sechzig Stunden nach dem Anfall (12 Stunden vor dem nächsten) ist von dem Blutkörperchen nur noch ein schwacher Saum erkennbar. Es beginnt nun die Vermehrung des Parasiten, in der scheibenartigen Form desselben erscheint eine speichenartige Zeichnung und schliesslich zerfällt das Ganze in nur selten über 10 hinausgehende rundliche, kernhaltige Keime. Der Zerfall erfolgt in der Regel während des zweiten Fieberanfalles. Die frei gewordenen Keime legen sich bald wieder anderen Blutkörperchen an und der erwähnte Entwicklungsgang beginnt von Neuem.

Demnach ist die ganze Entwicklung eine langsame und dauert meistens 72 Stunden. Zur Erklärung der Febris tertiana hat man zwei Generationen oder zwei Varietäten des Malariaparasiten unterschieden, wobei dann beim Eintreten einer Febris tertiana der Entwicklungsgang schon in 48 Stunden abgeschlossen ist.

Bei dem regelmässigen Quartanfieber, das einer leichteren Malariainfektion entspricht, wie sie in eigentlichen Malariagegenden neben der Febris tertiana besonders im Frühling und hauptsächlich in der heissen Jahreszeit vorkommt, ist ein Parasit die Ursache, welcher als Plasmodium malariae quartanae[219], Amoeba malariae quartanae[220] oder als Haemamoeba malariae[221] bezeichnet wird[222].

Derselbe vollendet seinen Entwicklungscyklus in drei Tagen. Eigenthümlichkeiten während der Wachsthumsperiode sind: geringe Beweglichkeit — nur die jüngeren Formen entsenden Pseudopodien, die älteren zeigen leichtere Konturverschiebungen — frühe und intensive Ablagerung von verhältnissmässig groben Pigmentkörnchen, schliesslich der Einfluss auf die Wirthszelle, die eher verkleinert, als vergrössert wird, und deren Hämoglobingehalt zunimmt.

Auch das Tertianfieber gehört zu den leichteren Infektionen, welche besonders im Frühjahr in echten Malariaorten vorkommen, und wird durch Plasmodium malariae tertianae (Celli und Sanfelice, Kruse) (Amoeba febris tertianae (Golgi), Haemamoeba vivax Grassi und Feletti) hervorgerufen. Der Parasit vollendet seine Entwicklung in zwei Tagen, füllt im erwachsenen Zustande das Blutkörperchen völlig aus, bildet dann entweder 14–20 Sporen oder degenerirt. Charakteristisch sind die lebhaften, amöboiden Bewegungen, die Feinheit der abgelagerten Pigmentkörnchen, die mässige Entfärbung und Vergrösserung der Wirthszelle.

Wie bei der Quartana entspricht auch bei der Tertiana die Reifung der Sporen dem Beginn des Fiebers.

Die schweren quotidianen oder unregelmässigen, intermittirenden, remittirenden oder kontinuirlichen Fieber, welche in den Malariagegenden besonders heimisch sind, werden durch Plasmodium malariae quotidianae oder irregularis (Celli und Sanfelice, Kruse) (Haemamoeba praecox, Grassi und Feletti) hervorgerufen. Im Fingerblute werden dann kleine, gar nicht oder sehr spärlich pigmentirte Parasiten in reger amöboider Bewegung oder in Ringform gefunden. Die grösseren und sporulirenden Parasiten finden sich meist gar nicht im peripherischen (Finger-) Blute, dagegen in Massen in den inneren Organen, besonders in der Milz, aus welcher sie durch Punktion schon während des Lebens gewonnen werden können. Die erwachsenen Formen erreichen jedoch niemals die Grösse der Tertian- und Quartanparasiten, füllen höchstens den dritten Theil der rothen Blutkörperchen aus. Das Pigment ist meistens in einem Klümpchen vereinigt. Die Sporen sind etwas kleiner wie die der Tertiana und Quartana und werden in der Zahl von 5–10 gebildet. Besonders bei den perniciösen Malariaerkrankungen findet man während des Lebens das Blut überschwemmt mit den kleineren Parasiten und nach dem Tode die

Kapillaren der Organe, ganz besonders der Milz, des Gehirns u. s. w. strotzend mit Parasiten aller Stadien und mit vielen Sporulationsphasen gefüllt. In weniger akuten Fällen treten, jedoch erst nachdem die Infektion 5–8 Tage gedauert hat, zu den bisherigen Formen eigenthümliche Körper, welche schon von Laveran als Halbmonde beschrieben worden sind. Sie ähneln Mondsicheln mit abgestumpften Enden, die sich gleichmässig oder stärker an den Polen färben und in der Mitte einen manchmal sehr zierlich kranzförmig angeordneten Haufen von Pigmentstreifen oder Nadeln enthalten. Ihr Längendurchmesser überragt die rothen Blutscheiben etwa um die Hälfte. Als Ueberreste der Wirthszelle, in der die Halbmonde entstanden sind, findet man oft ihre Pole auf der konkaven Seite durch eine zarte, gebogene Linie verbunden oder den ganzen Körper durch eine doppelte Kontur eingeschlossen.

Die Halbmonde nehmen zuweilen während der Beobachtung zuerst eine spindelförmige oder ovale, dann kugelrunde Gestalt an, ihr Pigment beginnt sich zu vertheilen und der Körper macht schaukelnde Bewegungen oder entsendet plötzlich lebhaft sich bewegende Geisseln. Letztere werden abgeworfen, und der Mutterkörper zerfällt in mehrere pigmentirte Kugeln, welche sich noch lange als einzige Reste der Laveran'schen Sicheln erhalten können. Die Geisseln sind, wie im Blute der Vögel, reproduktionsunfähige, früher oder später der Degeneration verfallende Elemente. Auch hat die Annahme die meiste Wahrscheinlichkeit, dass die Halbmonde unschädliche Residuen des Infektionsprozesses, eine abgebrochene Entwicklungsrichtung darstellen. Die Wiederholung der fieberhaften Perioden wird nicht durch sie, sondern durch die Sporen vermittelt, obwohl einzelne Autoren die Halbmonde als Dauerformen ansehen, welche auch Sporen produziren sollen.

Von Marchiafava und Bignami[223] wird nun noch ein schweres Tertianafieber unterschieden, bei welchem die Parasiten grösser (bis zur Hälfte eines Blutkörperchens) werden, als bei dem eben genannten. Halbmonde werden dabei ebenfalls beobachtet. Leicht kann eine Verwechselung mit der Quotidiana eintreten.

Von Celli und Marchiafava[224] ist einige Male auch ein Plasmodium malariae incolor oder Haemamoeba immaculata (Grassi und Feletti) beobachtet worden. Diese Form unterscheidet sich von der quotidianen Form durch das gänzliche Fehlen des Pigmentes.

Im Uebrigen herrscht noch keine Uebereinstimmung in den Ansichten der Autoren darüber, ob schliesslich nur eine Parasitenspecies der Malaria zu Grunde liegt, oder mehrere und endlich wieviele. Impfversuche, wie solche von Gualdi und Antolisei[225], Antolisei und Angelini[226], Calandruccio[227], Bein[228], Baccelli[229] und Di Mattei[230] angestellt worden sind, ergaben die genaue Reproduktion des verimpften Formentypus (Quartana, Tertiana, Quotidiana mit Halbmonden) in 18 von 20 Versuchen, während in zwei Versuchen die Injektion von Blut mit Quartanparasiten irreguläres quotidianes Fieber erzeugte. Mit Recht hebt Kruse dabei hervor, dass bei der vorliegenden Frage ein einziger positiv nachgewiesener Fall von Pleomorphismus für die Entscheidung derselben von viel grösserer Beweiskraft ist, als 20 negative. Es ist sehr wahrscheinlich, dass die Transformation des Parasiten, wenn sie überhaupt möglich ist, nur unter ganz bestimmten Bedingungen eintritt. Neuerdings betont Ziemann[231] auf Grund seiner mikroskopischen Befunde, wie häufig die Malariaparasiten in ein und demselben Falle sich verschieden verhalten. Alle Versuche, sagt er, allein aus dem verschiedenen morphologischen Verhalten der Malariaparasiten die Berechtigung zur Aufstellung verschiedener Schemata herzuleiten, sind daher mit grosser Vorsicht aufzunehmen.

Die ursächliche Bedeutung der Plasmodien für die Entstehung der Malariainfektion ist sicher: man findet sie konstant im Blute der Kranken, durch das infizirte Blut kann die Krankheit übertragen werden und bei anderen Krankheiten und Gesunden findet man die Blutparasiten nicht. Der Ursprung des Fiebers wird auf die Erzeugung giftiger Stoffe zurückgeführt, welche anscheinend dadurch frei werden, dass sich die Sporulationsformen in ihre Elemente auflösen (Kruse). Oertliche Symptome werden vielleicht durch Anhäufungen der Parasiten in den Kapillaren der Organe hervorgerufen.

Das Ueberstehen einer Infektion scheint eine neue Durchseuchung zu begünstigen, während die natürliche Empfänglichkeit bei den verschiedenen Menschenrassen eine sehr verschiedene zu sein scheint. In Sumatra sollen (nach Martin[232]) die Europäer am häufigsten und heftigsten ergriffen werden, während die Malaien, besonders die Tamils im Allgemeinen seltener als die ersteren und dann an leichteren Formen (Quartana und Tertiana) erkranken.

Die Bedeutung der Wirkung des Chinins auf die Malariaparasiten des Menschen kann nicht bestritten werden; Marchiafava und Celli[233] konnten nach Anwendung von Kochsalzlösung und destillirtem Wasser auf extravaskuläre Plasmodien ebenfalls eine schädigende Wirkung nachweisen.

Die „Phagocyten“ werden im Kampfe mit den Malariaparasiten den Heilungsprozess unterstützen können; ob sie jedoch von wesentlicher Bedeutung in Fällen natürlicher Heilung sind, ist einstweilen noch nicht sichergestellt.

Die Inkubationszeit ist bei der Malariainfektion sehr wechselnd und beträgt bei künstlicher Infektion 1–3 Wochen, kann jedoch bei natürlich entstandenen Infektionen kürzer und länger (1–2 Monate) sein.

Zur Diagnostik der Malariainfektion ist eine einmalige oder öftere Untersuchung des frischen Fingerblutes nöthig. Die Bewegungen der Parasiten bleiben (nach Kruse) auch bei Zimmertemperatur oft stundenlang bestehen. Man kann jedoch auch Trockenpräparate anfertigen und diese nach 5 Minuten langer Fixirung mit Alkohol (oder einer Mischung von Alkohol und Aether zu gleichen Theilen) mit Methylenblau färben. Für die Darstellung der Plasmodien im Gewebe wird (von Bignami) die Fixirung kleiner Organstückchen in Sublimat (1% + 0,07% NaCl + 5% Ac. acet.) während mehrerer Stunden, Auswaschung in jodirtem und absolutem Alkohol und Färbung mit Safranin, Methylenblau oder Bismarckbraun empfohlen.

Hinsichtlich der Entstehungsart der Blutinfektion scheint zunächst die Aufnahme der Parasiten vom Magen-Darmkanal nicht die Regel zu bilden, auch die Beweise für die Annahme, dass die Uebertragung durch die Einathmung infizirter Luft erfolgt, sind noch nicht erbracht worden. Dagegen weisen die Experimente auf eine Möglichkeit der Infektion von der Haut aus hin, und es wäre wohl denkbar, wie Kruse bemerkt, dass die Infektion auch unter natürlichen Bedingungen von der Haut aus, etwa durch Insektenstiche, vermittelt würde. Dann könnte die Infektion von Person zu Person auch durch Flöhe erfolgen. Diese Art der Uebertragung würde ihr Analogon in der der Malaria des Menschen nahestehenden Texasseuche finden, welche erweislich nur durch Stiche bestimmter Insekten verbreitet und von Thier zu Thier übertragen wird.

Die Herkunft des Ansteckungsstoffes ist bei der Malaria noch nicht festgestellt. Jedenfalls lehrt die Erfahrung, dass die Gelegenheit zur Erkrankung an Malaria in Gegenden vorhanden ist, welche von Menschen bisher nicht betreten worden sind.

Die Erreger der Malaria scheinen nur gelegentliche Schmarotzer des Menschen zu sein. In welcher Form sie ausserhalb des menschlichen Organismus leben, ist unbekannt. „Wegen der Eigenart der Plasmodien, die allen Züchtungsversuchen trotzen, könnte man annehmen, dass sie nur zu parasitärem Leben geeignet, also obligate Schmarotzer wären. Nach unserer bisherigen Kenntniss kämen keine anderen Wirthsthiere als höchstens noch Fische, Reptilien, Vögel (Säugethiere! Sch.) in Betracht, die Parasiten derselben zeigen aber unter sich zwar Verwandtschaften, sind jedoch nicht identisch. Danach wäre es also ausgeschlossen, dass die Malariaparasiten von Fröschen, Reptilien oder Vögeln mittelbar auf den Menschen übergingen, um so mehr, weil wir auch bei diesen Thieren keine Anhaltspunkte dafür haben, dass sie ihre Parasiten in grösseren Mengen und in Form von Dauerzuständen in die Aussenwelt entleeren". (Kruse.)

Malariaerkrankungen bei Thieren.

Von Malariafällen bei Thieren wird schon seit langer Zeit berichtet. Die meisten Beobachtungen beziehen sich jedoch auf das Pferd (Ruini, Kersting). In einzelnen der früher in der Litteratur als Malaria beschriebenen Fälle, besonders beim Rind und Schaf, mögen auch manchmal nur Milzbranderkrankungen vorgelegen haben. Dagegen ist es gegenwärtig nicht mehr zweifelhaft, dass Malaria auch bei Thieren vorkommt. Zunächst ist zu erwähnen, dass künstliche Uebertragungen der Malaria des Menschen auf Kaninchen und Hunde mit Erfolg ausgeführt sind. Ferner kommt nach Dupuy in Senegambien die Malaria bei Pferden nicht selten vor und tritt theils in akuter, theils in chronischer, mehrere Monate dauernder Form auf. Von Popow[234] wird über das Vorkommen von Malaria in sumpfigen Gegenden des Kaukasus berichtet. Die Krankheit war hier beim Menschen sehr stark verbreitet und Popow hatte Gelegenheit das Leiden auch bei sechs Pferden zu beobachten. Die Krankheitsdauer betrug 6–11 Tage. Neben Fieber war Puls- und Athembeschleunigung vorhanden. Des Abends war eine Steigerung der Erscheinungen nachweisbar. Von innerlichen Mitteln wirkten am besten und am schnellsten Chinin, das in Dosen von 4,0 gr. 3–5mal gegeben wurde. Je früher mit der Chininbehandlung begonnen wurde, desto früher trat Heilung ein.

Pierre[235] berichtet gleichfalls über Malariaerkrankungen der Pferde und giebt an, dass in den betreffenden Gegenden die Menschen in gleicher Weise erkranken wie die Pferde. Durch einfaches Zusammenleben und Kontakt wird die Krankheit nicht übertragen. Dagegen gelingt die künstliche Uebertragung durch intravenöse Injektion des Blutes kranker Thiere auf gesunde; subkutane und intravenöse Injektionen bei Hunden haben jedoch nur einen zweifelhaften Erfolg. Die Inkubationszeit beträgt oft 10–12 Tage. Die Krankheit tritt entweder als einfaches intermittirendes oder dauerndes Fieber ohne Organkrankheiten auf; oder das Fieber geht mit Organkrankheiten einher. Es wurden Katarrhe des Athmungsapparates, Hämaturie, Pneumonie und Pleuritis, auch Erkrankungen des centralen Nervenapparates beobachtet.

Neben der akuten Form zeigte sich auch eine chronische, welche mit Kachexie und Anämie einhergeht. Das Blut ist dabei quantitativ und qualitativ verändert. Bei der Behandlung des Leidens war Chinin sehr wirksam.

Sander[236] theilte mit, dass das Wechselfieber nicht selten bei Pferden und Rindern in Afrika vorkommt. Burke[237] erwähnt, dass die in Indien unter dem Namen „Surra“ bekannte, oft seuchenartig unter den Pferden auftretende Erkrankung eine perniciöse Anämie ist, welche durch im Blute zirkulirende zu den Hämamöbiden gehörige Parasiten hervorgerufen wird, wie auch weitere Untersuchungen von Evans, Crookshank, Osler u. A.

bestätigt zu haben scheinen. Man hat den Parasiten nach dem Autor Evans: Trypanosoma Evansi genannt.

Neuerdings hat nun auch Danilewsky[238] die Malariaparasiten im Blute der Vögel gefunden, bei denen sie akute, fieberhafte 4–6 Tage dauernde Anfälle erzeugen. Danilewsky fand sowohl in der Struktur wie auch in den biologischen Eigenschaften eine sehr grosse Aehnlichkeit zwischen diesen Parasiten und denjenigen des Menschen. Ebenso hat Labbé[239] die endoglobulären Blutparasiten der Vögel einer eingehenden Untersuchung unterzogen und ebenfalls die grosse Aehnlichkeit mit den Malariaparasiten des Menschen nachgewiesen. Labbé unterscheidet dabei zwei Gattungen: Halteridium (Laverania) und Proteosoma (Haemamoeba).

Die jüngsten Formen der Halteridien erscheinen als kleine, helle und stark lichtbrechende Flecke in den Blutkörperchen, welche später wachsen und seitlich von den Kernen liegen. Ihre Enden sind etwas gekrümmt, meistens etwas aufgetrieben und mit Pigmentkörnchen versehen. Durch Färbung kann man einen Kern nachweisen, welcher bläschenförmig ist und einen grossen Nucleolus einschliesst. Später nehmen diese Körperchen eine beutelförmige Gestalt an, der Kern theilt sich und rückt den Enden näher. Die verdickten Enden sind nach Labbé die Sporen, in welchen sich die Kerne weiter theilen. So entstehen zwei Gruppen von Sporozoiten, die sich trennen und ins Blutserum gelangen. Ausser diesen Formen beobachtete Labbé auch solche, die mit geisselartigen Fortsätzen versehen waren. Der Entwicklungsgang des Parasiten, welcher Halteridium Danilewsky genannt wird, dauert etwa 7–8 Tage.

Die zweite Form — Proteosoma — ist in den jüngeren Entwickelungsstadien dem Halteridium sehr ähnlich. Die älteren Formen besitzen eine nieren- oder birnförmige Gestalt und einen bläschenförmigen Kern. Später runden sich die Enden ab und zerfallen in viele Sporozoiten, welche eine rosettenförmige Anordnung annehmen und manchmal das ganze Blutkörperchen ausfüllen. Die Entwicklung dauert 4–5 Tage. Die inficirten Blutkörperchen verlieren ihren Farbstoff und ihre Kerne sind verschoben. Labbé bezeichnet diese Parasiten als Proteosoma Grassi. Es ist nicht unmöglich, dass beide Arten nur verschiedene Entwicklungsstadien desselben Parasiten darstellen, worüber noch weitere Untersuchungen Aufschluss bringen müssen.

Von den weiteren Gattungen der einsporigen Hämamöbiden ist noch zu erwähnen, dass die zu Dactylosoma und Cytamöba gehörigen Arten im Blute der Frösche beobachtet worden sind.

Ebenfalls den Hämamöbiden angereiht werden die Erreger der Texasseuche und einzelner Formen seuchenartig auftretender Hämoglobinurie der Rinder.

Was zunächst die **Erreger der Texasseuche** betrifft, früher Pyrosoma bigeminum jetzt Apiosoma bigeminum Smith genannt, so sind die Untersuchungen über dieselben von Smith[240] angestellt worden.

Das Texasfieber auch Milzfieber (Texas fever, Spanish fever, Southern Cattle Plague of the United States) ist eine in einzelnen Bezirken der Vereinigten Staaten vorkommende seuchenartig auftretende Krankheit der Rinder, welche an bestimmte Gegenden gebunden ist und besonders am mexikanischen Meerbusen vorkommt. Es liegen seit 1871 Berichte über das Vorkommen der Seuche in den südlichen Staaten der nordamerikanischen Union vor. Später folgten dann genauere Darstellungen, neuerdings von Smith und Kilborne[241], Dinwiddie[242], Billings[243], Salmon[244], Detmers[245]. Im Jahre 1894 wurde die Krankheit auch bei einigen nach Hamburg eingeführten amerikanischen Ochsen beobachtet und später von Weisser und Massen[246] näher studirt und als identisch mit der amerikanischen Seuche festgestellt.

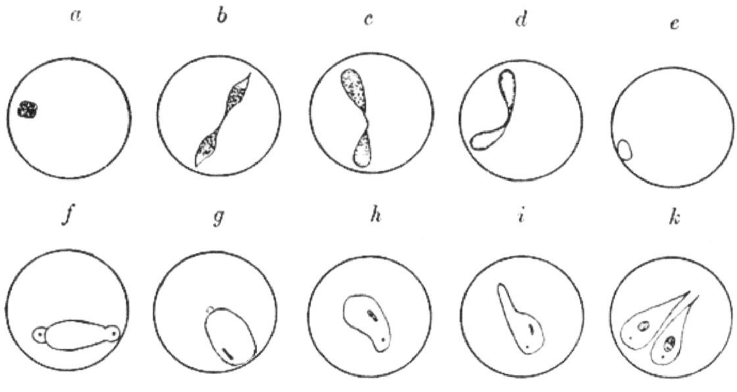

Figur 30.

Apiosoma bigeminum nach Smith.

a-d) intraglobuläre Stadien. Die Punktirung zeigt die relative Färbbarkeit von
erhitzten Präparaten mit alkoholischem Methylenblau an.

a) jüngstes Stadium, anscheinend in Zweitheilung begriffen. Aus dem kreisenden Blute.
b) spindelförmige Körper aus Herzmuskelblut eines akut verlaufenden Falles. An den
peripheren Enden ist die Färbung schwach. *c*) birnförmige Körper derselben Herkunft,
total gefärbt. *d*) birnförmige Körper aus dem kreisenden Blute mit peripherer Färbung.

e-k) verschiedene Stadien aus frischem Blute ungefärbt.

e) jüngstes Stadium des intraglobulären Parasiten, am Rande des Blutkörperchens als eine einzige Vakuole sichtbar. Aus dem kreisenden Blute eines leicht erkrankten Thieres, mit *a* vergleichbar. *f*) ein amöboider Körper im kreisenden Blute, 3 Stunden nach der Blutentnahme. Wahrscheinlich doppelt, da 2 winzige Körperchen vorhanden sind. *g*) derselbe Körper, eine Stunde später. Ein Körperchen ist nicht sichtbar, das andere durch einen stäbchenförmigen Körper ersetzt (?). *h* und *i*) zwei rasch aufeinander folgende Stadien (innerhalb einer Minute) eines Parasiten von einem anderen Falle, 3 Stunden nach der Blutentnahme. In diesem Parasiten ist ein winziges Körperchen und ein Stäbchen vorhanden. *k*) ein paar birnförmige Parasiten aus dem kreisenden Blute eines genesenden Rindes, mit winzigen Körperchen und vakuolenartigen ovalen Stellen.

Die Ansteckung erfolgt auf der Weide durch bestimmte Zecken (Boophilus bovis von Cooper Curtice, Ixodes bovis von Ridey genannt), welche auf den Rindern des Seuchengebietes leben und die Ursache der Krankheit im Seuchenbezirk, wie auch nach anderen Gegenden hin verschleppen. Die nächste Ursache der Krankheit bilden jedoch die genannten Blutparasiten. Dieselben sind blasse, amöboide Plasmakörper, zum Theil mit unregelmässigen Umrissen, zum Theil birnförmig. Die Länge beträgt 2,5–4 μ, die Breite 1,5–2 μ. In dem breiten Ende des Parasiten findet sich öfter ein dunkles winziges Körperchen, welches in seltenen Fällen durch ein grösseres vakuolenartiges Gebilde ersetzt wird. Beide Gebilde kommen auch zusammen in demselben birnförmigen Körper vor. Manchmal ist auch eine doppelte Infektion desselben Blutkörperchens nachzuweisen; dasselbe beherbergt dann zwei Paar birnförmige Körper.

Im Beginne der Erkrankung finden sich in den Blutkörperchen der infizirten Rinder äusserst kleine, glänzende Körperchen, welche als die Keime der Parasiten angesehen werden. Sehr bald erfolgt dann eine Zweitheilung; jeder Theil wächst nun zunächst in einen spindelförmigen Körper aus, der zuletzt in Birnform übergeht und sich nur noch schwach an der Peripherie färbt. Die birnförmigen Gebilde sind mit den spitzen Enden häufig einander zugekehrt oder durch einen feinen Faden verbunden und finden sich sehr zahlreich bei den besonders im Sommer vorkommenden akuten Erkrankungen. Besonders zahlreich findet man die Parasiten im Blute der Leber, der Milz, der Nieren und des Herzens, wo bis 80% der Blutzellen infizirt sind. Unter der Einwirkung der Parasiten sinkt die Zahl der rothen Blutzellen in kurzer Zeit ganz erheblich.

Wird das Blut kranker Thiere gesunden unter die Haut oder in die Venen injizirt, so treten bei den Versuchsthieren schon nach wenigen Tagen die ersten Krankheitserscheinungen auf. Kaninchen, Meerschweinchen, Tauben und Schafe zeigen nach der Impfung keine Krankheitserscheinungen. Dagegen ist die Empfänglichkeit des Rindes eine grosse. Meerschweinchen bleiben gesund, wenn sie im Verhältniss zum Körpergewicht die 25–300fache Dosis desselben Blutes eingespritzt erhielten, welches 3 von 4 geimpften Kühen tödtete. Auch ist die Thatsache bemerkenswerth, dass das Blut scheinbar ganz gesunder Rinder aus dem Seuchengebiete auf Thiere in immunen Gebieten übertragen, infizirend wirkt.

Die Verbreitung und Verschleppung der Krankheit erfolgt nun, wie erwähnt, durch zeckentragende, selbst nicht ganz gesund erscheinende Rinder. Wie Smith angiebt kriechen die Zecken nach ihrem Ausschlüpfen aus den Eiern, die auf den Weiden abgelagert worden, sogleich auf die Rinder, wo sie sich mit Vorliebe auf die Innenfläche der Schenkel und in der Umgebung des Euters festsetzen. Nach zwei Häutungen sind sie geschlechtsreif, paaren sich, und nach einiger Zeit schwillt das Weibchen, öfters schon innerhalb 24 Stunden enorm an, löst sich los und fällt auf den Boden. Nach einigen Tagen wird eine grosse Menge Eier abgelegt, aus denen in 2–6 Wochen, je nach der umgebenden Temperatur, die Zecken herausschlüpfen, um wiederum denselben parasitischen Lebenslauf durchzumachen. Der Zeitraum zwischen dem Anheften der jungen Zecke und dem Abfallen der trächtigen ist ungefähr 23 Tage. Das Schwellen der Parasiten wird bedingt durch Aufsaugen einer verhältnissmässig grossen Menge Blut.

Das Texasfieber wird durch die jungen Zecken 10–15 Tage nach ihrem Anheften hervorgerufen. Damit steht auch die Thatsache im Zusammenhange, dass, wenn eine Herde zeckentragender Rinder vom Seuchengebiete mit empfänglichen Rindern zusammenkommt, bei diesen die Seuche erst nach 45–60 Tagen zum Ausbruch kommt. Die Krankheit erscheint erst mit den jungen Zecken und nicht früher. Seuchenartige Ausbrüche der Krankheit kommen oft dadurch zu Stande, dass infizirte Rinder auf einer Weide übernachten, auf welcher später empfängliche Thiere eine Zeit lang bleiben. Da eine reife Zecke ungefähr 2000 Eier legt, so kann eine einzige Zecke den Boden infiziren. Die lange Dauer der Gefahr eines so infizirten Bodens ist dadurch erklärt, dass die jungen Zecken wahrscheinlich monatelang auf dem Boden lebensfähig bleiben können. Smith hält es für wahrscheinlich, dass die Zecken sich zunächst mit dem Blute der Rinder des Südens infiziren und die Mikroparasiten dann auf die junge Zeckengeneration übertragen werden. Wichtig ist auch noch die

Beobachtung, dass Rinder, welche in dem Seuchengebiete einheimisch sind, die Krankheit als Herdenseuche nach ausserhalb tragen können, obwohl sie selbst anscheinend ganz gesund sind. Die Krankheit tritt auf den Weiden des Nordens auf, wenn Rinder des Südens kurze Zeit auf denselben Weiden gewesen waren. Man beobachtet die Seuche nur im Sommer und im Herbste. Kälte zerstört den Krankheitserreger, weshalb die Seuche im kalten Norden nicht zur Beobachtung kommt.

In welcher Weise und in welchem Entwicklungsstadium die Mikroparasiten des Texasfiebers von dem Zeckenweibchen auf die Zeckenlarven übertragen werden, bedarf noch der weiteren Untersuchung.

Hinsichtlich der Krankheitserscheinungen sei erwähnt, dass die Krankheit in einer akuten und in einer chronischen Form auftritt. Bei der akuten Form wird Fieber mit Steigerung der Körpertemperatur bis auf 40,5–42° C. beobachtet. Bei der chronischen Form zeigt sich jedoch nur Abends eine Temperatursteigerung um 1–2° C. über der Norm. Bei der akuten Form wird ferner Bluthamen und, wie auch bei der chronischen, Anämie, ferner Sistiren der Milchsekretion und der Futteraufnahme, daneben auch Verstopfung oder Durchfall beobachtet. Auf der Höhe des Fiebers nimmt die Zahl der rothen Blutkörperchen schnell ab, so dass der Verlust innerhalb einer Woche ⅙ der Gesammtsumme betragen kann. Meist sterben am 5. oder 6. Krankheitstage 80–90% der erkrankten Thiere. In anderen Fällen tritt der Tod erst nach 14 Tagen oder noch später ein. Ebenso tritt die Krankheit bei den genesenden Thieren nach mehreren Wochen in einer chronischen, milden Form wieder auf.

Von den anatomischen Veränderungen seien folgende erwähnt: Stets ist eine Schwellung der Milz vorhanden, welche 2–4mal so gross als die normale ist. Meist ist auch die Leber vergrössert, an der Aussenfläche erscheint sie bräunlich gelb und ist mit kleinen grauen Fleckchen besetzt, als Zeichen einer um die Centralvene beginnenden Nekrose des Lebergewebes. Die Nieren sind im akuten Stadium dunkelbraunroth, später blass und schlaff. Die Harnblase ist fast ausnahmslos mit schwarzrothem, undurchsichtigem Harn angefüllt, der nur selten einige wenige Blutkörperchen enthält. Das Blut ist lackfarben und dickflüssig. Im Blute der Nieren (80%), des Herzfleisches, der Leber und Milz finden sich im Innern der rothen Blutkörperchen die beschriebenen runden oder birnförmigen Parasiten mit amöboider Bewegung. Im Blute der an der chronischen Form erkrankten Thiere finden sich birnförmig gestaltete Körper nur ausnahmsweise; dagegen waren 5–50% der rothen Blutkörperchen mit rundlichen, kokkenähnlichen Gebilden infizirt. Die Körpermuskulatur erscheint meist schwach getrübt.

Für die Untersuchung des Blutes vom lebenden Rinde wird der durch Einstich oder Incision aus der Haut gewonnene Blutstropfen schnell auf ein

Deckglas gebracht, ein wenig mit einem Glasstäbchen verstrichen und dann, wie für Bakterienuntersuchung über einer Spiritusflamme lufttrocken gemacht. Hierauf färbt man mit wässeriger Methylenblaulösung. Für frische Untersuchung wird man dem Blutstropfen etwas physiologische Kochsalzlösung beigeben und dann die Besichtigung durch das Mikroskop ausführen.

Für Untersuchung von Organen oder Gewebstheilen geschlachteter oder gestorbener Thiere haben Weisser und Maassen folgendes Verfahren benutzt. Der stark bluthaltige Gewebssaft der Niere wurde in möglichst dünner Schicht auf eine grössere Anzahl Deckgläser ausgestrichen und nach der von Ehrlich angegebenen Methode durch zweistündiges Erhitzen auf ungefähr 110° fixirt und darauf mit alkalischer Methylenblau- oder wässeriger Gentianaviolettlösung gefärbt. Gut gelungene Präparate zeigten dann die rothen Blutkörperchen als weisse, am Rande ganz zart gefärbte Scheiben, in deren Innerem sich scharf von dem weissen Grunde abhebend die Mikroorganismen sassen; nicht selten war auch eine schwache Gelbfärbung der Blutkörperchen durch noch vorhandenen Blutfarbstoff nachzuweisen.

Die Färbung der Parasiten in den Schnitten gelang mit allen Kernfarbstoffen. Hämatoxylin, Methylenblau, Gentianaviolett lieferten recht gute Bilder, doch mussten die beiden letzteren Farbstoffe eine genügend lange Zeit (in durchscheinenden Lösungen etwa 24 Stunden) einwirken, damit neben der deutlichen Färbung der Parasiten eine leichte Anfärbung der Blutkörperchenhülle eintrat. Sehr zahlreich fanden sich die Parasiten in den Schnitten aus der Niere. Die Kapillaren waren hier fast durchweg mit infizirten Blutkörperchen vollgepfropft. In den Kapillaren des Herzmuskels wurden die von dem Parasiten befallenen Blutkörperchen ebenfalls in grossen Mengen angetroffen, dagegen enthielten Bugdrüse, Leber und Milz bedeutend mehr Blutkörperchen, die frei davon waren.

In Europa wurde schon seit längerer Zeit unter den **rumänischen Rindern und Schafen** eine Seuche beobachtet, die gleichartige Krankheitserscheinungen, wie die Texasfieberseuche darbietet. Babes[247] fand bei dieser Krankheit Blutparasiten, welche den beim Texasfieber gefundenen sehr ähnlich sind.

Es handelt sich dabei um eine unter den Erscheinungen der Hämoglobinurie auftretenden Erkrankung der Rinder. Vorwiegend werden die Ochsen, seltener die Kühe ergriffen. Kälber bleiben verschont. Es erkranken sowohl die auf der Weide befindlichen, wie auch die im Stalle gehaltenen Thiere. Die Thiere haben keinen Appetit, hohes Fieber (40–41,5° C.), zuweilen Kolikerscheinungen, sind sehr anämisch, hinfällig und haben in den schweren Krankheitsfällen auch regelmässig Blutharnen. Die Krankheit dauert gewöhnlich nur fünf Tage, um dann entweder tödtlich zu enden, in Genesung überzugehen oder nach einigen Tagen zu einem zweiten Anfall zu führen, welcher dann meist tödtlich wird. Durchschnittlich gehen etwa 50% der erkrankten Thiere zu Grunde. Die Seuchendauer beträgt meist nur wenige Wochen; und die meisten Erkrankungen finden am Anfange und am Ende des Sommers statt.

Bei der Obduktion finden sich konstant kleine Blutungen und Geschwüre im Magen und Duodenum. Die Schleimhaut des Dünndarms ist stets geschwollen und mit einer dicken gelben gelatinösen Masse bedeckt. Die Milz ist ebenfalls stets geschwollen. Leber gross und marmorirt. Centrum der Acini nekrotisch, Nieren gross und brüchig, von dunkelbraunrother Farbe. In der Schleimhaut des Nierenbeckens Ecchymosen. In der Harnblase ist dunkelrother bis schwarzer Harn, der in der Regel keine Blutkörperchen enthält. Das Blut ist blass und lackfarben. Im Blute, besonders der Nieren und Milz, meist eingeschlossen im Zellleibe der rothen Blutkörperchen finden sich von einer Kapsel eingeschlossene Diplokokken, die sich nach Gram entfärben, rund oder lanzenförmig sind. Sie sind häufig durch eine feine Linie verbunden und oft in Theilung begriffen. Durch die Theilung entstehen zwei gebogene, parallel gestellte Stäbchen, mit je zwei polaren und einem centralen chromatischen Körperchen. Zu Beginn der Krankheit sind die Parasiten lanzen- oder birnförmig und häufiger im kreisenden Blute. Kulturversuche mit diesen Parasiten gelangen nur selten auf hämoglobinhaltigem Blutserum, wo kaum sichtbare gelbliche Kolonien entstanden, welche in einem Falle bei einem Rinde und Kaninchen dieselbe Krankheit erzeugten, wie durch Impfung mit Blut von gefallenen oder erkrankten Rindern.

Die Kaninchen erkrankten nach intravenöser Injektion von 5 ccm Blut nach 8 Tagen fieberhaft und gingen gewöhnlich nach wenigen Tagen zu Grunde. 10 ccm Blut in die Vena jugularis gespritzt, erzeugten durchaus nicht immer, doch in mehreren Versuchsreihen, bei Ochsen nach 12–15 Tagen die typische Hämoglobinurie, welche manchmal zum Tode führte. Meist frei im Blute fanden sich in jedem Falle zahlreiche jenen ähnliche Parasiten. Wie beim Texasfieber erhalten sich auch diese Parasiten lange in der Körperhöhle der Zecken.

Aehnliche Beobachtungen machte Piana[248], welcher eine mit Hämoglobinurie einhergehende stationäre Rinderseuche in den Bergen von Brescia beobachtete. Ob jedoch diese Seuche mit der in Deutschland in einzelnen Gegenden vorkommenden Hämoglobinurie der Rinder identisch ist, lässt sich zur Zeit noch nicht mit Sicherheit entscheiden.

In allerjüngster Zeit haben Celli und Santori[249] über eine in der Campagna von Rom beobachtete **Rindermalaria** eingehende Mittheilungen gemacht.

Es ist bekannt, dass schweizerische, schweizerisch-lombardische und holländische Kühe leicht an Malaria erkranken und sterben, wenn sie in den Agro Romano versetzt werden. Im Herbst 1896 trat in einer Heerde von ungefähr 100 Kühen aus der Lombardei, welche im vorhergehenden Winter in das Gebiet von Cervara versetzt worden waren, eine Seuche auf, von der alle oder doch beinahe alle grossen Thiere ergriffen wurden, und welche mit Abmagerung und Verminderung der Milchproduktion verbunden war. Einige, nämlich 20 Stück, erkrankten schwer mit fieberhafter, akuter Anämie, welche in elf Fällen mit tödtlichem Ausgang und Hämoglobinurie verbunden war. Bei einigen der stärker erkrankten Thiere trat Verstopfung ein, bei anderen Diarrhöe, welche sogar blutig sein konnte. Die Krankheit dauerte im Allgemeinen 5–6 Tage, in den schwersten Fällen sogar nur 36 Stunden.

Der Tod trat unter Kollaps und einer Temperaturerniedrigung unter die Norm ein.

Von den jungen Thieren wurde nur ein Kalb von der Krankheit ergriffen. Von ihr wurden auch nicht einmal die lombardischen Kühe verschont, welche schon seit langer Zeit sich in jener auch in Bezug auf die menschliche Malaria höchst ungesunden Gegend aufhielten. Nicht ergriffen von der Krankheit wurden indessen die einheimischen Rinder.

In dem frisch untersuchten Blute fanden sich zwei Typen von Blutparasiten: Es fanden sich zunächst bewegliche Formen mit Ortsbewegung von runder, oblonger, stäbchenförmiger Gestalt, welche einzeln, zu zweien oder dreien in einem und demselben Blutkörperchen vorkamen. Hört ihre Bewegung auf, so erscheinen sie ganz rund und besitzen auch ein centrales Pünktchen. Daneben kommen bewegliche Formen mit amöboiden Fortsätzen vor, welche 2–3mal grösser als die vorhergehenden sind und ein so abgeschwächtes Lichtbrechungsvermögen besitzen, dass man sie innerhalb der rothen Blutkörperchen genau suchen muss. Die amöboide Bewegung kann lebhaft sein oder auch mehr träge. In einigen der Bewegungsphasen kommen Formen vor, welche an die von Smith geschilderten und mit dem Namen Pyrosoma bigeminum belegten erinnern.

Zur Färbung des Blutes wurde dasselbe durch Eintrocknen an der Luft fixirt und dann 10–20 Minuten lang mit einer Mischung von gleichen Theilen Alkohol und Aether behandelt, und mit Methylenblau, Hämatoxylin und Eosin gefärbt. Es zeigen sich dann zwei Substanzen, von denen die eine mehr, die andere weniger gefärbt ist.

Kulturen, welche mit dem kranken Blute vorgenommen wurden, fielen negativ aus. Ebenso ergebnisslos verliefen Blutübertragungen auf Meerschweinchen, Kaninchen, Mäuse, Ratten, Katzen und Hunde: nur ein junges Kalb erkrankte nach einer 9tägigen Inkubationsdauer. Es traten unregelmässige Temperatursteigerungen ein (40–40,5° C.), doch wurde Hämoglobinurie nicht beobachtet.

Hinsichtlich der Beziehungen zwischen der Malaria des Menschen und der Rinder bemerken Celli und Santori, dass bei beiden eine Zerstörung der rothen Blutkörperchen und daher eine akute Anämie, bei beiden auch Hämoglobinurie eintreten kann. Die Hämoglobinurie kommt jedoch nur in schweren Fällen vor. Der Parasit der Rindermalaria bildet indessen niemals schwarzes Pigment und daher keine Melanämie; er sei in dieser Beziehung der Sommer-Herbst-Varietät des Parasiten, mit rapidem Entwicklungscyklus, ohne Pigment bei der bösartigen Malaria des Menschen vergleichbar. Eine weitere analoge Beziehung besteht darin, dass auch die Rindermalaria von Thier zu Thier übertragbar ist, jedoch nur innerhalb derselben Rasse und nicht auf Thiere einer anderen Rasse oder Species. Auch der anatomisch-pathologische Befund zeige eine Analogie zwischen der Malaria des Menschen und der Rinder. Dionisi[250] fand in den Nieren, in der Milz und in der Leber analoge Veränderungen, wie sie Bastianelli[251] bei der Malariahämoglobinurie des Menschen beschrieben hat. Wie beim Menschen haben die Parasiten nach dem Tode ein mehr gleichmässigeres Aussehen, als diejenigen, welche während des Lebens gefärbt wurden, sie zeigen indessen keine besondere Lokalisation in gewissen Organen (Gehirn, Milz, Knochenmark, Leber) wie bei der menschlichen Malaria. Die rothen Blutkörperchen, welche Parasiten beherbergen, kleben aneinander, ein Verhalten, welches an die menschliche Malaria erinnert, indem auch bei dieser die physikalischen Eigenschaften, besonders die Elastizität der rothen Blutkörperchen eine bedeutende Veränderung erleiden.

Weitere Analogien bestehen in den örtlichen und zeitlichen Bedingungen, unter welchen diese beiden Krankheiten auftreten, sowie in der Wirkung des Chinins, welches auf die Rindermalaria sicher einen günstigen Einfluss ausübt. Celli und Santorini fassen dann das Ergebniss ihrer Untersuchungen zusammen und sagen:

„In der römischen Campagna kommt eine Krankheit der Rinder vor, welche charakterisirt ist durch eine akute Anämie mit Fiebererscheinungen und von einem endoglobulären Parasiten hervorgerufen wird, welcher hauptsächlich in zwei Formen auftritt.“ Die eine davon kennzeichnet sich durch eine Ortsbewegung des Parasiten innerhalb der rothen Blutkörperchen, die andere durch amöboide Bewegung. Der Parasit kann auch die Form einer Birne annehmen und zu Doppelwesen vereinigt sein, daher der Name Pyrosoma bigeminum von Smith, ein Name indessen, welcher nur ein Durchgangsstadium in dem bisher noch nicht aufgeklärten Entwicklungscyklus des Parasiten andeutet.

In einigen schweren Fällen ist die Krankheit von Hämoglobinurie begleitet, indessen ist dies keine konstante Begleiterscheinung und mitunter auch nicht einmal häufig festzustellen, so dass der Name Hämoglobinurie oder Hämatinurie der Rinder nicht geeignet ist, diese Krankheit zu charakterisiren.

Eine schnelle und genaue Diagnose wird durch die Untersuchung des Blutes ermöglicht, und durch sie kann man Fälle konstatiren, welche sich sonst der Beachtung entziehen würden.

Es handelt sich hier um eine Krankheit, welche im wesentlichen mit jenen, welche anderwärts bei den Rindern bekannt sind und untersucht wurden, nämlich mit der Hämoglobinurieseuche in Rumänien (Babes), mit dem Texasfieber (Smith, Kilborne, Weisser, Maassen), mit der Hämoglobinurie in Finnland (Ali Krogius, v. Hellens), mit der Hämatinurie in Sardinien (Sanfelice, Loi) identisch ist.

Zieht man die oben genannten klinischen und von den Parasiten abgeleiteten Charaktere, den anatomisch-pathologischen Befund, die Uebertragbarkeit von einem Thier auf das andere, aber innerhalb derselben Art und Rasse, ferner die Umstände, dass die Krankheit sich nur in den Malariagegenden und Malariamonaten entwickelt und die erfolgreiche therapeutische Wirkung des Chinins in Betracht, so kann man sie geradezu als Rindermalaria bezeichnen.

Wie unter den Rindern, so hat man auch unter **Schafen** auf den sumpfigen Inseln der unteren Donau in gewissen Jahren eine ähnliche Krankheit auftreten sehen, welche bis ⅕ der Thiere hinwegraffte. Man bezeichnete die Krankheit in jenen Gegenden **Carceag**. Wie bei den Rindern werden auch unter den Schafen nur erwachsene Schafe von der Krankheit befallen. Die Sterblichkeit beträgt 50–60%. Die Krankheitserscheinungen bestehen in Anämie, Mattigkeit, Fieber (40–42° C.) mit Schüttelfrost, Verstopfung mit blutigen Entleerungen und Kolik. Blutharnen ist selten. Manchmal folgt dem ersten Anfall nach 1–2 Tagen ein zweiter. Der Tod tritt gewöhnlich 2–4 Tage nach dem Erscheinen der ersten Krankheitssymptome ein. Bei der Sektion finden sich in der Unterhaut und besonders im Mediastinum gelbsulzige Oedeme; in der Schleimhaut des Pylorus und des Duodenums Ecchymosen. Die Schleimhaut des Mastdarms trägt auf den Falten Hämorrhagien, die Basis der Falten ist mit bröckeligen, schmutzig-braunen Schorfen bedeckt. Die Milz ist geringgradig geschwollen. Die Leber und Nieren sind parenchymatös verändert. In der Harnblase befindet sich ein blasser oder rothbrauner, hämoglobinhaltiger Urin. Die Blutkörperchen der Milz und der hämorrhagischen Oedeme enthalten zu 5–10% meist einzeln, selten zu zweien gelegene 0,5–1 μ grosse runde Kokken, die eine feine Theilungslinie in der Mitte erkennen lassen und von einer blassen Zone umgeben sind. Sie färben sich mit Methylviolett und Methylblau. Kulturversuche waren bislang erfolglos. Bei intravenöser Injektion von 8–10 ccm Blut von erkrankten oder gestorbenen Thieren erkranken Schafe und bekommen nach etwa 8 Tagen Kolik, Fieber und Schüttelfrost. Im Blute der erkrankten Thiere finden sich dann vereinzelt die endoglobulären Parasiten. In neuerer Zeit hat dann Starcovici[252] eine vergleichende Zusammenstellung der seuchenhaften Hämoglobinurie des Rindes, des Texasfiebers und der Carceag der Schafe veröffentlicht, nach ihrem Vorkommen, nach den Krankheits- und Sektionserscheinungen und nach den Eigenschaften der Krankheitserreger.

Starcovici kommt dabei zu dem Ergebniss, dass alle drei Krankheiten durch denselben Krankheitserreger bezw. Varietäten desselben hervorgerufen werden, welche er unter dem Gattungsnamen Babesia zusammenfasst.

Ueber ähnliche Erkrankungen beim Rinde, wie sie von Babes beobachtet und beschrieben worden sind, berichten dann auch Krogius und v. Hellens[253], welche das Auftreten einer solchen Seuche in der Zeit von Juni bis August in Finnland beobachteten.

Neuerdings theilt auch A. Bonome[254] Fälle von einer parasitären Iktero-Hämaturie der Schafe mit, welche in der Umgebung von Padua auftrat und jährlich einige Hundert Thiere hinrafft. Die Thiere zeigen starke Niedergeschlagenheit, verweigern die Nahrungsaufnahme und gehen unter den Erscheinungen eines schweren Ikterus, begleitet von Hämaturie und Oedembildung am Halse zu Grunde. Dem Tode geht ein mehrstündiger Kollaps vorher, während dessen die Temperatur zuweilen auf 31° sinkt. Ungefärbte Blutpräparate von Thieren, die sich bereits in vorgeschrittenem Krankheitsstadium befinden, lassen die rothen Blutkörperchen blasser und in Folge der Anwesenheit von Mikrocyten grösser erscheinen. Solche Blutkörperchen enthalten in ihrem Innern oder der Peripherie anhaftend, runde, ovale oder birnförmige, stark lichtbrechende, farblose Körperchen in der Grösse von 1–3 μ, die manchmal lebhafte Kontraktionsbewegungen ausführen. Auch im Plasma beobachtet man zahlreich diese Körperchen, theils isolirt, theils zu zweien oder dreien vorhanden. Die mit basischen Anilinfarbstoffen behandelten Präparate liessen diese Parasiten noch deutlicher erkennen; Geisseln oder Pseudopodien konnten nicht nachgewiesen werden. Die mikroskopische Untersuchung der Milz, Nieren und Leber ergab in gefärbten und ungefärbten Zupf- und Schnittpräparaten eine beträchtliche Menge von Parasiten, die im Gegensatze zu den jungen Formen im Blute viel entwickeltere und schon in Theilung begriffene Formen zeigten. Auch in frisch entleertem Harne wurden theils in

Blutkörperchen eingeschlossen, theils freie Parasiten nachgewiesen. Bonome bezeichnet den Parasiten als Amöbosporidium, da die endogene Vermehrung derjenigen der Sporidien ähnlich ist. Die Eingangspforte derselben ist nach ihm im Verdauungsapparate zu suchen, von wo dieselben auf dem Wege des Pfortaderkreislaufes oder auch durch die Gallengänge in die Leber gelangen. Die Leber ist nach Bonome dasjenige Organ, dessen Funktion schwer gestört wird.

Diesen Mittheilungen von Bonome tritt Babes[255] in einem Artikel entgegen, wo er bemerkt, dass die von Bonome beschriebene fieberhafte Epizootie der Schafe, welche derselbe auf die Wirkung eines Parasiten zurück führt, sich fast durch dieselben Symptome charakterisire, wie sie von Babes im Jahre 1892 bei Carceag der Schafe beschrieben worden sind. Ikterus wie auch Hämaturie sind in mehreren Fällen von Carceag konstatirt worden. Die von Bonome als Ursache der Krankheit beschriebenen Parasiten hält Babes für identisch mit den beschriebenen des Carceag. Babes hält unbedingt an der Priorität seiner Entdeckung der eigenthümlichen Blutparasiten der Rinder- und Schafseuche (1888) fest.

Vor Kurzem ist auch **beim Menschen** ein den Malariaparasiten nahestehender Blutzellschmarotzer als Erreger des sog. Schwarzwasserfiebers an der Westküste Afrikas von Plehn und als Ursache des biliösen Typhoids von Schiess-Bey und Bitter beschrieben worden.

Was zunächst das Schwarzwasserfieber an der afrikanischen Küste betrifft, so hat Plehn[256] als Regierungsarzt in Kamerun ausgedehnte Gelegenheit gehabt Erfahrungen zu sammeln und Untersuchungen anzustellen.

Das Schwarzwasserfieber ist an der afrikanischen Westküste unter den Bezeichnungen Gallenfieber, Blackwater fever, Fièvre bilieuse hématurique oder auch einfach perniciöses Fieber bekannt. Auch in Italien, in Griechenland, auf den Antillen, in Java und in New-Guinea ist es beobachtet worden. In Westafrika scheint es vor etwa 15 Jahren noch auf Dakar, Lagos und Gabun beschränkt gewesen zu sein, seitdem aber um sich gegriffen zu haben. In Kamerun sind seit 1890 von 61 (unter 93) gestorbenen Europäern, deren Todesursache bekannt ist 16 = 16% der Krankheit erlegen. Unter 439 von Plehn behandelten Fieberanfällen bei Weissen handelte es sich einschliesslich der eigenen Erkrankung, welche ihn nach seiner Rückkehr in Berlin befiel, 39mal um Schwarzwasserfieber. Neger scheinen im Ganzen selten daran zu erkranken.

Einmaliges Ueberstehen der Krankheit schützt gegen eine neue Infektion nicht, scheint vielmehr die Empfänglichkeit dafür zu steigern. Häufig erfolgt die Erkrankung kurze Zeit nach Gemüthsaufregungen oder nach körperlichen Anstrengungen und Entbehrungen. Die Inkubationszeit lässt sich fast nie bestimmen, da dieselbe in den weitaus meisten Fällen als Recidiv unkomplizirter Malaria auftritt. Ein primäres Schwarzwasserfieber ohne vorangegangene unkomplizirte Malaria hat Plehn nur in drei Fällen gesehen.

Dem eigentlichen Anfalle gehen Prodromalerscheinungen voraus, bestehend in Abgeschlagenheit, Appetitlosigkeit, Rücken- und Gliederschmerzen und in leichten Fieberbewegungen. Der Anfall selbst setzt gewöhnlich mit intensivem und lange anhaltendem Schüttelfrost ein; das Sensorium ist häufig leicht getrübt; die quälendsten Erscheinungen sind Uebelkeit und unstillbares Erbrechen; dazu gesellt sich ein zunehmendes Oppressionsgefühl auf der Brust, das sich bis zu hochgradiger Athemnoth steigern kann. Stets tritt Ikterus auf, der meist rasch zunimmt und in schweren Fällen bereits nach kurzer Zeit eine tief citronengelbe Färbung annehmen kann. Das Fieber ist sehr unregelmässig und zeigt einen der Kurve des septischen Fiebers ähnlichen Verlauf. Der Puls ist meist stark beschleunigt, 120–140, gespannt und voll; dauert die Krankheit längere Zeit, so wird er schnell klein und aussetzend. Die physikalische Untersuchung der Organe ergiebt wenig Charakteristisches; das Abdomen ist nicht selten in toto empfindlich; Vergrösserung der Milz war nur in der Hälfte der Fälle nachzuweisen.

Bei der mikroskopischen Untersuchung des Blutes finden sich ausserordentlich zahlreich Makrocyten vor; ein grosser Theil der rothen Blutkörperchen ist auffällig blass; bei einigen lässt sich irgendwelche Färbung überhaupt nicht mehr erkennen. Sehr charakteristisch für die Krankheit ist das Verhalten des Urins. Derselbe ist von Beginn des Fiebers ab dunkelschwarzroth. In schweren Fällen ist häufig bereits der erste im Fieber gelassene Urin dunkel-schwarzroth, nicht selten so dunkel, dass sich die rothe Beimischung nur bei durchfallendem Licht im Tropfen erkennen lässt. Ebenso ist in schweren Fällen die Quantität des Urins herabgesetzt und seine Entleerung mit starken Urethralschmerzen verbunden. Beim Kochen zeigt der Urin einen starken Eiweissgehalt; es besteht Nephritis. Gallenfarbstoff und Gallensäure wurde vom Verf. darin nicht gefunden. In schweren Fällen führt die Krankheit durch Herzschwäche oder nachfolgende Nephritis zum Tode; zuweilen tritt Hämoglobinsäure paroxysmatisch und intermittirend auf; in leichten Erkrankungen fehlt sie manchmal gänzlich.

Aetiologisch zählt Plehn das Schwarzwasserfieber zur Malaria. Der Nachweis der Parasiten gelang erst bei der Untersuchung frischen lebenden Blutes auf konkavem Objektträger. Es fanden sich in den rothen Blutkörperchen helle, in Methylenblau nicht färbbare Flecke, ohne Pigmentbildung. Die Parasiten wuchsen nur bis zur Grösse des vierten Theils eines rothen Blutkörperchen heran, während die bei uns heimischen

Malariaamöben ein solches schliesslich nahezu vollkommen auszufüllen pflegen. Später zerfielen die Parasiten in 5–6 kleinere, an dem einen Pol stärker färbbare Gebilde. Dieselben blieben entweder im Zusammenhang und nahmen dabei eine sternförmige Gestalt an, oder sie wurden frei und bewegten sich dann schnell in der Blutflüssigkeit fort. Wie schon erwähnt, fehlte das in heimischen Malariaamöben stets anzutreffende Pigment in den Schwarzwasserparasiten gänzlich, ebenso sind die letzteren viel kleiner und besitzen eine gleichmässig oval-ringförmige Gestalt.

Des Weiteren macht Plehn noch darauf aufmerksam, dass das Chinin — wie dies ja auch für eine grössere Reihe anderer chemischer Körper überhaupt nachgewiesen ist — die Fähigkeit hat, beim relativ Gesunden Hämoglobinurie hervorzurufen, oder ein gewöhnliches Fieber in ein hämoglobinurisches zu verwandeln und ein hämoglobinurisches in erheblicher Weise zu verschlimmern. Plehn kommt nach seinen Erfahrungen über die Wirkung des Chinins bei dem Schwarzwasserfieber zu dem Ergebniss, dass das Fieber ungünstig beeinflusst wird. Die Krankheit hat eine ausgesprochene Neigung zur Spontanheilung. Nützlich erwies sich die von Kohlstock empfohlene Einathmung von komprimirtem Sauerstoff.

Den Beobachtungen von Plehn gegenüber erklärte dann Belon[257], dass das Schwarzwasserfieber keine besondere, der Gruppe der Malaria zugehörige Krankheit vorstelle; vielmehr sei die von Plehn beschriebene Erkrankung nichts anderes als Gelbfieber.

Dem gegenüber hält jedoch Plehn[258] seine Mittheilungen in vollem Umfange aufrecht und führt noch zum Beweise für die Richtigkeit seiner Auffassung folgende Unterschiede zwischen Schwarzwasserfieber und Gelbfieber an:

1. Gelbfieber ist epidemisch und kontagiös, Schwarzwasserfieber eine sporadische nur ausnahmsweise in Gruppen von Fällen auftretende, niemals ansteckende Krankheit.

2. Die Gefahr der Gelbfiebererkrankung ist bei der Ankunft am Fieberort am grössten und nimmt mit der Dauer des Aufenthalts daselbst ab; Schwarzwasserfieber befällt meist Personen, die schon längere Zeit an dem Orte leben. Gelbfieber wiederholt sich selten, Schwarzwasserfieber häufig bei derselben Person. Das bei Gelbfieber charakteristische blutige Erbrechen wurde von Plehn bei Schwarzwasserfieber niemals gesehen. Bei Gelbfieber ist der Ikterus nicht konstant und meist ein später eintretendes Symptom; beim Schwarzwasserfieber ist die Gelbfärbung stets und zwar beim Beginne der Krankheit vorhanden; ebenso verhält es sich mit der Albuminurie. Der Verlauf ist bei Gelbfieber regelmässig und zerfällt in typische Abschnitte, bei Schwarzwasserfieber nach Dauer und Intensität wechselnd. Die

Zerfallserscheinungen des Blutes und die Parasiten, welche dem Schwarzwasserfieber eigenthümlich sind, fehlen beim Gelbfieber.

3. Die Magenschleimhaut wird bei Leichenöffnungen der an Gelbfieber Verstorbenen stark entzündet, bei Schwarzwasserfieber blass und blutleer gefunden; die Leber ist bei der ersteren Krankheit fettig degenerirt, bei der anderen stark hyperämisch und durch Pigmentablagerung intensiv dunkel gefärbt.

Von Kückel[259], welcher nur 4 Fälle von Schwarzwasserfieber auf einer Seereise nach dem Kongo zu behandeln Gelegenheit hatte, glaubt, dass das Chinin in grossen Gaben (8–12 Gramm am ersten Tage gegeben), durchaus günstig wirkt. Gegenüber dieser auf nur vier Krankenbeobachtungen gegründeten Auffassung Kückels hat Plehn in einen auf der 67. Naturforscherversammlung in Lübeck gehaltenen Vortrage sich auf neue, seitens der deutschen Aerzte in den Reichskolonialgebieten gesammelten Erfahrungen berufen und nachdrücklich nochmals seine Auffassung vertreten, dass das Chinin in der Behandlung des Schwarzwasserfiebers nicht nur nutzlos, sondern geradezu schädlich sei.

Hinsichtlich des sog. biliösen Typhoids, welches neuerdings überhaupt nicht mehr zum Typhus gerechnet wird, hatten Schiess-Bey und Bitter[260] Gelegenheit in Alexandrien 4 Fälle zu beobachten. Sie fanden bei ihren Untersuchungen des Blutes der Lebenden 1–2 μ grosse Plasmodien sowohl in den rothen Blutkörperchen, wie auch freiliegend und dann lebhafte amöboide Bewegungen ausführend. Daneben konnten alle Stadien wie bei Malariaparasiten festgestellt werden. Deshalb kommen Bitter und Schiess-Bey zu der Ansicht, das biliöse Typhoid den Malariakrankheiten anzuschliessen.

Anhang.

Es mag noch erwähnt sein, dass Doehle[261] in dem frischen Blute, sowohl in der Blutflüssigkeit wie in den rothen Blutkörperchen von **Masernkranken** sich langsam aber deutlich bewegende Gebilde von ½-1 μ Durchmesser gefunden hat, die einen hellen Hof und einen dunklen Kern hatten, auch 1–2 Fortsätze erkennen liessen. Doehle hält diese Gebilde für die Erreger der Masern.

Derselbe Autor fand auch im Blute von Scharlachkranken geisseltragende Kugeln, die er für die Erreger des **Scharlachs** hält.

Auch **im Blute Syphilitischer** sowie in dem **Blute und in den Pockenpusteln Pockenkranker** fand Doehle[262] dieselben eigenthümlichen Gebilde.

Bezüglich der bei **Syphilis** gefundenen Gebilde hat Doehle vor Kurzem über weitere Versuche berichtet[263].

Doehle gelang es zunächst die fraglichen Gebilde auch im Gewebe nachzuweisen.

Färbt man mit einer Mischung von Hämatoxylin und Karbolfuchsin, differenzirt danach durch Behandlung mit Jod oder Chrompräparaten und Alkohol, so ergiebt sich eine Doppelfärbung. In syphilitischen Entzündungsprodukten verschiedener Organe (Schanker, Hodengumma, Hirngumma, Herzgumma, Lungen- und Lebergumma, [bei kongenitaler Syphilis]) findet man die Kerne in gewöhnlicher Weise mit Hämatoxylin gefärbt (oder auch bei Anwendung von Chrom fast vollkommen entfärbt); ausserdem aber intensiv roth gefärbte Körper von verschiedener Grösse, an denen ebenfalls hin und wieder Fortsätze zu sehen sind. Die kleinsten Körper sind gewöhnlich rund, die grösseren rund oder eckig in den verschiedenen Formen, wie wenn sie in verschiedenen Bewegungszuständen fixirt seien. Die Färbung ist jedoch nicht lange haltbar. Bei vergleichenden Färbungen an aus anderer Ursache krankhaft veränderten Geweben fand sich nur einmal eine gleiche Reaktion bei einem zweifelhaften Sarkom. Doehle hält die im Gewebe gefärbten Körper für identisch mit den von ihm früher im lebenden Zustande beobachteten und beschriebenen.

Doehle hat auch Impfungen ausgeführt und benutzte dazu ½ ccm grosse Stücke von Gummen der Lunge, der Leber oder auch von der stark veränderten Milz von genitaler Lues. Mit Erfolg wurde auch das Material von Kindern benutzt, die einige Zeit gelebt hatten. Unter Berücksichtigung aller Vorsichtsmassregeln wurden die Stückchen dann unter die Haut am Bauche von Meerschweinchen gebracht. Der weitere Verlauf ist dann in der Regel folgender:

Die Wunde heilt in wenigen Tagen ohne Eiterung. Das Impfstück ist zunächst unter der Haut noch verschieblich, dann entwickelt sich darum eine entzündliche Infiltration, deren Betasten dem Thiere Schmerzen verursacht; nach ungefähr 4 Wochen ist die Infiltration zurückgebildet und man fühlt jetzt deutlich wieder das Impfstück. Ein Geschwür bildet sich von dem Impfstück ausgehend nie. Die Resorption des implantirten Stückes geht sehr langsam vor sich, so dass man noch nach 3–4 Monaten gelegentlich einen Rest davon fühlen kann. Die geimpften Thiere sind in den ersten Monaten anscheinend vollkommen gesund, bei jungen Thieren findet allerdings ein geringeres Wachsthum statt, als bei den gleichalterigen nicht geimpften. Im 4. oder 5. Monat kann man den Thieren ansehen, dass sie krank sind. Sie magern ab, die Haare werden struppig. Dieser Krankheitszustand wird immer stärker, dabei werden die Thiere schwächer, so dass sie wenig lebhaft sich bewegen, die Hinterbeine nachschleppen und endlich unter hochgradiger Abmagerung zu Grunde gehen. Die Dauer der Krankheit von der Impfung bis zum Tode beträgt durchschnittlich 8–9 Monate. Die Sektion ergiebt an Organveränderungen nichts als eine vergrösserte Milz mit sehr starker rostfarbener Pigmentirung, etwas geschwollene Lymphdrüsen, und bei einzelnen Thieren mikroskopisch nachweisbar eine Vermehrung des interstitiellen Gewebes der Lunge.

Im Blute der kranken Thiere, und ebenso der gestorbenen, wenn es frisch zur Untersuchung kommt, fanden sich bewegliche Körper, die theils einfache Kugeln oder Ovale darstellen, theils zu zweien nebeneinander hingen, in Bewegung waren und öfter eine Geissel erkennen liessen. Grössere Formen fanden sich nur spärlich. Ausserdem zahlreiche rothe Blutkörperchen als pigmentlose Scheiben und ungewöhnlich kleine Blutscheiben in grosser Zahl. Die beweglichen Körper stimmten in ihrem Verhalten überein mit den von Doehle schon früher bei Syphilis beschriebenen und zwar hauptsächlich mit den kleineren Formen. Desgleichen stimmten sie überein mit dem Befunde im Blute bei Roseola syphilitica.

„Dies würde ein Beweis sein, sagt Doehle, dass eine Infektion stattgefunden hat und Organismen, die Jenen, welche man bei menschlicher Syphilis findet, ungemein ähnlich, resp. gleich sind, im Blute der Meerschweinchen sich entwickeln können, ferner, dass unter dem Einflusse derselben eine erhebliche Veränderung des Blutes stattfindet, ähnlich der Blutveränderung bei der Syphilis des Menschen. Aber nicht nur dieser Beweis, sondern hauptsächlich der typische Krankheitsverlauf nach Implantation von syphilitischem Material ist es, der zu dem Schlusse zwingt, dass die Syphilis auf Thiere übertragbar ist, hiermit zu weiteren Untersuchungen auffordert, um endlich diese Krankheit dem Thierexperiment zugängig zu machen.“

Bei den **Pocken** hatte Doehle im Blute und Guarnieri[264] auf Schnitten von dem präpustelaren Stadium in den Zellen der Malpighischen Schicht neben dem Kern färbbare, unregelmässig geformte Körperchen gefunden. Guarnieri erhielt dann durch Verimpfung von minimalen Mengen Vaccinalymphe auf die Kornea von Kaninchen an Ort und Stelle eine Epithelverdickung, dann bildete sich ein kleiner Substanzverlust, das Knötchen wuchs dabei, und in der Umgebung traten neue, kaum sichtbare, epitheliale Wucherungen auf. An Epithelfetzen, die frisch untersucht wurden, liessen sich in zahlreichen Zellen kleine glänzende Körperchen nachweisen, die den Kern häufig etwas zur Seite gedrängt hatten und die auf dem geheizten Objekttisch untersucht, langsame amöboide Bewegungen ausführten. Auf Schnitten lagen die Körperchen in einer Lücke des Leibes der Epithelzellen, zeigten im fixirten Zustande eine unregelmässige Form, einen stärker färbbaren Kern und manchmal Vakuolen. Die grössten Parasiten, welche öfters zu zweien dicht aneinander lagen und Andeutungen von Karyokinese zeigten, erreichten etwa die Grösse der Epithelkerne. Zuweilen fand Guarnieri Veränderungen, welche als Sporulationsphasen betrachtet werden konnten. Dabei zeigten die Fremdkörper eine radiäre Furchung oder eine Maulbeerform. Bei Wiederholung der Korneaimpfungen konnte neben einzelnen ungünstigen Ergebnissen manchmal ein dem eben beschriebenen ganz ähnliches Ergebniss erzielt werden.

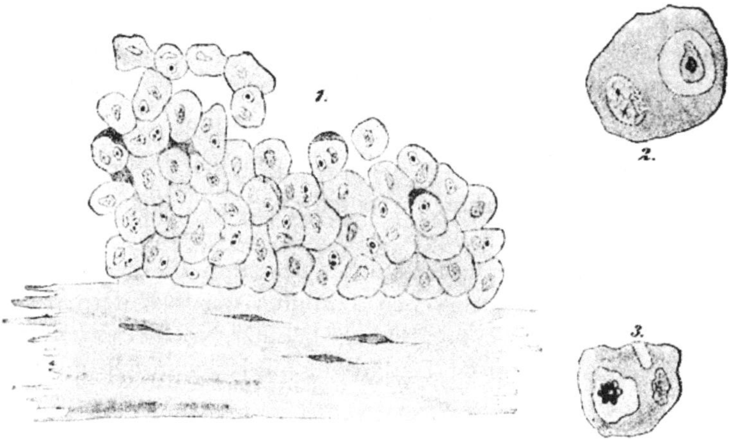

Figur 31.

Parasiten aus Variolalymphe einer Impfstelle der Kornea, nach Guarnieri.

1. Schnittpräparat mit Parasiten innerhalb der Epithelien. Vergr. c. 600. 2. Stärkere
Vergrösserung einer einzelnen Zelle. 3. Sporulationsstadium (?).

Die Befunde von Guarnieri sind später von L. Pfeiffer[265], E. Pfeiffer[266], Sicherer[267], Monti[268], Ruffer[269], Plimmer[270], J. Clarke[271] u. A. bestätigt worden. Guarnieri war theilweise von Arbeiten ausgegangen, welche früher van der Loeff[272] und L. Pfeiffer unabhängig von einander ausgeführt hatten, wobei Protozoen im Inhalte der Pockenpustel gefunden und beschrieben worden waren.

Guarnieri fand die Zellschmarotzer sowohl bei Variola wie auch bei Vaccina und nannte sie Cytoryctes variolae und C. vaccinae. Die beschriebenen Gebilde fanden sich auch in den Epithelien der Schleimhautverdickungen am Larynx und Pharynx, wenn auch weniger deutlich. Guarnieri fixirte für seine Untersuchungen die Hornhaut in Sublimatessigsäure und fertigte dann Serienschnitte an.

Neuerdings hat nun v. Wasielewski[273] weitere Studien über diese Gebilde angestellt und dabei eine Technik verwerthet, deren Benutzung nach seiner Ansicht am meisten vor Misserfolgen schützt.

Zur Impfung wurde Glycerinvaccina der Impfinstitute zu Weimar und Halle sowie frische Rinderlymphe benutzt. Meistens (50) wurden Kaninchen, seltener (10) Meerschweinchen für die Versuche benutzt. Als Fixirungsflüssigkeiten wurden Sublimatchromsäure (Sublimat, konzentrirte wässrige Lösung 200,0 + Aqu. destill. 250,0 + Ac. chrom. 0,5), Pikrinsublimat (konzentrirte wässrige Pikrinsäurelösung 1000,0 + konzentrirte wässrige Sublimatlösung 1000,0 + Ac. acet. glac. 50,0 + Aqu. dest. 2000,0), Pikrinessigsäure, Flemming'sche Lösung, Sublimat, Sublimatsalpetersäure (in heisser physiologischer Kochsalzlösung gesättigte Sublimatlösung + Salpetersäure 3 Proz. $\overline{aa}$) angewandt worden.

Das in Paraffin eingebettete Material wurde in Serienschnitte von 5–10 μ Dicke zerlegt. Zur Färbung dienten die gebräuchlichen Karmin- Hämatoxylin- und Anilinfarben. Um die Cytoryctesformen von der Umgebung abzuheben, empfiehlt sich, wie schon E. Pfeiffer angab, die Anwendung der Heidenhain'schen Färbung; zur Nachfärbung wurden Bordeauxroth, Säurefuchsin oder Orange benutzt. Noch bessere Bilder giebt die Färbung mit Alaunfuchsin, Entfärbung mit Kali chromic., Nachfärbung mit Ehrlich'schem Hämatoxylin.

Die Paraffinschnitte werden auf dem Objektträger mit Eiweissglycerin aufgeklebt. Das Paraffin wird mit Xylol entfernt und die Schnitte dann mit Alkohol absolutus 96 proz. Alk. 70 proz. und Wasser abgespült. Alsdann erfolgt eine Färbung in Alaunfuchsin (Fuchsin 1, Alumen crudum 3,0 Aqu. dest. 100,0) 24 Stunden lang. Dann erfolgt Entfärben mit Kali bichromic. unter dem Mikroskop; zu diesem Zwecke wird von einer ½ proz. Lösung unmittelbar vor dem Gebrauch eine Mischung mit gleichen Theilen 70 proz. Alkohol hergestellt, da sich nach längerem Stehen, besonders im Sonnenlicht Niederschläge bilden, welche am Präparat leicht haften bleiben. Die Entfärbung wird so lange fortgesetzt bis das Präparat mit Ausnahme der leuchtendrothen Zelleinschlüsse blassrosa erscheint, hierauf Abspülen mit Aqu. destillata und Nachfärben mit Ehrlich'schem Hämatoxylin.

Bei dieser Methode werden die Cytoryctesformen leuchtend roth, während Zellkern und Protoplasma der Epithelien die Hämatoxylinfärbung annehmen.

Nach Wasielewski scheint die Entwicklung der Cytoryctes vaccinae im Hornhautepithel des Kaninchens am 2. und 3. Tage nach der Impfung ihren Höhepunkt zu erreichen. Im ungefärbten Zustande besitzen sie ein viel stärkeres Lichtbrechungsvermögen als Kern und Protoplasma. Sie fallen bei der Beobachtung ungefärbter Schnitte in Wasser durch ihren starken Glanz innerhalb der Epithelzellen auf. Wegen der weiteren Erscheinungen nach der Färbung muss auf die Arbeit von Wasielewski verwiesen werden.

Schliesslich möge erwähnt sein, dass einzelne Autoren, wie Unna, Coporaso, Léoni, Ferroni und Massari in den oben genannten Gebilden nicht die Parasiten der Vaccina bezw. Variola erblicken. Auch Salmon[274] kommt neuerdings zu einer anderen Deutung und meint, es wären Chromatinklumpen, welche von Wanderzellen abstammten. Trotzdem auch Salmon Versuche zur Stütze seiner Auffassung anführt, wird man denselben einstweilen noch nicht zustimmen können, da die färberischen Eigenthümlichkeiten allein nicht den Ausschlag geben können.

Mikrosporidien.

Balbiani hat in seinen „Leçons sur les Sporozoaires" (Paris 1884) die bisher nur bei den Arthropoden bekannten sog. „Pebrinekörperchen" oder „Psorospermien der Arthropoden" als eine besondere Gruppe — Microsporidia — den Sporozoen eingefügt. F. Leydig hat dieselben zuerst (1853) bei Coccus hesperidium entdeckt, dann wurden dieselben bei zahlreichen anderen Arthropoden, ferner einzelnen Cestoden, Nematoden, Reptilien und Amphibien gefunden. Der Sitz der Parasiten ist verschieden; in einzelnen Fällen sind nur die Muskulatur bei anderen Thieren (z. B. bei den Arthropoden) theils diese, theils auch andere Organe (Darm, Malpighische Gefässe, Genitalien, Tracheen) infizirt.

Neuerdings werden nach dem Vorgange von Thélohann[275] die Mikrosporidien zur Familie der Glugeiden und den Myxosporidien zugerechnet.

Die Glugeiden besitzen meist sehr kleine, eiförmige Sporen, welche am breiten Ende eine nicht färbbare Vakuole, am schmalen Ende eine frisch meist unsichtbare Polkapsel besitzen. Die Theilung der Sporenhülle in zwei Schalenhälften ist schwer nachweisbar.

Man theilt die Familie der Glugeiden in drei Gattungen ein: Glugea, Pleistophora und Thelohannia.

Zur Gattung Glugea, deren Arten fast ausschliesslich in Geweben schmarotzen, gehören nun 1. Glugea mikrospora Thélohann (Nosema anomala Moniez), lebt im subkutanen Bindegewebe und im Ovarium des Stichlings, sowie 2. Glugea bombycis (Thélohann) (Microsporidium bombycis Balbiani).

Der Schmarotzer lebt in sämmtlichen Geweben des Seidenspinners (Bombyx mori) und ist der Erreger der sog. Pebrinekrankheit der Seidenspinnerraupen, durch welche nach den Berechnungen von M. de Quatrefages die Seidenzüchter Frankreichs allein in dem Zeitraum von

1854–1867 einen Verlust von wenigstens einer Milliarde Franks erlitten haben. Auf Anrathen von Pasteur und Balbiani ist dann durch mikroskopische Untersuchung und Ausscheidung der infizirten Eier die Einschränkung der Seuche gelungen. Die Sporen, welche man von dem Parasiten zuerst kannte, besitzen nach Balbiani eine dicke Schale, die an einem Ende aufspringt und ein kleines nacktes Körperchen, das amöboide Bewegungen zeigt, austreten lässt. Diese gelangen dann später in die Darmepithelien, sowie in die Muskularis des Darmes und können später — durch Autoinfektion — auch andere Gewebe infiziren. Sicher ist, dass selbst die abgelegten Eier der kranken Seidenspinner bereits infizirt sind, ohne dass die Entwicklungsfähigkeit derselben darunter leidet. Demnach kann hier eine direkte Vererbung der Krankheit von Generation zu Generation stattfinden. Daneben kann auch eine Infektion durch mit Sporen infizirtes Futter vorkommen.

III. Klasse: Infusorien (Aufgussthierchen).

Zoologisches und Geschichtliches. Wie der Name — Aufgussthierchen — noch erkennen lässt, wurden ursprünglich alle Organismen, welche in Infusionen auftraten, d. h. in Wasser-Aufgüssen auf irgend welche organische Substanzen, Infusorien genannt. Gegenwärtig beschränkt man den Namen Infusoria auf einzellige Organismen von meist bilateralem Bau und meist konstanter Körpergestalt, die sich vor anderen Protozoen durch den Besitz lebhaft schwingender Härchen auszeichnen. Sind diese so lang oder länger als der Körper, so nennt man sie Geisseln oder Flagella; sind sie kürzer als der Körper und in grösser Anzahl vorhanden, so spricht man von Wimpern oder Cilia. Nur eine Gruppe der Infusorien, die Suctoria besitzen solche Wimpern nur in der Jugend, im erwachsenen Zustande dagegen Saugröhrchen (Braun).

Die Verschiedenheit der Körperanhänge (Flagella, Cilien und Saugröhrchen) ist die Grundlage für die Eintheilung der Infusorien in Flagellaten, Ciliaten und Suktorien gewesen.

I. Ordnung: Flagellaten (Geisselthierchen).

Die Flagellaten sind durch den Besitz einer oder mehrerer langer Geisseln charakterisirt, die meist nur an dem Vorderende des in der Regel von einer Kutikula umgebenen Körpers vorhanden sind. Eigentliche Wimpern kommen neben den Geisseln nicht vor, dagegen eine der Länge nach über den Körper verlaufende Membran, deren freier Rand sich in mehr oder weniger ausgesprochenen Zacken auszieht und dann Wimpern vortäuscht (Braun). Der meist kleine Körper hat oft am vorderen Ende eine Mundstelle, ein After fehlt. Die Vermehrung erfolgt durch Theilung; entweder durch Theilung des Körpers in zwei Individuen oder (selten) nach Encystirung in eine grössere Anzahl von Schwärmern. Man findet die Flagellaten im süssen und salzigen Wasser, theils festsitzend (oft an Thieren), theils frei schwimmend; manche scheiden Gehäuse aus.

Die in Fäulnisswässern lebenden Gruppen enthalten meist noch die parasitisch lebenden Arten, die man theils im Darm und dessen Anhängen, theils in den Genitalien oder im Blute antrifft.

Parasitische Flagellaten beim Menschen und bei Thieren.

Trichomonas. Rundlicher oder ovaler durchsichtiger Körper mit drei oder vier oft verklebenden Geisseln am Vorderende. Das Hinterende ist spitz und ohne Geissel.

1. Cercomonas hominis (Davaine 1854) (Syn.: Trichomonas hominis Dav. 1854; Cercomonas intestinalis Lambl 1875; Megastroma entericum Grassi

1881; Trichomonas intestinalis Leuckart 1879; Monocercomonas hominis Grassi 1882.)

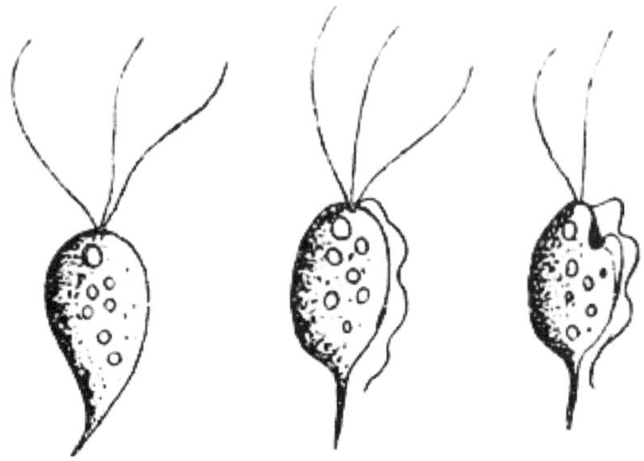

Figur 32.

Trichomonas hominis Dav. (Nach Grassi.)

Der Parasit ist birnförmig, mit spitz zulaufendem Hinterleibsende und 3–4 Geisseln am Vorderende. Die Länge beträgt 0,004 bis 0,010 und die Breite 0,004. Cercomonas intestinalis kommt sehr häufig beim Menschen vor und ist bei Darmkatarrhen[276] und besonders oft bei Diarrhöen der Kinder[277] beobachtet worden. Trotzdem ist die pathogene Bedeutung noch sehr zweifelhaft. Ebenso ist über die Entwicklung und Infektionsquelle sicheres bisher nicht bekannt. Epstein sah in seiner Klinik einmal sechs Kinder eines Zimmers fast gleichzeitig an Trichomonaden-Diarrhöe erkranken, und stellte ausserdem fest, dass Säuglinge, auch wenn sie neben der Muttermilch noch andere Kost erhalten und selbst an Diarrhöe erkranken, stets frei von Trichomonaden gefunden werden.

Jüngst hat Hensen[278] eine Mittheilung gemacht über einen Befund von Infusorien im Mageninhalt bei Carcinoma ventriculi.

Bei einem 39jährigen Arbeiter, welcher unter den Erscheinungen zunehmender Abmagerung, Erbrechen schleimiger Massen und unverdauter Speisen kurz nach dem Essen ins Krankenhaus kam, wurden im Mageninhalte Infusorien gefunden. Die Sektion ergab ein grosses zum Theil zerfallenes Carcinom des Magens, und Verwachsungen desselben mit dem linken Leberlappen, dem Pankreas und dem Zwerchfell, sowie Metastasen in der Leber, den retroperitonealen und den am Cardiamagen gelegenen Lymphdrüsen.

In dem ausgedehnt carcinomatösen Magen, mit seinen zahlreichen ulcerirten und zerklüfteten Flächen, seinem zersetzten und alkalisch reagirendem Inhalt, waren zahlreiche Infusorien nachzuweisen, deren

Grösse von 5–15 μ schwankte. Dieselben zeigten zuweilen eine lebhafte Bewegung und liessen sich mit Methylenblau färben. Hensen möchte dieselben den Monadinen zuzählen, wie solche Marchand[279] gelegendlich im Urin gefunden hat. Im Erbrochenen und im Stuhl waren sie nicht nachzuweisen.

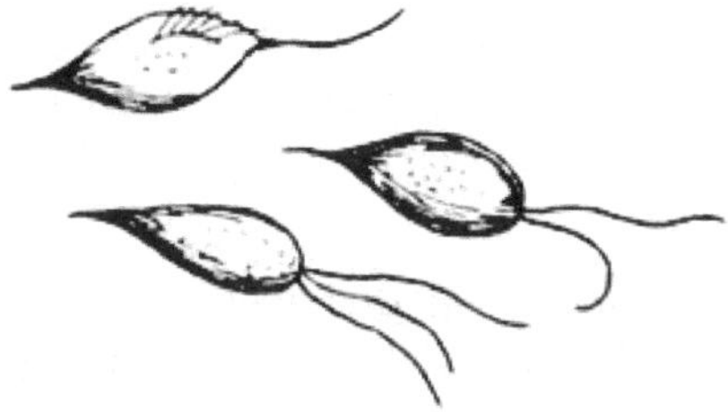

Figur 33.

Trichomonas vaginalis (nach Braun).

Unter normalen Verhältnissen dürften sie im Magen leicht zu Grunde gehn, dagegen meint Hensen, könnte ein solcher Befund gelegentlich in diagnostischer Hinsicht verwerthbar werden.

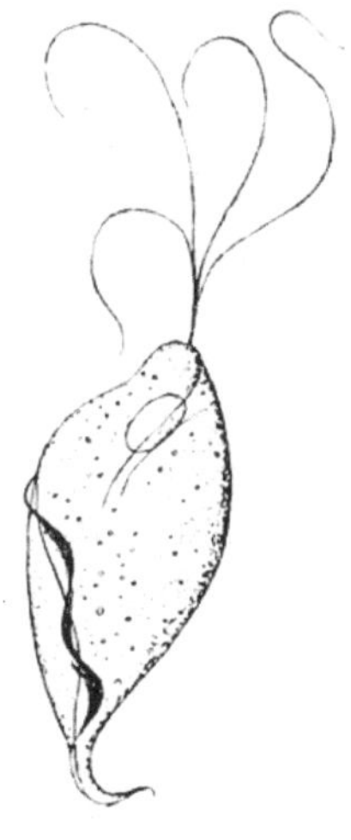

Figur 34.

Trichomonas vaginalis, sehr stark vergrössert. (Nach Künstler.)

2. Trichomonas vaginalis (Donné 1837). Der kurze oder mehr langgestreckte Parasit besitzt an seinem vorderen Ende vier Geisseln, welche so lang oder länger als der Körper sind. Das hintere Ende verlängert sich in

eine gerade oder gebogene Spitze. Trichomonas vaginalis ist ein sehr häufiger Parasit bei Frauen und gelegentlich auch beim Manne (im Urin, Miura[280]) beobachtet worden. Die Parasiten leben in dem sauer reagirenden (nicht in normalem) Vaginalschleim bei Frauen verschiedenen Alters, sowohl bei menstruirenden wie nicht mehr menstruirenden Personen, Schwangeren wie Nichtschwangeren, selbst bei Mädchen von 6–7 Jahren, sofern bei denselben Scheidenkatarrh mit saurer Reaktion des Sekretes besteht. Bei Injektion alkalischer Flüssigkeiten werden die Parasiten getödtet (Braun). Unbekannt ist bisher, ob die Trichomonaden den Scheidenkatarrh hervorrufen oder nur Begleiter desselben sind.

Neuerdings hat Schmidt[281] in drei Fällen von Lungenerkrankungen Flagellaten beobachtet, welche er Trichomonas pulmonalis benannte, jedoch möglicherweise für identisch mit Trichomonas vaginalis hält. In zwei Fällen handelte es sich um eine Aspirationspneumonie und Lungengangrän, im dritten um Bronchiektasie. Der Fundort der Protozoen waren in allen drei Fällen ausschliesslich die übelriechenden Dittrich'schen Pfröpfe, die in wechselnder Zahl und Grösse im Auswurf angetroffen wurden. Zerdrückte man einen solchen frischentleerten Pfropf zwischen Objektträger und Deckgläschen, so sah man zwischen den verschiedenen Bakterien die betreffenden Infusorien, welche sich auf den ersten Blick nicht viel von Leukocyten unterscheiden, bald an ihrer selbständigen eigenartigen Bewegung. Die durchschnittliche Grösse ist etwas geringer als die eines Eiterkörperchens; ihre Form wechselt ausserordentlich. Am häufigsten zeigen sie eine ovuläre oder unregelmässig längliche Gestalt. An dem einen Pol tragen sie eine wechselnde Anzahl in lebhafter Bewegung begriffener Geisseln. Ausser der Geisselbewegung existirt auch noch eine amöboide Bewegung, deren Effekt eine fortwährende Veränderung der Leibesform ist. Färbungen von Trockenpräparaten ergaben keine instruktiven Bilder. Am besten ist es nach Schmidt Methylviolett oder irgend eine andere Farbe am Deckglasrande des frischen Präparates aufzutupfen und zu warten, bis durch Diffusion der Farbstoff die im Gesichtsfeld eingestellten Thiere erreicht. Die Färbung tritt erst dann ein, wenn die Lebensthätigkeit aufgehört hat. Versuche, die Infusorien zu isoliren, zu züchten, oder künstlich zu übertragen, gelangen nicht. Interessant ist noch, dass in einem Falle mit der Besserung des Krankheitsprozesses die Dittrich'schen Pfröpfe und mit ihnen die Trichomonaden aus dem Sputum verschwanden.

Vor Kurzem hat Wieting[282] über das Vorkommen von Trichomonas in der Lunge eines Schweines bei lobulärer Pneumonie berichtet.

Bei einem 4 Monate alten Schwein, das 14 Tage lang die Erscheinungen einer Lungenaffektion dargeboten hatte, wurde nach der Sektion in den grösseren und kleineren lobulärpneumonischen Heerden eine der Trichomonas vaginalis sehr ähnliche Flagellatenart beobachtet. Daneben war auch der Fränkel-Weichselbaum'sche Diplococcus lanceolatus vorhanden. Die Flagellaten sind danach wahrscheinlich sekundär zur Ansiedlung gekommen.

Lamblia. BLANCHARD 1888.

Die Gattung ist charakterisirt durch eine vordere, saugnapfartige Vertiefung und durch das Vorhandensein von Geisseln am Vorderende und am Hinterende des Thieres.

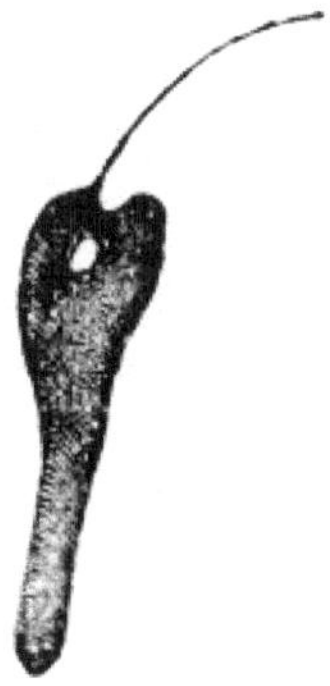

Figur 35.

Das von Roos beobachtete Flagellat.

Lamblia intestinalis (Lambl 1859). Syn.: Cerkomonas intestinalis Lambl 1859. Hexamita duodenalis Davaine 1875. Dimorphus muris Grassi 1879. Megastoma entericum Grassi 1881. Megastoma intestinale. Blanchard 1886.

Die Parasiten sind von birnförmiger Gestalt und die vier Geisselpaare nach hinten gerichtet. Die Länge beträgt 0,010–0,016 mm, die Breite 0,005–0,0075 mm. Die Cysten sind oval, 0,009–0,012 mm lang und 0,007–0,010 mm breit; sie erscheinen wasserhell, leicht grünlich; der eingeschlossene Parasit ist oft nur andeutungsweise als dunklerer S-förmiger Körper zu sehen.

Man hat Lamblia intestinalis beim Menschen sowohl bei Gesunden wie bei Kranken, bei Erwachsenen ebenso wie bei Kindern gesehen und ist jetzt zu der Ansicht gekommen, dass der Parasit im Ganzen sehr häufig beim Menschen vorkommt, jedoch eine besondere pathogene Bedeutung nicht besitzt.

Bei Thieren ist der Schmarotzer sehr oft festgestellt worden, und besonders im Darm (vorwiegend im Duodenum und Jejunum) der Mäuse, Ratten, Katzen, Kaninchen und Schafe beobachtet.

Hinsichtlich der Infektion des Menschen wird angenommen, dass der Mensch sich die Parasiten durch Aufnahme der Cysten einverleibt, welche in den meisten Fällen von den Mäusen und Ratten ausgestreut, ins Wasser oder auch in andere Nahrungsmittel gelangen und so den Weg in den menschlichen Körper finden.

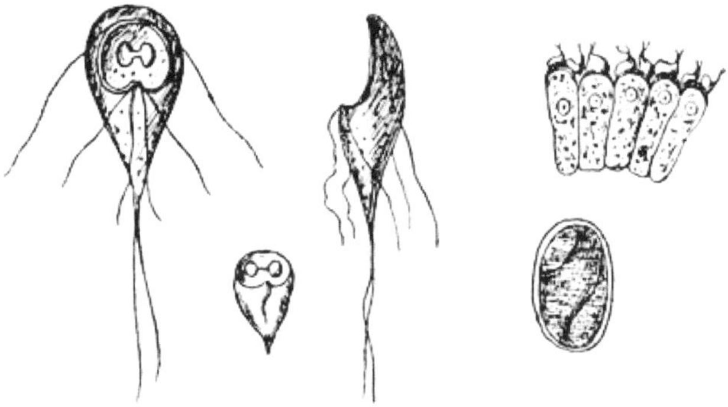

Figur 36.

Lamblia intestinalis von der Fläche, von der Seite, auf Darmepithelien, abgestorbene und encystirt. (Nach Grassi und Schewiakoff.)

Neuerdings hat W. Janowski[283] in einer sehr fleissigen Arbeit, welche die gesammte Litteratur berücksichtigt, die Frage der Bedeutung der Flagellaten für die Pathologie des Darmkanals erörtert und gelangt dabei auf Grund seiner eigenen 6 Beobachtungen und auf Grund der ganzen diesbezüglichen Litteratur zu dem Schlusse, dass die Anwesenheit der Flagellaten im Darme grösstentheils ganz ohne Einfluss auf die Funktionen desselben ist, dass jedoch in Ausnahmefällen, die Flagellaten durch ihre Anwesenheit den Darm reizen und theils Diarrhöe hervorrufen, theils dieselbe in die Länge ziehen können.

„Dies schliessen wir, sagt Janowski, aus den bis jetzt schon vorhandenen Daten über gewisse Fälle, in denen Trichomonaden oder Cerkomonaden im Darme vorhanden waren. Ist dies aber der Fall, so liegt darin ein Grund mehr für uns, in jedem Diarrhöefall im Krankenhause und wenigstens bei jeder hartnäckigen Diarrhöe ausserhalb des Hospitals den frisch abgegebenen Stuhl einer mikroskopischen Untersuchung zu unterziehen. Auf diese Weise ist doppelter Nutzen zu erzielen. Erstens wird weit rascher, als es bis jetzt der Fall war, ein Material zusammenkommen, auf Grund dessen die Frage von der Bedeutung der Flagellaten in der Pathologie des Darmkanals bald ihre vollständige Lösung finden wird. Zweitens gewinnt der behandelnde Arzt dadurch eine Handhabe, um im betreffenden Falle von vorne herein die richtige Prognose zu stellen und sich für eine entsprechende Behandlungsmethode zu entscheiden. Von allen Fällen, in denen es sich um hartnäckige Diarrhöe mit Vorhandensein zahlreicher Flagellaten im Stuhle handelt, kann man sagen, dass die geeignetste Behandlung derselben die gegen die Flagellaten selbst gerichtete ist. Gerade diese Therapie giebt zuweilen (Zunker, Roos u. A.) sehr rasch günstige Resultate, während jede andere sich erfolglos erweist. Die Behandlungsmethode ist äusserst einfach: der Kranke erhält mehrere Tage nach einander 3–4mal täglich 0,1–0,2 Kalomel. Selbstverständlich muss sorgfältig auf etwaige sich einstellende Vergiftungssymptome geachtet und die Kur in diesem Falle unterbrochen werden. Gewöhnlich hört nach 3 solchen Kuren die Diarrhöe auf. Die Intervalle zwischen den einzelnen Kuren müssen je nachdem, ob und wie bald sich wieder Flagellaten im Stuhl zeigen und je nachdem der Kranke sich dem Kalomel gegenüber verhält, von verschiedener Dauer sein. Zuweilen hilft schon 1 solche Kur und leistet somit bessere Dienste als der jahrelange Gebrauch von Mineralwasser oder von anderen therapeutischen Mitteln. Ungeachtet der Seltenheit solcher Fälle, in denen die Flagellaten die wahre Ursache der Diarrhöe sind, sollte man sie doch in keinem Falle von hartnäckiger Diarrhöe ausser Acht lassen und eine gegen sie gerichtete Behandlung einschlagen, sobald man zahlreiche Exemplare derselben in frisch abgegebenen Entleerungen solcher Individuen findet, bei denen keine andere Ursache für den Durchfall nachzuweisen ist." — Manche empfehlen zu diesem Zwecke ausser Kalomel noch Klystiere mit einer schwachen Sublimatlösung, und in einem Falle glaubt Janowski, dass Chinin die Trichomonaden getödtet hat[284].

L. Pfeiffer[285] glaubt, dass bestimmte Arten der **Diphtherie der Vögel** durch Flagellaten hervorgerufen werden. Bekannt ist in dieser Hinsicht bisher nur, dass Protozoen, wahrscheinlich Koccidien, solche Erkrankungen hervorrufen können. L. Pfeiffer fand bei allen kranken Tauben, bei welchen die Krankheit auf den Schleimhäuten ausgesprochen war, Flagellaten im Schleim des Maulinnern und der Trachea. Sie fehlten im Maulschleim gesunder Tauben. Bei akut tödtlichen Erkrankungen unter Hühnern, Enten, Krähen, Pfauen und Truthähnen mit diphtherischen Veränderungen in der Trachea und im Darm fanden sich Millionen dieser Flagellaten. Verimpfungen des Schnabel- oder Darminhaltes in das Schnabelinnere von gesunden Tauben und Hühnern bewirkte in zwei Tagen den Tod der

Impfthiere und fanden sich dann Millionen von Flagellaten in der Trachea und im Darmrohr vertheilt. Pfeiffer zählt die von ihm beobachtete Flagellate zur Gattung Trichomonas. Ein undulirender Saum bewegt sie lebhaft von vorne nach hinten. Die Zahl der Geisseln beträgt 2, 3–4; in der Mehrzahl der Fälle 3. Ein grosser Kern liegt an der Geisselbasis, ein bis zwei kontraktile Vakuolen am anderen Pol. Eine typische Gestalt hat jedoch nach Pfeiffer die Flagellate nicht, Theilungen sind häufig zu bemerken. Babes fand ähnliche Protozoen auch auf der normalen Schleimhaut der Vögel und glaubt, dass sie die Ursache der Erkrankung nicht sind.

II. Ordnung: Ciliaten (Wimperinfusorien).

Zoologisches. Die Ciliaten leben theils frei schwimmend, theils festsitzend und Kolonien bildend, im süssen, wie salzigen Wasser. Zahlreiche Arten sind Parasiten bei verschiedenen niederen und höheren Thieren und einige auch beim Menschen. Die Wimpern, deren verschiedene Anordnung am Körper das Prinzip für die Klassifikation der Ciliata ist, sind stets Fortsetzungen des Ektosarkes; ihre Gestalt ist verschieden, haar-, seltener dorn- oder griffel- oder hakenförmig; auch undulirende Membranen kommen gelegentlich vor (Braun). Die Vermehrung geschieht durch Zweitheilung, seltener, nach Encystirung oder durch Knospung. Die Theilungen können sich vielfach wiederholen, sistiren aber schliesslich, um durch Konjugation zweier Individuen eine Regeneration besonders der Kerne zu ermöglichen. Fast überall ist ein Grosskern (Makronukleus) und demselben meist dicht anliegend ein Kleinkern (Mikronukleus) vorhanden. Zahlreiche Untersuchungen (Bütschli, Hertwig, Maupas) lehrten, dass nachdem sich zwei Individuen mit gleichnamigen Körperflächen aneinander gelegt haben, der Mikronukleus sich vom Makronukleus trennt, sich vergrössert und unter den Erscheinungen der Karyokinese zweimal theilt, so dass in jedem Paarling (Gamet) 4 Mikronuklei vorhanden sind; drei derselben gehen zu Grunde und werden resorbirt, der vierte rückt allmählich nach einer durch Resorption der Kutikula an der Berührungsfläche der Gameten entstandenen Verbindungsbrücke des Protoplasma und tauscht die Hälfte seiner Substanz gegen die Hälfte des vierten Mikronukleus des anderen Gameten aus; dann rekonstruirt sich dieser Mischkleinkern und theilt sich in jedem Gamet, gewöhnlich zweimal. Von den so entstandenen Theilstücken wird eines zum neuen Mikronukleus, eines oder mehrere verschmelzen zum neuen Makronukleus. Der alte Grosskern ist gegen Ende der Konjugation zerfallen und resorbirt worden. Gewöhnlich trennen sich die beiden Gameten früher oder später und vermehren sich dann selbständig durch Theilungen, bis einer Reihe von Theilungen wieder Konjugation folgt (Braun). Encystirung ist unter den Ciliaten allgemein verbreitet und dient als Schutzmittel beim Eintrocknen der Gewässer, in welchen die Ciliaten leben. Weil solche Cysten durch den Wind weit fortgetragen werden können, ist erklärlich, dass die meisten Arten eine sehr grosse geographische Verbreitung besitzen.

Nach v. Stein werden die Ciliaten in folgender Weise eingetheilt, wobei die verschiedene Anordnung der Wimpern am Körper zu Grunde gelegt wird.

1. Ordnung: Holotricha, ciliate Infusorien mit Wimpern, welche gleichmässig über den ganzen Körper vertheilt sind.

2. Ordnung: Heterotricha, wie die Holotricha allseitig bewimpert, aber mit stärkeren Wimpern am Peristom.

3. Ordnung: Hypotricha, nur auf der Ventralfläche bewimpert.

4. Ordnung: Peritricha, nur mit einer Wimperspirale, meist festsitzend.

Beim Menschen sind parasitische Infusorien aus den Ordnungen Heterotricha und Peritricha bekannt.

Zu den Heterotricha gehörig ist von Bedeutung:

Balantidium koli (Malmsten 1857) (Syn.: Paramaecium koli)[286].

Zoologisches. Der eiförmige Parasit besitzt eine Länge von 0,01–0,07 mm und eine Breite von 0,05–0,07. Der Körper ist vollständig mit Flimmerhaaren besetzt: es verlaufen ferner über den Körper von vorne nach hinten parallele Streifen. Die Fortpflanzung erfolgt durch Konjugation und Encystirung. Leuckart[287] hat das konstante Vorkommen der Parasiten im Cöcum und Colon des Schweines zuerst nachgewiesen und dabei sechs verschiedene Arten Balantidium als normalen Befund angegeben. Auch in der Kloake des Frosches sind Balantidien stets zu finden.

Beim Menschen ist nur eine Art Balantidium beobachtet worden und der Entdecker derselben ist Leuwenhoek, der es an sich selbst gefunden hat. Das Verdienst jedoch diesen Parasiten in der Medizin bekannt gemacht zu haben, gebührt Malmsten[288] (1856), welcher in zwei Fällen von schwerer Darmerkrankung nach Cholera und Cholerine denselben in den Stuhlentleerungen der Kranken aufgefunden hat. Später sind dann noch aus Stockholm und Upsala[289] weitere 13 Fälle gemeldet worden, über welche Mitter[290] neben anderen eine Uebersicht giebt. Zwei weitere Fälle sind dann noch aus Dorpat, je einer aus Freiburg, Turin und den Sundainseln, 6 Fälle aus Kochinchina, 2 Fälle aus Amerika bekannt geworden. Zu diesen 28 Fällen sind dann noch hinzugekommen ein Fall von Roos[291], fünf Fälle von Lösch[292] und zwei von Dehio[293], so dass etwa 36 Fälle in der Litteratur mitgetheilt sein dürften.

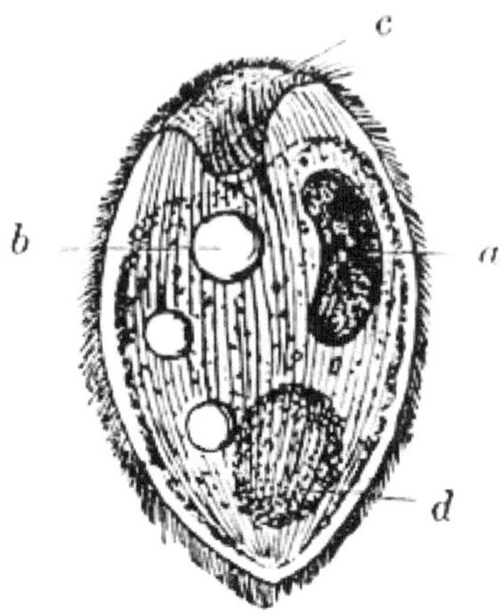

Figur 37.

Balantidium coli. *a*) Kern.
b) Vakuole. *c*) Peristom.
d) Nahrungsballen.

Hinsichtlich der Aetiologie ist die Vermuthung berechtigt, dass zwar das Schwein der eigentliche Träger des Parasiten ist, der Mensch sich jedoch gelegentlich durch das Schwein infiziren kann. Mitter giebt nach seiner Uebersicht an, dass in 13% der Fälle die Patienten wahrscheinlich, in 13% sicher ihre Balantidien von den Schweinen bezogen haben. Wie jedoch die Balantidien in den menschlichen Körper gelangen, ist mit Sicherheit noch nicht zu entscheiden. Die eingekapselten Balantidien können sowohl mit dem Winde aufgewirbelt und eingeathmet werden, wie auch mit den damit verunreinigten Nahrungsmitteln in den Verdauungskanal des Menschen gelangen. Andererseits ist bemerkenswerth, dass in mehr als der Hälfte der mitgetheilten Fälle die Durchfälle, welche auf die Anwesenheit der Balantidien bezogen werden müssen, sekundär bei solchen Kranken aufgetreten sind, die vorher an sonstigen schweren Erkrankungen des Verdauungstraktes, wie z. B. Cholera, Typhus, tropischer Ruhr, akuter Gastritis gelitten haben.

Hinsichtlich der Symptome und des Krankheitsverlaufes ist zu erwähnen, dass stets die Erscheinungen eines mehr oder weniger heftigen Darmkatarrhs vorhanden sind, welcher mit vielfachen Verschlimmerungen und Verbesserungen verlaufen kann und nach den bisherigen Erfahrungen nur wenig Aussicht auf definitive Heilung giebt. So sind Fälle bekannt, wo die Dauer 20 Jahre betragen hat; auch erfolgten in einzelnen Krankheitsfällen die Stuhlentleerungen 10–20mal täglich.

Aus den wenigen Sektionsberichten geht hervor, dass Geschwüre im Dickdarm auftreten und sich die Balantidien mit Vorliebe im Cöcum, Wurmfortsatz und im Mastdarm ansiedeln. Manchmal kann, wie ein von Dehio mitgetheilter Fall lehrt, die Ansiedelung der Balantidien sehr massenhaft erfolgen und die entstehenden Darmgeschwüre zu Darmblutungen mit tödtlichem Ausgang führen.

Demnach kann man aussprechen, dass die Balantidien in einzelnen Fällen direkte Krankheitsursache sind, in anderen bestehende Darmerkrankungen durch ihr Hinzukommen wesentlich verschlimmern, oder — wie Dehio bemerkt — eine Balantidien-Kolitis hervorrufen können. Erwähnt sei hier noch, dass Grassi und Calandruccio sich durch Balantidiencysten aus dem Schwein nicht zu infiziren vermochten. Was die Behandlung betrifft, so herrscht unter den Autoren darin Uebereinstimmung, dass innere Mittel (Opiate und Adstringentien) nicht helfen. Besserungen sind nur durch die örtliche Behandlung des Dickdarmes mit Klystieren aus Tannin oder Chinin. muriat. erzielt worden (50 g Essigsäure mit 5 g Acid. tann. auf 2000 ccm Wasser; oder Chinininfusionen 1:1000,0 Wasser). Dehio beobachtete, dass die Balantidien nach der innerlichen Verabfolgung von Felix mas sich sammt und sonders encystirten und den Darm in dieser Form verliessen. Die Vermuthung liegt nahe, dass dieses Mittel nicht nur auf die parasitischen Würmer, sondern auch auf niedere Thierorganismen als ein spezifisches Gift wirken.

Bei Thieren ist, wie erwähnt, Balantidium koli nur beim Schwein beobachtet worden. Man hat den Parasiten sowohl in Deutschland, wie auch in Schweden, Russland, Frankreich und Italien bei Schweinen gefunden. Derselbe scheint jedoch etwas kleiner zu sein, als Balantidium koli des Menschen. Bei etwas reichlicher Anwesenheit im Dickdarm des Schweines sind die Parasiten oft schon mit der Lupe als kleine, weissliche, mobile Pünktchen zu erkennen (Kitt). In halb vertrockneten Exkrementen des Schweines und in mikroskopischen, mit Wasser angemachten Präparaten, welche einige Zeit gestanden haben, verschrumpft der Cilienbesatz, das Balantidium erscheint als ruhende Blase von 80–100 μ (Kitt). Erwähnt ist auch bereits, dass mit dem Kothe der Schweine zahlreiche, bereits encystirte oder sich bald encystirende Balantidien entleert werden.

Nach allen bisherigen Erfahrungen scheint Balantidium koli für das Schwein ohne jede Bedeutung zu sein, da Krankheitserscheinungen trotz oft massenhafter Anwesenheit der Parasiten nicht beobachtet werden.

Nachtrag.

1. Ueber die systematische Stellung der Miescher'schen Schläuche und deren Züchtung.

Behla hat vor Kurzem zwei „vorläufige Mittheilungen“[294] über seine Befunde hinsichtlich der systematischen Stellung der Parasiten der Miescher'schen Schläuche und deren Züchtung veröffentlicht, aus welchen das Nachfolgende hier erwähnt sei.

Behla strich rein entnommenen Cysteninhalt auf frisches mit aseptischen Instrumenten aufgespaltenes Muskelfleisch derselben Thierart oder in frisch mit zerzupften Muskelfasern vermengten Muskelsaft und beobachtete die Entwicklung von Sprosspilzen. Durch weitere Versuche ist es dann Behla gelungen nachzuweisen, dass der erzielte Blastomycet mit dem Kartoffelpilz, Phytophthora infestans, zusammenhängt. Nur solche Thiere würden auch von der Sarkosporidienkrankheit befallen, welche Kartoffeln zu sich nehmen oder Pflanzenblätter, auf denen der betreffende Pilz vegetirt. Den weiteren Entwicklungsgang stellt sich nun Behla in folgender Weise vor.

Die Sporen der Phytophora infestans gelangen beim Fressen in den Magen und in die Verdauungsorgane von Thieren. In diesem Sporenstadium widerstehen sie den Verdauungssäften. Die Sporen keimen aus und unter den veränderten Verhältnissen in der neuen Nährlösung vermehrt sich der Pilz in hefeartiger Sprossung, wie solche schon bei Mukor, Brandpilzen, Bacidiomyceten u. s. w. nachgewiesen ist. Diese Keime bohren sich nun in die Darmepithelien ein, dringen tiefer, gelangen in die Blutbahn und werden in die Muskulatur oder in das Bindegewebe transportirt, wo sie sich festsetzen und weiter proliferiren. Das, was wir da finden, sind die Schläuche in verschiedenen Stadien des Alters und der Entwicklung. Der Grund für besondere Prädilektionssitze der Parasiten, kann nach Behla nur in den jeweiligen besonderen Cirkulationsverhältnissen liegen. Der Parasit bildet bei seinem Aufenthalt im thierischen Körper ein Dauerstadium nicht. Die Sicheln in den Cysten sind zum grossen Theil abgestorben, nur einige hyaline Sicheln und Rundzellen besitzen noch soviel Leben, dass sie, auf geeignete Nährböden versetzt, sich vermehren können.

Irrig ist die Ansicht, meint Behla, dass der Parasit im Körper Dauersporen bilden muss zur Erhaltung seiner Art. Sein Parasitismus im Körper ist nur ein gelegentlicher. Er kann auch seinen Cyklus ohne den Menschen in der freien Natur durchmachen, ebenso wie der Malariaparasit ohne den Menschen sein Leben fristet, denn er hat lange Zeit in Gegenden existirt und seine Art erhalten, ehe der Mensch dorthin gekommen ist.

„Sein Befund“, schliesst Behla die zweite Mittheilung, „wirft ein neues Licht auf die Anschauungen von den Protozoen und Sporozoen. Pflanzenparasiten können auch gelegentlich den Thierkörper befallen. Dass die dem Wasserleben angepassten Pilze, die Chytridiaceen und Saprolegniaceen sowie die Peronosporaceen, wenn sie in flüssige Nährmedien gelangen, cilienbesetzte Schwärmsporen bilden und dass

Mycelpilze unter Umständen hefeartige Sprossung zeigen, sind bemerkenswerthe Thatsachen. Es wird angezeigt sein, in Zukunft die Methode zu verfolgen, für einzelne Pilze die ursprünglichen Nährpflanzen in der freien Natur auszukunden, um den Entwicklungscyklus klarzulegen, die Pilze zur Sporenbildung zu zwingen und die betreffenden Blätter oder Früchte als Futter zu verwenden. Es ist anzunehmen, dass demnächst auch manche andere dunkle Krankheit, wie die Koccidienkrankheit der Kaninchen, Aktinomykose u. s. w. durch Füttern von pilzkranken Pflanzen, Blättern, Kartoffeln, Rüben u. s. w., welche mit Konidien, Oosporen, Perithecien, Pyceiden von Phyko- und Mykomyceten u. s. w. besetzt sind, Klärung finden wird. Das Studium der Pflanzen-, Thier- und Menschenkrankheiten muss nach meiner Ansicht Hand in Hand gehen, besonders in den Gebietsstrichen, wo Seuchen stationär sind. Mit dieser kombinirten Forschungsmethode liesse sich manches unerwartete Resultat erzielen. Probleme wollen von verschiedenen Seiten angegriffen sein. Bekanntlich sind bei verschiedenen Geschwülsten Sprosspilze gezüchtet worden. Die Stimmen mehren sich. Noch so exakte Untersuchungs- und Färbemethoden an todtem Material sind nur ein einseitiger Untersuchungsweg. Hoffnungsvoller ist die Züchtungsmethode. Höchst wahrscheinlich sind die gefundenen Sprosspilze nur Entwicklungsstadien von Mycelpilzen. Ihr Eindringen in den Körper geschieht muthmasslich in einem anderen Stadium als durch das Einverleiben der Sprosspilzkulturen in den Körper. Mir will scheinen, als wenn es durch die angedeutete Forschungsmethode gelingen müsste, der Natur auch ihr Geheimniss des Hervorbringens der bösartigen Geschwülste abzuringen."

Weitere Versuche werden zwar erst lehren müssen, ob die Anschauungen Behla's über die Entstehung der Sarkosporidien richtig sind, aber es kann nicht geleugnet werden, dass die Aetiologie mancher Thier- und Menschenkrankheiten schneller gefördert würde, wenn Pflanzen-, Thier- und Menschenpathologen etwas mehr Fühlung zu einander nehmen möchten. Für die Pathologie des Menschen und der Thiere glaube ich durch mein Lehrbuch der vergleichenden Pathologie und Therapie des Menschen und der Hausthiere (Leipzig 1898) die Wege dazu etwas geebnet zu haben. —

2. Die Organismen der Tollwuth.

In einer Arbeit „Beitrag zur Kenntniss der Aetiologie der Tollwuth"[295] berichtet zunächst Giovanni Memmo über seine weiteren Versuche den Erreger der Tollwuth festzustellen.

Schon früher[296] war es ihm gelungen aus dem Gehirn eines an experimenteller Rabies gestorbenen Kaninchens einen Blastomyceten in Reinkultur zu züchten, später auch aus dem Gehirn eines in Folge Bisses eines tollen Hundes gestorbenen vierjährigen Kindes. Schliesslich gelang es Memmo auch den Blastomyceten noch aus weiteren 5 an fixem Virus gestorbenen Kaninchen, sowie aus allen mit den ersten Kulturen geimpften und nach 40–50 Tagen gestorbenen Thieres zu isoliren. Der Blastomycet fand sich im Liquor cerebrospinalis, im Humor aqueus, in der Parotis und im Speichel.

Im Liquor cerebrospinalis war die Form der Blastomyceten sehr scharf und gleichmässig; die Zellen waren von einer dicken, lichtbrechenden, doppelkonturirten Membran umgeben und manchmal in Knospung begriffen. Die Kolonien auf Agar und Gelatine waren einander sehr ähnlich, die oberflächlichen waren ausgebreiteter, wenig erhaben und weissgrau. Auf saurem Nährboden war die Entwicklung üppiger. Am besten war das Wachsthum bei einer Temperatur von 35° C. Für Thiere war der Blastomycet pathogen. Intraabdominal geimpfte Meerschweinchen zeigten nach 11–20 Tagen Parese der Hinterglieder, welche an Ausdehnung und Intensität zunahm, und nach 24 Stunden erfolgte der Tod unter einigen klonischen Krämpfen. Subdural infizirte Kaninchen erkrankten nicht immer; bei den erkrankten zeigte sich am 6.-8. Tage Paresis des Hintertheils, später auch Lähmung der Vordergliedmassen, und binnen 1–2 Tagen trat der Tod ein. Subdural oder auch subkutan geimpfte Hunde magerten nach 30–60 Tagen ab und bei einigen wurde Beisssucht beobachtet. Die Thiere verweigerten das Futter, erbrachen und zeigten Schaum vor dem Maule; dann zeigte sich Parese der Gliedmassen, der Unterkiefer hing herunter und der Tod erfolgte mit zunehmender Lähmung nach 48 Stunden. Eine Uebertragung von den Hunden auf Kaninchen gelang nicht. An verendeten Hunden fanden sich weder Organveränderungen, noch in den Organen irgendwelche Mikroorganismen; aus dem centralen Nervensystem liessen sich aber die Blastomyceten öfters in Reinkultur isoliren.

Denselben Organismus konnte Memmo auch im weiteren Verlaufe seiner Untersuchungen[297] immer mit den nämlichen kulturellen Eigenschaften und dem gleichen pathogenen Vermögen aus anderen an fixem Virus gestorbenen Kaninchen und aus 4 der Tollwuth verfallenen Hunden isoliren.

Kulturen mit soliden Nährböden bleiben steril; am besten erweisen sich flüssige Nährböden aus Bouillon mit Weinsteinsäure und Glykose, wo die Acidität nur ein ganz wenig stärker ist, als diejenige, welche die Gehirnsubstanz im normalen Zustande besitzt. Einen höheren Grad von Acidität vertragen die Blastomyceten nicht. Die Entwicklung der Mikroorganismen beginnt erst nach einigen Tagen. Auf die geschilderte Art hat Memmo eine Entwicklung der Blastomyceten in reiner Kultur aus der cephalorhachitischen Flüssigkeit, der Gehirnsubstanz und aus dem Humor aqueus erhalten. Ebenso waren die Organismen aus dem Stroma der Parotis, aus dem Speichel, aber niemals aus anderen Organen und aus dem Herzblut zu isoliren. Es scheint ferner, dass der Organismus, welcher an ausschliesslich parasitäre Lebensweise gewöhnt ist und sich an ein besonderes Gewebe angepasst hat, sich schwer dazu bewegen lässt, saprophytisch auf unseren Nährböden zu leben.

Bei Impfungen der Hunde zeigte sich im Mittel 30–60 Tage nach derselben Abmagerung, bei einzelnen etwas Beisssucht, Verweigerung der Nahrung, Erbrechen, Schaumabsonderung, dann Parese der hinteren oder vorderen Gliedmassen. Unter zunehmender Parese, wobei der Unterkiefer lediglich seinem eigenen Gewichte nachgiebt, tritt nach ungefähr 48 Stunden der Tod ein.

Die Krankheit kann dann von Hund zu Hund übertragen werden, indem man zu den folgenden subkutanen Injektionen jedesmal eine Emulsion der Gehirnsubstanz der gestorbenen Thiere verwendet.

Memmo hält den von ihm gefundenen Blastomyceten für den Erreger der Tollwuth. Demgegenüber berichtet Grigorjew[298] in neuester Zeit über Thatsachen, welche ihn zu der Annahme einer Betheiligung von **Protozoen an der Aetiologie der Tollwuth** veranlassen. Aus diesem Grunde ist auch über obige Arbeiten von Memmo hier Mittheilung gemacht worden.

Grigorjew führte in die vordere Augenkammer eine Emulsion der Substanz der Medulla oblongata toller Thiere ein. Um eine Verwechselung der betreffenden Parasiten mit den weissen Blutkörperchen und den Produkten der Zersetzung des Nervengewebes möglichst zu vermeiden, wurden an einer Zahl anderer Thiere Kontrollimpfungen mit einer Emulsion der Gehirnsubstanz gesunder Thiere vorgenommen. Die Untersuchung erfolgte entweder im frischen Zustande oder unter geringer Hinzufügung von schwachen wässerigen Anilinlösungen auf einem Ranvier'schen Heiztische bei 37,5° C.

Es wurden Untersuchungen der genannten Art bei 5 Hunden und 10 Kaninchen ausgeführt. Häufiger bei Hunden als bei Kaninchen fanden sich protoplasmatische Körperchen von verschiedener Grösse und Form, welche durch ihr eigenartiges Aussehen unter allen anderen Bildungen auffielen. Die betr. Körperchen hatten unregelmässige, gezackte Konturen, bestanden aus einer blassen, gallertartigen Masse, die in den zum Centrum gelegenen Theilen netzartig oder schwammig und in den peripheren Theilen homogen erschienen. Ihre Grösse betrug 2–4 μ. In einigen dieser Körperchen war ein dem Kern gleiches Gebilde eingeschlossen, das schwach das Licht brach und eine Grösse von 0,5–1 μ hatte. Diese Körper führten sehr langsame amöboide Bewegungen aus, indem sie Pseudopodien aussandten, dabei einen beständigen Wechsel der Körperform aufweisend. Die amöboiden Körper färbten sich nur sehr schwach bei Anwendung konzentrirter wässeriger Anilinlösungen. Kulturversuche mit diesen Protozoen auf entsprechenden

Nährböden blieben erfolglos. Grigorjew glaubt jedoch, dass es sich um Koccidien handeln dürfte.

Einstweilen scheinen jedoch die Versuche von Memmo zu verwerthbareren Ergebnissen geführt zu haben, als diejenigen von Grigorjew.

Litteratur.

Allgemeine Litteratur über Protozoen.

L. Pfeiffer, Die Protozoen als Krankheitserreger. 2. Aufl. Jena 1891.

v. Wasielewski, Sporozoenkunde. Jena 1896.

M. Braun, Die thierischen Parasiten des Menschen. 2. Aufl. Würzburg 1895.

R. Leuckart, Die Parasiten des Menschen und die von ihnen herrührenden Krankheiten. 2. Aufl. 1879 u. ff.

L. G. Neumann, Traité des maladies parasitaires non microbiennes des animaux domestiques. 2e éd. Paris 1892.

A. Railliet, Traité de zoologie médicale et agricole. Paris 1895.

R. Moniez, Les parasites de l'homme. Paris 1888.

A. Kruse, Systematik der Protozoen. (Flügge, Die Mikroorganismen. Bd. II. Leipzig 1896.)

L. Pfeiffer, Untersuchungen über den Krebs. Die Zellerkrankungen und die Geschwulstbildungen durch Sporozoen. Jena 1893.

Schneidemühl, Lehrbuch der vergleichenden Pathologie und Therapie des Menschen und der Hausthiere. Leipzig 1898. S. 257–268.

Geschichtliches.

1836. Wagner, Fragmente zur Physiologie der Zeugung. 1836.

1837. Donné, Recherches microsp. sur la nature du mucus. Paris 1837.

1854. Wedl, Grundlage der path. Histologie. 1854.

„ Davaine, Compt. rend. Soc. biolog. 1854.

1857. Malmsten, Virchow's Archiv. 1857.

1859. Hassel, The Lancet. 1859.

„ Junker, Deutsche Zeitschrift für praktische Medizin. 1859.

„ Lambl, Prager Viertelj. für praktische Heilkunde. 1859.

1870. Pasteur, Études sur la maladie des vers à, soie. Paris 1870.

1884. Balbiani, Leçons sur les sporozoaires. Paris 1884.

Technik der Untersuchung.

1891. Pfeiffer, Protozoen als Krankheitserreger. 2. Aufl. Jena 1891.

1893. Ogata, Ueber die Reinkulturen gewisser Protozoen. (Centralblatt für Bakt. 1893. Bd. XIV.)

1894. Miller, Ueber aseptische Protozoenkulturen. Centralbl. für Bakteriol. 1894. Nr. 7. Bd. XVI.

„ Fiocca, Beiträge zur Amöbenforschung. (Centralbl. für Bakt. 1894.)

1895. Hauser, Protozoen als Krankheitserreger. Leipzig.

1896. Celli und Fiocca, Centralblatt für Bakteriologie. 1896.

„ Schardringer, Reinkultur von Protozoen auf festem Nährboden. Centralbl. für Bakt. 1896. Bd. XIX.

„ Beijerink, Kulturversuche mit Amöben auf festem Substrate. (Centralblatt für Bakteriologie 1896.)

„ Giorini, Kultur der Amöben auf festem Substrate. (Centralbl. für Bakt. 1896.) Bd. XX.

„ Casagrandi und Barbagallo, Kultur von Amöben. (Cent. f. Bakt. 1896. S. 579.)

„ Frosch, Frage der Reinzüchtung der Amöben. Ebenda S. 926.

1897. Schardringer, Centralblatt für Bakt. und Parasit. 1897. Bd. XXIV.

I. Klasse Amöben.

a) Allgemeine Litteratur über Amöben[299].

1763. M. F. Ledermüller, Mikroskopische Augen- und Gemüthsergötzungen. Nürnberg.

1835. Dujardin, Observations sur les Rhizopodes. Comptes rendus 1835. — Histoire naturelle des zoophytes. Paris. 1841. — Articl. Rhizopodes in Diction. univers. d'histoire natur. Paris. Vol. XI. 1848.

1838. Ehrenberg, Die Infusionsthierchen als vollkommene Organismen. 1838. Leipzig. — Ueber noch jetzt zahlreich lebende Thierarten der

Kreidebildung und den Organismus der Polythalamien. Abhandl. der Akademie zu Berlin 1839. — Uebersicht der seit 1847 fortgesetzten Untersuchungen über d. von der Atmosphäre unsichtbar getragene Leben. Abh. d. Berl. Akad. aus dem Jahre 1871. Berlin. 1872.

1844. d'Orbigny, Articl. Foraminifères in Dict. univ. d'hist. natur. T. V. 1884. S. 662.

1852. M. Perty, Zur Kenntniss der kleinsten Lebensformen in der Schweiz. Bern. 1852.

1854. Max Sigm. Schultze, Ueber den Organismus der Polythalamien nebst Bemerkungen über die Rhizopoden im Allgemeinen. Leipzig.

1856. Lieberkühn, Zeitschr. f. wissensch. Zoologie. 1856. Bd. VIII. — Acad. belgique Mémoires des savants étrangers. Tome XXVI. Fol. XI.

„ L. Auerbach, Ueber die Einzelligkeit der Amöben. Zeitschr. f. wissensch. Zool. Bd. VII. 1856. p. 391. — Amoeba bilimbosa ibid. S. 274.

1858. W. C. Williamson, On the recent Foraminifera of Great-Britain. London. 1858.

1858–1861. Claparède und Lachmann, Études sur les Infusoires et les Rhizopodes. 2 vol. Genève.

1859. Parker and Jones, On the nomenclature of the Foraminifera. Ann. mag. nat. hist. 1859 u. ff. Part. I-XV.

1861. Reuss, Entwurf einer systematischen Zusammenstellung der Foraminifera. Wien 1861. Sitzungsber. d. k. k. Akad. d. Wissensch. zu Wien.

1862. Carpenter, Introduction to the Study of the Foraminifera. Roy. Society. London.

1864. H. B. Brady, On the rizopodal-fauna of the Shetlands. Transact. Linnean. soc. T. XXIV. 1864 — of the Hebrids. Report. Brit. Assoc. Nottingham Meeting 1866. — The foraminifera of tidal rivers. Ann. mag. nat. hist. 3. ser. T. VI. 1870. — Notes on some Reticularian Rhizopoda of the „Challenger" expedition. I. On new or little known arenaceous types. Qu. journ. of microsc. sc. No. 5. Bd. XIX. II Addit. to the knowledge of porcellanous and hyal. typ.

1867. Waldenberg, Arch. f. path. Anat. Bd. 40. S. 438.

1868. G. Haeckel, Das Protistenreich. Monographie der Moneren. Jena. Zeitschr. f. Med. u. Naturk. Bd. IV. 1868. — Ueber den Sarkodekörper der Rhizopoden. Zeitschr. f. wissensch. Zool. Bd. XV. 1865. — Zur Morphologie der Infusorien. 1873 etc.

1872. Jahresberichte der Kommission der wissenschaftlichen Untersuchung der deutschen Meere in Kiel für das Jahr 1872–1873. II. u. III. Jahrg. 1875. F. E. Schultze, Rhizopoden der Nord- und Ostsee.

1874. F. E. Schulze, Rhizopodenstudien. Arch. f. mikrosk. Anat. I. u. II. Bd. X. 1874. III. u. IV. Bd. XI. 1875. Bd. XIII. 1877 etc.

„ R. Hertwig und Lesser, Ueber Rhizopoden und denselben nahestehende Organismen. Arch. f. mikr. Anat. 1874. Bd. X. Supplement. Süsswasserformen — R. Hertwig, Bemerkungen zur Organisation und systematischen Stellung der Foraminifera. Jena. Zeitschr. f. Med. u. Naturwissensch. Bd. X. 1876.

„ J. Leidy, Proceedings of the Acad. of natur. scienc. of Philadelphia 1874. u. 1877 etc.

„ Frommentel, Études sur les microzoaires. Paris.

1876. Maggi, Atti dell' Instituto Lombardo. 1876.

„ L. Cienkowsky, Ueber einige Rhizopoden und verwandte Organismen. Arch. f. mikrosk. Anat. Bd. XII. 1876.

„ Archer, Résumé of recent contributions to the knowledge of freshwater Rhizopoda. — Qu. journ. microsc. XVI. u. XVII. 1876–1877.

1877. B. Eyferth, Die mikroskopischen Süsswasserbewohner. Braunschweig.

1878. von Mereschkowsky, Amoeba jelaginia. Arch. f. mikr. Anat. 1875. Bd. XI. S. 592. — Studien über die Protozoen des nördlichen Russlands. Arch. f. mikr. Anat. XVI. p. 204. 1878.

„ Aim. Schneider, Sur les rhizopodes terrestres. Rev. scientif. 1878.

1879. Leuckart, Die Parasiten des Menschen. Leipzig. 1879 u. ff.

1880. A. Gruber, Der Theilungsvorgang bei Euglypha alveolata, die Theilung der monothalamen Rhizopoden. Untersuchungen über einige Protozoen, über Kerntheilungsvorgänge bei einigen Protozoen. Zeitschr. f. wissensch. Zool. Bd. XXXV-XXXVIII. — Studien über Amöben. Zeitschr. f. wissensch. Zool. Bd. 41. 1885.

1882. Lanessan, Traité de zoologique. I. Protozoaires.

„ Zürn, Die Schmarotzer auf und in dem Körper unserer Hausthiere. II. Aufl. Weimar. 1882–1887.

1883. G. Klebs, Ueber die Organisation einiger Flagellatengruppen und ihre Beziehungen zu Algen und Infusorien. 1883.

1884. A. Brass, Die thierischen Parasiten des Menschen. Kassel.

„ Balbiani, Études sur la reproduction des Protozoaires. Journ. de la phys. Tom. III. Leçons sur les sporozoaires. Paris.

1887. F. Blochmann, Zur Kenntniss der Fortpflanzung von Euglypha alveolata. Morph. Jahrbuch. XIII. 1887.

„ W. Schewiakoff, Ueber die karyokinet. Kerntheilung bei Euglypha alveolata Morph. Jahrb. 1887. Bd. XIII.

1888. Neumann-Toulouse, Traité des maladies parasitaires non-microbiennes chez les animaux domestiques. Paris. 2e éd. 1892.

1889. H. G. Bronns Klassen und Ordnungen des Thierreichs in Wort und Bild. I. Bd. Protozoen neu bearbeitet von O. Bütschli. I. Abth. Sarkodina und Sporozoa. Leipzig u. Heidelberg. C. F. Winters Verlagsbuchh. 1889.

„ R. Blanchard, Traité de zoologique médicale. 2. Bd. 1889–1890. Tome I und Maladies parasitaires, parasites animaux, parasites végétanx à l'exclusion des Bactéries. Traité de Pathol. génér. T. II. p. 649–932. Paris. 1895.

1890. Baumgarten, Die pathologische Mycologie. Bd. II. 1890; — ferner Jahresberichte über die Fortschritte in der Lehre von den pathogenen Mikroorganismen. 1885 u. ff.

1891. L. Pfeiffer, Die Protozoen als Krankheitserreger. II. Aufl. 1891. Jena.

„ C. Claus, Lehrbuch der Zoologie. 5. Aufl. Marburg 1891.

1892. Verworn, Die Bewegung der lebendigen Substanz. Eine vergleichende physiologische Unters. bei Kontraktionserscheinungen. Jena.

„ R. Hertwig, Lehrbuch der Zoologie. 1892. Jena.

„ R. Pfeiffer, Beiträge zur Protozoenforschung. Die Koccidienkrankheit der Kaninchen. Berlin.

1893. O. Hertwig, Die Zelle und die Gewebe. Jena.

1894. A. Labbé, Recherches zoologiques et biologiques sur les parasites endoglobulaires du sang des Vertébrés. Arch. de zool. expérim. III. Série. T. II. p. 55–258.

„ F. Klemperer und E. Lewy, Grundriss der klinischen Bakteriologie. Berlin 1894.

1895. M. Braun, Die thierischen Parasiten des Menschen. 1895. II. Aufl. Würzburg.

„ Schneidemühl, Lehrbuch der vergleichenden Pathologie und Therapie des Menschen und der Hausthiere. 1895 u. ff. Leipzig.

1896. Dantec et Bérard, Les sporozoaires et particulièrement les coccidies pathogènes. Paris.

„ von Wasielewski, Sporozoenkunde. Jena.

„ O. Lubarsch und R. Ostertag, Ergebnisse der allgemeinen Aetiologie der Menschen- und Thierkrankheiten. 1896. Wiesbaden.

1897. Behla, Die Amöben. Berlin. 1897.

b) Spezielle Litteratur über parasitäre Amöben.

1849. G. Gros, Fragments d'helminthologie et de physiol. microscop. Bullet. de la soc. Imp. de Natural de Moscou. 1849. I. 2. p. 555.

1860. W. Lambl, Beobachtungen und Studien aus dem Gebiete der patholog. Anatomie und Histologie. Aus dem Franz Josef-Kinderhospital in Prag. 1860. S. 362.

1862. Sternberg, Zeitschrift für neuere Medizin. 1862. No. 20–24. Herausgegeben von Walter in Kiew (russ.).

1869. Rasch, Anatomische und klinische Untersuchungen über Dysenterie. Virchow's Arch. Bd. 45. 1869. S. 204.

1870. Lewis, Sixt. ann. rep. san. Commiss. with the Govern. of India, Calcutta 1870.

1870–71. Balsamo-Crivelli und Maggi, Ueber Kultur von Autoamoeba albuminis. Rend. del R. Instituto Lombardo. Serie II. Vol. III u. IV.

1870. Cunningham, Seventh. ann. rep. of the. san. Comm. Govern. of India, Calcutta 1870. — On the development of certain microscopic Organism occuring in the intestinal canal. Quart. journ. microsc. sc. XXI. 1881. p. 234.

1875. F. Loesch, Massenhafte Entwickelung von Amöben im Dickdarm. Virchow's Archiv. Bd. XLV. 1875. S. 196.

1879. B. Grassi, Dei protozoi parassiti e specialmente di quelli che sono nell' uomo (Sunto preventivo). Gazetta medica italian. 1879. p. 45. — Intorno ad alcuni protisti endoparassiti et appartenenti alle classi dei flagellati, lobosi, sporozoi e ciliati. Atti della società, Italiana di scienze naturali. Vol. XXIV. Milano 1882. — Significato patologico dei protozoi parassiti dell' uomo. Atti della Real. Accad. dei Lincei Rendiconti. IV. 1888. p. 83 etc.

„ Normand, Note sur deux cas de colite parasitaire. Arch. méd. Nav. XXXII. 1879. p. 211.

1882. Perroncito, Parassiti dell' uomo e degli animali utili. Milano.

1883. E. Baelz, Ueber einige neue Parasiten des Menschen. Berl. klin. Wochenschrift. 1883. S. 237.

1884. Petrone, Nota sull' infezione dissenterica. Lo sperimentale. 1884. Maggio p. 509.

1885. Kartulis, Ueber Riesenamöben bei chronischer Darmentzündung der Aegypter. Virchow's Arch. XCIX. 1885. S. 145. — Zur Aetiologie der Dysenterie in Aegypten. Virchow's Arch. CV. 1886. S. 521. — Zur Aetiologie der Leberabscesse. Centralbl. für B. und P. II. 1887. No. 25. S. 745. — Ueber tropische Leberabscesse und ihr Verhältniss zur Dysenterie. Virchow's Arch. CXVIII. 1889. S. 97. — Einiges über die Pathogenese der Dysenterieamöben. Centralbl. für B. und P. IX. 1891. No. 11. S. 365. — Ueber weitere Verbreitungsgebiete der Dysenterieamöben. Centralbl. für B. und P. VII. 1890. S. 54. — Ueber pathogene Protozoen beim

Menschen. Zeitschr. für Hygiene und Infektionskrankh. XIII. 1893. S. 2. — Amöben im Eiter eines Submaxillarabscesses und im nekrotischen Gewebe. Ibid. S. 9. — Dysenterie. V. Bd. III. Abth. in der speziellen Pathol. u. Therap., herausg. von Nothnagel. Wien 1896.

1887. R. Koch und G. Gaffky, Arbeiten aus dem Kaiserl. Gesundheitsamt. III. Berlin 1887. Bericht über die Thätigkeit der zur Erforschung der Cholera im Jahre 1883 nach Egypten und Indien entsendeten Kommission.

„ O. Hlava, Ueber die Dysenterie. Zeitschr. für böhmische Aerzte in Prag. 1887. Ref. im Centralbl. f. B. und P. 1887. No. 18. S. 537.

„ Ribbert, Ueber einen bei Kaninchen gefundenen pathogenen Spaltpilz. Deutsche med. Wochenschr. 1887. No. 8.

„ H. M. Biggs, History of an epidemie of dysentery at the Alonchouse, Blackwells Island, New-York. New-York. med. Journal. 1887. p. 13.

1888. Chantemesse et Widal, Sur le microbe de la dysentérie épidémique. Bullet. de l'Acad. de médecine. T. XXX. 1888. p. 522.

1889. Jürgens, Verhandlungen des Vereins für innere Medizin. 1889. Deutsch. med. Wochenschr. 1892. No. 20. S. 454.

„ Massiutin, Ueber die Amöben als Parasiten des Dickdarms. Wratsch. 1889. Nr. 25. Ref. im Centralbl. für B. und P. 1889. Bd. VII. S. 451.

1890. W. Osler, Ueber die Dysenterie und im dysenterischen Leberabscess vorhandene Amöben. Centralbl. für B. und P. 1890. Bd. IX. No. 23. S. 736. — Johns Hopkins Hospit. Bullet. Vol. I. 1890. No. 5. S. 53.

„ Calandruccio, Animali parassiti dell' uomo in Sicilia. Atti dell' Accademia Gioenia. Serie IV. Vol. II. 1890. S. 95.

„ J. Fenoglio, Entéro-colite par Amoebe coli. Arch. italiennes de médecine. T. XIV. 1890. p. 62–70.

„ Musser, University medical Magazine. Vol. III.

„ Simon, Johns Hopkins Hospital Bulletin. 1890.

„ A. Stengel, Acute Dysentery and the Amoeba coli. Philadelphia medical News 1890 Nov. p. 500. — The amoeba coli. University medical Magazine. 1892 January.

1891. Nasse, Ueber einen Amöbenfund bei Leberabscess und Dysenterie. Deutsche med. Wochenschr. 1891. S. 881.

„ W. P. Councilman and H. A. Lafleur. Amoebic dysentery. Johns Hopkins Hospital Reports 1891. II. p. 395–548. Ref. im Centralbl. für B. und P. 1892. p. 524.

„ Riva, Amöbenkulturen, Lavori dei Congressi di medicina internat. IV. Congresso tenuta a Roma nel 1891.

„ E. Cahen, Ueber Protozoen im kindlichen Stuhle. Deutsche med. Wochenschrift. 1891. No. 27. p. 853.

„ A. Lutz, Zur Kenntniss der Amöben bei Enteritis und Hepatitis. Centralblatt für B. und P. Bd. X. 1851. No. 8. S. 241.

„ G. Dock, Observations on the Amoeba coli in Dysentery and abscess of the liver. Daniel's Texas medical Journal. 1891. p. 419–431.

„ Eichberg, Hepatic abscess and the Amoeba coli. The medical News. Vol. LIX. 1891. No. 8. p. 201.

1892. Flexner, Amoebae in an abscess of the jaw. Johns Hopkins Hospital. Bulletin No. XXV. Sept. 1892. Ref. im Centralblatt für B. und P. XIV. 1893. p. 288.

„ Ogata, Zur Aetiologie der Dysenterie. Centralbl. für B. und P. Bd. XI. 1892. No. 9–10. S. 264. — Ueber die Reinkultur gewisser Protozoen (Infus.). Centralbl. für B. und P. Bd. XIV. 1893. No. 6. S. 165.

„ J. Kovács, Beobachtungen und Versuche über die sogenannte Amöbendysenterie. Zeitschr. f. Heilkunde. Bd. XIII. 1892. p. 509. Referat in Baumgarten's Jahrbücher. Bd. VIII. 1892. p. 425 u. Centralbl. f. allgem. Pathol. 1893. No. 3. p. 119.

„ Wesener, Unsere gegenwärtigen Kenntnisse über Dysenterie in anatomischer und ätiologischer Hinsicht. Centralbl. f. allgem. Patholog. Bd. III. 1892. No. 12. p. 484 u. No. 13. p. 529.

„ A. Maggiora, Einige mikroskopische und bakteriologische Beobachtungen während einer epidemisch-dysenterischen Darmentzündung. Centralbl. f. Bakteriol. u. Parasitenk. Bd. XI. 1892. No. 6–7. p. 123.

„ E. Ziegler, Handbuch d. speciell. path. Anatomie. 7. Aufl. Jena. 1892 p. 544.

„ Harold, Case of Dysentery with Amoeba coli in the stools. British med. Journal. 1892. Vol. II (31. XII.). p. 1429.

„ W. Janowski, Kritische Uebersicht der Methoden der Behandlung der Dysenterie. Kronika Lekarska. 1892. No. 12. p. 783. — Ueber Flagellaten im menschlichen Stuhl und ihre Bedeutung in der Pathologie des Darmkanals. — Zur Aetiologie der Dysenterie. Centralbl. f. B. u. P. 1897. XXI. Bd. No. 3. p. 88. No. 4. p. 151. No. 5. p. 194. No. 6, 7. p. 234.

1893. Zancarol, Pathog. des abscès du foie. Revue de chirurg. 1893. Bd. VIII. — Dysent. tropicale et abscès du foie. Le progrès méd. 1895. No. 24. p. 393.

„ A. Schuberg, Die menschliche Amöbe des Dickdarms. Centralbl. f. B. u. P. Bd. XIII. 1893. No. 18–22.

„ C. Posner, Ueber Amöben im Harn. Berliner klin. Wochenschr. Jahrgang XXX. 1893. No. 28. p. 674.

„ H. Quincke und G. Roos, Ueber Amöbenenteritis. Berl. klin. Wochenschrift. 1893. No. 45. p. 1089.

„ Kruse und Pasquale, Eine Expedition nach Aegypten zum Studium der Dysenterie und des Leberabscesses. Deutsche med. Wochenschrift. 1893. No. 15. p. 354. No. 16. p. 378. — Untersuchungen über Dysenterie und Leberabscess. Zeitschr. f. Hygiene. 1894. p. 1–148.

„ Laveran, Étiologie de la dysentérie. Sem. méd. 1893. p. 508.

„ L. Bertrand et Baucher, Nouvelle étude bactériologique des selles dans la dysentérie nostras epidémique. Gaz. hebd. 1893. No. 40. p. 474.

„ A. Ebstein, Beobachtungen über Cercomonas hominis und Amoeba coli. Prager med. Wochenschr. 1893. p. 38–40.

„ F. Schardinger, Reinkultur der Amöben auf festem Nährboden. Centralblatt f. B. u. P. Bd. XIII. 1883. No. 18–22. — Protozoenkulturen, Nachtrag. Centralbl. f. B. u. P. Bd. XXII. No. 1, 3.

1894. E. Roos, Zur Kenntniss der Amöbenenteritis. Archiv f. experim. Pathol. u. Pharmak. Bd. 33. 1894. p. 389.

„ Rossi Doria, Amöbenbefund bei Endometritis chronica glandularis. Arch. f. Gynäk. Bd. 47. Heft I.

„ N. Lobas, Aus der Casuistik der amöb. Erkrankung. Wratsch. 1894. No. 30. p. 845.

„ Piccardi, Amöbenkulturen. R. Accad. di med. di Torino. Sed. del. 14. Dic. 1894 und Alcuni protozoi delle feci dell' uomo. Giornale della reale Accademia di medicina di Torino. Vol. I. 1895. Fasc. 3–4.

„ M. Vivaldi, Le amebe della dissenterica. La riforma medica. Anno X. 1894 No. 238.

„ F. Berndt, Protozoen in einem Leberabscess. Deutsche Zeitschr. f. Chir. Bd. 40. 1894. Heft 1 u. 2. p. 163.

„ E. Silvestri, Contributo allo studio dell' etiologia della dysenteria. La riforma medica. 1894. No. 22.

„ O. Arnaud, Recherches sur l'étiologie de la dysentérie aiguë des pays chauds. Annal. d'Inst. Pasteur. 1894. No. 7. p. 495.

„ Madan, La disentéria en Playa de Indios. Crónica med. quirurgica de la Habana. 1894. p. 395–405.

„ C. O. Miller, Ueber aseptische Protozoenkulturen und die dazu verwendeten Methoden. Centralbl. f. B. u. P. Bd. XVI. 1894. No. 7.

„ A. Celli und R. Fiocca, Beiträge zur Amöbenforschung. Centralbl. f. B. u. P. Bd. XV. 1894. No. 13–14. p. 470. — Contributo allo cognoscenza della vita delle amebe. La riforma medica. 1894. No. 187, p. 435 und Centralbl. f. B. u. P. Bd. XVI. 1894. No. 8–9. p. 329. — Ueber die Aetiologie der Dysenterie. Centralbl. f. B. u. P. Bd. XVII. 1895. No. 9 u. 10. p. 309. — Intorno alla biologia delle amebe. Bulletino della R. Academia medica di Roma. Anno XXI. 1894–1895. Fascicolo V. Roma. Abgekürzt Deutsch. Centralbl. f.

B. u. P. Bd. XIX. 1896. No. 14 u. 15. p. 537. — Atti dell' Accademia. Gioenia di Catania. Seduta del 24. Nov. 1895. p. 537.

„ Mosler und Peiper, Spezielle Patholog. u. Therapie, herausgegeben von Nothnagel. Bd. VI. Wien.

1895. Lindner, Mikroskopische Betriebskontrolle im Gährungsgewerbe. 1895. p. 35.

„ J. Gasser, Notes sur les causes de la dysentérie. Arch. de méd. expérim. No. 2. Mars 1895. p. 198.

„ Casagrandi e Barbagallo-Rapisardi, Sull' amoeba coli Loesch, ricerche biologiche e cliniche. Accad. Gioenia di Science natural. di Catania. Seduta del 27. I. Catania 1895. 8. p. 15 und seduta del 24. XI. 1895. p. 13. — Ueber die Kultur von Amöben. Centralbl. f. B. u. P. Bd. XXI. 1897. No. 24 u. 25. p. 926.

„ Bosco und Perroncito, Amöbenkulturen. R. Accad. di med. di Torino. Sed. del 29. Nov. 1895 u. 10. Genn. 1896.

„ V. Babes et V. Figura, Étude sur l'entéro-hépatite suppurée endémique. Annales de l'Instit. de pathol. et de Bactériol. de Bucarest. 1895. p. 211–255.

„ John Carnow, Hepatic abscess followed by amoebic dysentery, operation, recovery. Lancet. 1895. Vol. I. No. 3740. May. p. 1109.

„ R. Monti, Kultur von Amöben. Bolletino scientifico. No. 1. Pavia Marzo. 1895 u. Arch. Ital. de Biologie. 1895. p. 174.

„ Wilson, Cases of amoebic dysentery. Centralblatt für Bakt. Bd. XIX. S. 353.

1896. Rendu, Deux cas d'abscès tropicaux du foie. Sem. méd. 1896. No. 36. p. 285.

„ F. Fajardo, Ueber amöbische Hepatitis und Enteritis in den Tropen (Brasilien). Centralbl. f. B. u. P. Bd. XIX. 1896. No. 20. p. 753.

„ A. Celli, Eziologia della dissenteria. Ne' suoi Rapporti col B. Coli e colle sue Tossine. Annali d'Igiene sperimentale. Vol. VI. Fascicolo II. 1896.

„ J. Boas, Ueber Amöbenenteritis. Deutsche med. Wochenschrift. No. 14. p. 214–218.

„ Borchardt, De l'entérite amébienne. Sem. méd. 1896. No. 11. p. 87.

„ F. Manner, Ein Fall von Amöbendysenterie und Leberabscess. Wiener klin. Wochenschr. 1896. No. 8 u. 9.

„ Peyrot et Roger, Abscès dysentérique du foie avec amèbes. La médic. moderne. 1896. p. 232. Ref. im Centralbl. f. Bakt. u. P. Bd. XX. 1896. No. 22 u. 23. p. 815.

„ E. Cramer, Neuere Arbeiten über Tropenruhr oder Amöbendysenterie. Centralbl. f. allgemeine Pathol. Bd. VII. 1896. No. 4. p. 138.

„ M. W. Beyerinck, Kulturversuche mit Amöben auf festem Substrate. Centralbl. f. B. u. P. Bd. XIX. 1896. No. 18. p. 257. — Amöbenkultur auf festem Substrate. Centralbl. f. B. u. P. 1897. Bd. 21. No. 3 p. 101.

„ Gorini, Die Kultur der Amöben auf festem Substrate. Centralbl. f. Bakt. Bd. XIX. 1896. No. 20. p. 785.

„ Leyden und Schaudinn, Leydenia gemmipara Schaudinn ein neuer in der Ascitesflüssigkeit des lebenden Menschen gefundener amöbenartiger Rhizopode. Sitzungsberichte der Königl. Preuss. Akad. d. Wissenschaften zu Berlin. Bd. 39. 1896. p. 13.

1897. P. Frosch, Zur Frage der Reinzüchtung von Amöben. Centralbl. f. B. u. P. Bd. XXI. 1897. No. 24 u. 25. p. 926.

„ W. Janowski, Zur Aetiologie der Dysenterie. Centralblatt für Bakt. 1897. I. Abth. Heft 4–7.

II. Klasse: Sporozoen.

1. Gregarinen.

1792. Cavolini, F., Memoria sulla generazione dei pesci e dei granchi Napoli. Deutsch. Berlin 1792.

1828. Dufour, L., Note sur la grégarine. (Ann. d. sc. nat. 1828. S. 366.)

1839. v. Siebold, Beitr. zur Naturgesch. der wirbellosen Thiere. Danzig 1839.

1848. A. Kölliker, Beitr. z. Kenntniss niederer Thiere. (Zeitschr. f. wiss. Zoologie Bd. 1, 1848.)

„ v. Stein, Ueber die Natur der Gregarinen. (Arch. f. An. u. Phys. 1848. S. 182.)

1854. A. Schmidt, Beitrag zur Kenntniss der Gregarinen und ihrer Entwickelung. (Abhandl. der Senckenb. naturf. Ges. in Frankfurt a. M.)

1855. N. Lieberkühn, Evolution des grégarines. (Acad. belg. 1855.)

1871. E. van Beneden, Rech. sur l'evolution des Grégarines. (Bull. Acad. roy. belg. 1871. S. 325.)

1872. A. Giard, Contribution à l'hist. nat. des Synascidies. (Arch. d. Zool. exp. et gén. II. 1872. S. 481.)

1873. Schneider, Tablettes zoologiques. 1873. 1875. 1882.

1881. O. Bütschli, Kleine Beiträge zur Kenntniss der Gregarinen. (Zeitschr. f. wiss. Zoologie Bd. 35, 1881. S. 384.)

1886. E. Maupas, Sur les granules amylacés du cystome des Grégarines. (Compt. rend. Ac. sc. Paris. S. 120.)

1891. M. Wolters, Die Konjugation und Sporenbildung bei Gregarinen. (Archiv f. mikr. Anat. 1891. S. 99.)

1892. L. Léger, Rech. sur les grégarines. (Tabl. zool. III. 1892.)

„ J. Frenzel, Ueber einige in Seethieren lebende Gregarinen. (Jen. Zeitschr. für Naturwiss. 1892. S. 233.)

2. Myxosporidien.

1838. Gluge, Tumeures encystées observées sur la peau des épinoches. (Bull. de l'Acad. roy. de Belg. 1838.)

1841. J. Müller, Ueber eine eigenthümliche krankhafte parasitische Bildung mit spezifisch organisirten Samenkörperchen. (Arch. f. Anat. und Physiol. 1841. S. 477.)

1842. J. Müller u. A. Retzius, Ueber parasitische Bildungen. 1842. S. 193.

„ Creplin, Beschreibung der Psorospermien des Kaulbarsches nebst einigen Bemerkungen über die der Plötze. (Archiv f. Naturgesch. 1842.)

1845. F. Dujardin, Histoire naturelle des helminthes. Paris 1845.

1851. F. Leydig, Ueber Psorospermien und Gregarinen. (Arch. f. Anat. u. Phys. 1851.)

1853. Ch. Robin, Hist. nat. des végétaux. Paris 1853.

1854. N. Lieberkühn, Ueber die Psorospermien. (Arch. für Anat. u. Phys. 1854.)

1863. G. Balbiani, Sur l'organis. et la nature des psorospermies. (C. R. Ac. sc. Paris 1863. S. 157.)

1879. B. Gabriel, Ueber die in der Harnblase des Hechtes sich findenden parasitischen Gebilde. (Sitzungsber. d. schles. Ges. f. vaterl. Kultur 1879).

1881. O. Bütschli, Zur Kenntniss der Fischsporospermien. (Z. f. wiss. Zoologie. 1881. Bd. 35.)

1882. O. Bütschli, Protozoen in Bronns Klassen und Ordnungen der Thiere. I. Abth. Leipzig 1882. S. 590–603.

1884. Balbiani, Leçons sur les sporozoaires. Paris 1884.

1889. P. Thélohann, Sur la Constitution des spores des myxosporidies. (C. R. Ac. sc. Paris 109. 1889.)

„ H. Ludwig, Ueber die Myxosporidienkrankheit der Barben in der Mosel. (Jahresbericht des Rhein. Fisch.-Vereins 1888.)

„ A. Lutz, Ueber ein Myxosporidium aus der Gallenblase brasilianischer Batrachier. (Cent. f. Bakt. und Paras. 1889. Bd. V. S. 74.)

„ Perugia, Sulle myxosporidie dei pesei marini. (Bull. scientif. Ann. XII. 1889.)

1890. A. Railliet, La maladie des barbeaux de la Marne. (Bull. soc. centr. d'aquic. de France pour 1890.)

„ P. Thélohann, Contributions à l'étude des myxosporidies. (Ann. de microgr. Paris. Bd. II. 1890. S. 192.)

1891. A. Korotneff, Myxosporidium bryozoides. (Zeitschr. f. w. Zool. 1891. Bd. 53. S. 591.)

„ P. Thélohann, Sur deux sporozoaires nouveaux, parasites des muscles des poissons. (Compt. rend. Ac. sc. Paris. Bd. 112. 1891. S. 168.)

„ R. Gurley, On the classification of the myxosporidia. (Bull. U. S. Fish Comm. 1891.)

1892. Thélohann, Note sur la Glugea microspora. (Compt. rend. soc. biol. Paris 1891. S. 27.)

„ Derselbe, Myxosporidies de la vésicule biliaire des poissons. (Compt. rend. Ac. sc. 1892. Bd. 115. S. 961.)

„ Derselbe, Observations sur les myxosporidies et essai de classification des ces organismes. (Bull. soc. philom. Paris 1892. Bd. IV. S. 165.)

„ Henneguy et Thélohann, Myxosporidies parasites des muscles chez quelques crustacées décapodes. (Ann. de microgr. Paris 1892. Bd. IV. S. 617.)

„ P. Mingazzini, Nuove Specie di Sporozoi. (Atti Accad. Lincei Rom. 1892.)

„ W. Weltner, Ueber Myxosporidien in den Eiern von Esox luicus. (Sitzungsber. d. Ges. naturf. Freunde. Berlin 1892.)

3. Koccidien.

1839. Hake, A., treatise on varicose capillaries, as constitut. of carcin. of the hepatic ducts, with an account of a new form of the pus globule, London.

1842. Müller und Retzius, Ueber parasitische Bildungen. (Archiv f. Anat. u. Phys. S. 193.)

1843. Nasse, H., Ueber die eiförmigen Zellen der tuberkelähnlichen Ablagerungen in den Gallengängen der Kaninchen. (Archiv f. Anat. u. Phys. S. 209.)

1845. Vogel, Oesterleins Jahr. für praktische Heilkunde I.

„ Remak, R., Diagnostische und pathogenetische Untersuchungen. Berlin.

1846. Handfield (J.), Examen microscopique d'un foie de Lapin altéré. (Archives d'anatomie et de physiologie. p. 18.)

„ Rayer, Oeufs de Distomes en quantité innombrable dans les voies biliaires du Lapin domestique, sans Distomes dans les mêmes parties. (Archives d'Anatomie et de Physiologie. S. 20.)

„ Dujardin, Histoire naturelle des Helminthes, Paris.

1847. Kauffmann, Analecta ad tuberculorum et entozoorum cognitionem. Diss. inaug. Berlin.

1852. Küchenmeister, Beiträge zur Helminthologie. (Archiv f. Path. Anat. Bd. IV. S. 83.)

„ Koelliker, Mikroskopische Anatomie. Leipzig. S. 173.

1853. Robin (Ch.), Histoire naturelle des végétaux parasites. Paris.

1854. Finck (H.), Sur la physiologie de l'épithélium intestinal. Thèse de Strasbourg.

„ Lieberkühn, N., Ueber die Psorospermien. (Arch. f. Anat. und Physiol. Bd. I-II. S. 1–24.)

1855. Kloss, H., Ueber Parasiten in der Niere von Helix. (Abh. der Senckenberg. naturf. Gesellsch. Bd. I. S. 189–213.)

1858. Gubler, Tumeur du foie déterminée par des oeufs d'Helminthes, observée chez l'homme. (Gazette médicale. Paris 1858. S. 657–661.)

1859. Klebs, E., Psorospermien im Innern von thierischen Zellen. (Virchow's Archiv f. path. Anatomie. Bd. XVI. S. 188–192.)

1860. Virchow, R., Helminthologische Notizen. (Arch. f. path. Anatomie Bd. XVIII. S. 342–527.)

„ Waldenburg, L., De structura et origine Cystidum verminosarum. Diss. inaug. Berlin. (Arch. f. path. Anat. Bd. XXIV. S. 149.)

1861. Neumann, E., Kleinere Mittheilungen III. Psorospermien im Darmepithel. (Arch. für mikrosk. Anatomie. Bd. II. S. 512.)

„ Davaine, C., Traité des Entozoaires. Paris. 2. Aufl. 1877.

1862. Eberth, Ueber die Psorospermienschläuche der Cephalopoden. (Zeitschr. für wiss. Zoologie Bd. XI. S. 397.)

„ Waldenburg, Ueber Struktur und Ursprung der wurmhaltigen Cysten. (Arch. für path. Anat. Bd. XXIV. S. 149.)

1865. Stieda, Ueber die Psorospermien in der Kaninchenleber und ihre Entwicklung. (Archiv für pathol. Anatomie. Bd. XXXII. S. 132.)

1866. Reincke, Nonnulla quaedam de Psorospermis Cuniculi. Diss. inaug. Kiel.

1867. Waldenburg, Zur Entwickelungsgeschichte der Psorospermien. (Archiv f. pathol. Anat. Bd. XL. S. 435.)

1868. Lang, G., Ueber die Entstehungsweise der sog. Wurmknoten in der Leber. (Archiv f. path. Anat. Bd. 44. S. 202.)

„ Roloff, F., Ueber die sogenannten Psorospermienknoten in der Leber des Kaninchens. (Archiv f. path. Anat. Bd. 43. S. 512.)

1869. Rivolta, S., Psorospermi e Psorospermosi negli animali domestici. (Il med. veterin. giorn. theoret. della R. Sc. d. med. veterin. di Torino. Bd. IV.)

„ Rivolta, S., Infusorii cogliati, primo stadio di sviluppo dei Psorospermi nel fegato de coniglio. (Ebenda.)

1870. Eimer, Th., Ueber die ei- und kugelförmigen Psorospermien der Wirbelthiere. Würzburg.

1872. Zürn, Die Schmarotzer auf und in dem Körper unserer Haussäugethiere. Weimar.

1873. Arloing und Tripier, Lésions organiques de nature parasitaire chez le Poulet. (Association française pour l'avancement des sciences S. 810.)

„ Rivolta, Dei parasiti vegetali S. 381. Pisa. — Sopre alcune specie di Tenie delle pecore e sopre speciali cellule oviforme dei villi del cane e dell gatto, Pisa.

„ Silvestrini, A. und Rivolta, S., Psorospermosi epizootia nei gallinacei. (Giorn. di anat. fisiol. e patol. degli animali, Pisa.)

1874. Zürn, Die durch Parasiten bedingten Krankheiten der Kaninchen. (Blätter für Kaninchenzucht.)

„ Derselbe, Die Ohrenkrankheiten der Kaninchen. (Deutsche Zeitschrift für Thiermed. und vergl. Patholog. S. 281.)

1875. Schneider, A., Note sur la psorospermie oviforme du Poulpe. (Archives de Zoologie expérimentale et générale. Bd. IV.)

„ Derselbe, Note sur les rapports des psorospermies oviformes aux véritables Grégarines. (Ebenda Bd. IV.)

1876. Perroncito, E., Nuovo casto di psorospermosi intestinale in una Gallina. (Annali della R. Accad. di Agricolt. di Torino. Bd. XIX.)

„ Piana, G., Ricerche sopra una epizootica dei Gallinacei nella provincia di Bologna. (Gazetta med. veter.)

„ Solger und Gabriel, Berichte der schles. Gesellschaft f. Vaterl. Kultur.

1877. Rivolta, S., Sopra il vajuolo dei colombi e dei Polli. (Stud. fatt. n. gabin di anat. path. di Pisa. S. 29.)

„ Derselbe, Delle cellule oviformi dei villi del Cane. (Ebenda S. 42.)

„ Derselbe, Ancora delle cellule oviformi e specialmente di quelle con nucleo in segment. dei villi del Cane. S. 85.

„ Derselbe, Psorospermosi enterica e corpuscoli cellulari nel fegato di piccoli uccelli. (Giorn. di Anat. fisiola e patol. degli animali.)

„ Derselbe, Delle Gregarinosi dei Polli. Ebenda.

1878. Zürn, Die kugel- und eiförmigen Psorospermien als Ursache von Krankheiten bei Hausthieren.

1879. Leuckart, R., Die menschlichen Parasiten. 2. Auflage. Bd. 1. 1879 u. ff.

1880. Johne, Sächs. Veterinärbericht. S. 39.

„ Heller, A., Die Schmarotzer. München. S. 161.

1881. Bütschli, O., Zur Kenntniss der Fischpsorospermien. Zeitschrift für wiss. Zoologie. Bd. 35. S. 629.

„ Schneider, A., Sur les psorospermies oviformes des Coccidies. (Archives de zoologie expérimentale et générale. Bd. IX. S. 387.)

1882. Grassi, Protisks endoparasites appartement aux classes des Flagellata, Lobosa Sporozoa et Ciliata. (Archives italiennes de biologie. S. 402.)

„ Bütschli, Protozoa in Bronn's Klassen und Ordnungen des Thierreichs.

„ Zürn, Krankheiten des Hausgeflügels. S. 138.

1883. Schneider, Nouvelles Observations sur la sporulation de Klossia octopiana. (Archives de Zoologie expérimentale et générale. Bd. I. 2. Serie S. 78.)

1884. Balbiani, Leçons sur les Sporozoaires, publiées par Pelletan. (Journal de micrographie.)

„ Flesch, Max, Sur un parasite de la parvi intestinale du Cheval. (Berner Mittheilungen und Recueil zoologique suisse Bd. I.)

„ Künstler, J. et Pitres, Sur une psorospermie trouvé dans une tumeur pleurétique. (Journal de micrographie et Comptes rendus de la Société de biologie. S. 523.)

1885. Ray Lankester, Encyclop. britann. 9. Auflage. (Sporozoen.)

1886. Künstler, Diplocystis Schneideri. (Tablettes zoologiques Bd. I. S. 26–66.)

„ Harz, Kochs Encyklopädie.

„ Moniez, R., Note sur le genre Gymnospora, type nouveau de Sporozoaire. (Bulletin de la Société zoologique de France Bd. XI. S. 587.)

„ Pachinger, Nehany adat a sporozoak termeszétrajzàhoz — Kolozsvartt. S. 18.

„ Schneider, A., Coccidies nouvelles ou peu connues. (Tablettes zoologiques, Bd. I.)

1887. Pachinger, Mittheilungen über Sporozoen. (Zool. Anzeiger Bd. IX. S. 471.)

„ Pfeiffer, L., Beitrag zur Kenntniss der pathogenen Gregarinen. (Zeitschr. für Hygiene. Bd. III. S. 469.)

1888. Beddart, Remarks upon a species of Coccidium infesting Perichaeta. (Annals and Magaz. of nat. Hist. Bd. II. S. 433.)

„ Riek, Sporozoen als Krankheitserreger bei Hausthieren. (Deutsche Zeitschrift für Thiermed. Bd. XIV. S. 57.)

„ Rivolta e Delprato, L'Ornitojatria. S. 85.

„ Zschokke, Schweizer Archiv für Thierheilkunde. 1888. Bd. XXX.

1889. Barrois, Th., La psorospermose coccidienne hépatique du Lapin dans les garennes du Pas-de-Calais en 1889. (Revue biologique du Nord. Bd. II. S. 166.)

„ Smith, Th., Some observations on Coccidia in the renal epithelium of the mouse. (Journ. of Comp. med. and Surgery, juillet.)

„ Wierzejsky, Kleiner Beitrag zur Kenntniss der Psorospermium Haeckelii. (Zoolog. Anzeiger Bd. XI. S. 238.)

„ Zacharias, O., Ueber Psorospermium Haeckelii. (Zool. Anzeiger Bd. XI. S. 449.)

„ Thoma, Fortschritte der Medizin. 1889. Bd. 7.

„ Darier, Compt. rend. 1889.

1890. Balbiani, Sur trois Entophytes nouveaux du tube digestiv des Myriapodes. (Journal de l'anatomie et de la physiologie S. 41.)

„ Mingazzini, P., La parentela dei Coccidi colle Gregarine. (Bollett. soc. nat. Napoli S. 151–159.)

„ Derselbe, Classificazione dei Coccidi e delle Gregarine. (Atti. R. Accad. Lincei Bd. V. S. 68–75.)

„ Derselbe, Contributivo alla conoscenza dei Coccidi. (Ebenda. S. 175–181.)

„ Derselbe, Ciclo evoluto del la Benedenia octopiana, (Ebenda. S. 218–222.)

„ Railliet et Lucet, Une nouvelle maladie parasitaire de l'Oie domestique causée par les Coccidies. (Comptes rendus de la Société de biologie. 24. Mai.)

„ Derselbe, Observations sur quelques Coccidies intestinales. (Comptes rendus de la Société de biologie.)

„ Podwissozky, Centralblatt f. allgem. Pathologie Bd. I.

„ Thélohann, Sur deux Coccidies nouvelles parasites de l'Epinoche et de la Sardine. (Comptes rendus de la Société de biologie.)

„ Paget, Maladie de peau, dite Maladie de Paget. Paris 1890.

„ Nils-Szöbring, Fortschritte der Medizin. 1890.

„ Steinhaus, Ueber Carcinomeinschlüsse. Virchow's Archiv 1891.

„ Ribbert, Deutsche med. Wochenschr. 1891.

1891. Liénaux, Coccidies des poumons du Chien. (Annales de médecine vétérinaire, Bruxelles S. 16.)

„ Malassez, La psorospermose du Lapin. (Archives de médecine expérimentale, Bd. III.)

„ Pfeiffer, L., Protozoen als Krankheitserreger. 2. Aufl.

„ Railliet et Lucet, Développement expérimental des Coccidies de l'épithélium intestinal du Lapin et de la Poule. (Comptes rendus de la Société de biologie.)

„ Shattock et Ballance, Negative resultats of psorospermial inoculation in animals. (Brit. med. Journ.)

„ Sheridan Delépine, Cultivation of psorospermiae. (Brit. med. Journ.)

„ Stiles, Note préliminaire sur quelques parasites. (Bulletin de la Société zoologique de France S. 163.)

„ Wolters (Max), Die Konjugation und Sporenbildung bei Gregarinen. (Archiv für mikr. Anatomie S. 99–139.)

1892. Condorelli e Fiore, Un caso di psorospermosi in Coccothraustes vulgaris. (Bull. soc. Rom. Stud. Zool. Bd. I. S. 68–74.)

„ Curtice, Journ. C. R. A. veter. Arch.

„ Hess, Schweizer Archiv für Thierheilkunde S. 34.

„ Mégnin, P., Epizootie grave de gastroentérite coccidienne sur des Lièvres. (Comptes rendus de la Société de biologie, Bd. IV. S. 892–894.)

„ Mingazzini, Nuove specie di Sporozoi. (Att. d. R. Accad. Lincei Bd. I. S. 376–462.)

„ Pfeiffer, R., Beiträge zur Protozoenforschung. Die Koccidienkrankheit der Kaninchen. Berlin.

„ Podwissozky, Studien über Koccidien. Erster Befund von Schmarotzern der Sporozoen im Graaf'schen Follikel im thierischen Ei (bei Kaninchen). (Centr. f. allgem. Path. u. Therapie. S. 537.)

„ Severi, Gregarinosi polmonale in infante natomorto, Genova. (Extr. in Boll. R. Accad. med. Genova II.)

„ Schneider, A., Tablettes zoologiques. Bd. II. (le Cycle évolutif des Coccidies et M. le docteur Pfeiffer; Coccidies nouvelles ou peu connues; Parenté des Coccidies et des Grégarines.)

„ Schuberg, Ueber Koccidien des Mäusedarmes. (Würzburg. Sitzbrchte.)

„ Stiles, Notes in parasites. (Journ. of Comp. med. and veter. Archiv. Bd. XIII. S. 517.)

„ Thélohann, Sur quelques Coccidies nouvelles parasites des Poissons. (Comptes rendus de la Société de biologie. Bd. 28. S. 152.)

„ Willach, Ueber die Natur der Koccidien. (Archiv f. wiss. u. prakt. Thierheilkunde. Bd. XVIII. S. 242.)

„ Zschokke, Schweizer Archiv für Thierheilkunde.

1893. Baginsky, Ueber die Koccidienkrankheit der Kaninchen. (Arch. f. Anat. und Physiol. S. 192.)

„ Metschnikoff, Annales de l'Institut Pasteur 1892.

„ Sondakewitsch ebenda.

„ Sawtschenko, Centr. für Bakt. 1892.

„ Ruffer, Journ. of path. and bact. 1892.

„ Korotneff, Sporozoen als Krankheitserreger.

„ Chewiakof, W., Ueber einige ekto- und endoparasitische Protozoen der Cyclopiden. (Bulletin de la Société impériale des naturalistes 1–29.)

„ Guillebeau, A., Ueber das Vorkommen von Coccidium oviforme bei der rothen Ruhr des Rindes. (Centralblatt für Bakt. u. Parasitenkunde. Bd. XIV.)

„ Felsenthal und Stamm, Die Veränderungen in Leber und Darm bei der Koccidienkrankheit der Kaninchen. (Arch. f. path. Anat. Bd. 132.)

„ Wolker, Untersuchungen über den Krebs 1893.

„ Adamkiewitz, Untersuchungen über den Krebs. Wien.

„ Labbé, A., Sur les Coccidies des Oiseaux. (Comptes rendus de l'Académie des sciences. Paris.)

„ Derselbe, Coccidium Delagii, Coccidie nouvelle parasite des Tortues d'eau douce. (Archives de zoologie expérimentale et générale. S. 767.)

„ Labbé, Sur deux Coccidies nouvelles parasites des Poissons. (Bulletin de la Société zoologique de Franc. S. 202.)

„ Lüpke, Coccidium oviforme als Krankheitsursache. (Berl. thier. Wochenschr. S. 502.)

„ Pfeiffer, L., Untersuchungen über den Krebs. (Die Zellerkrankungen durch Sporozoen.) Jena.

„ Derselbe, Der Parasitismus des Epithelkarzinoms, sowie der Sarko-, Mikro- und Myxosporidien im Muskelgewebe. (Centr. f. Bakt. u. Parasit. Bd. XIV.)

„ Pollard, New Sporozoa in Amphioxus. (Quart. Journ. micr. Bd. 34. S. 311.)

„ Smith, Th., Preliminary notes on a Sporozoon in the intestinal vills of Cattle. (Bull. dep. of. Agricult. Washington. S. 73.)

„ Thélohann, Nouvelles Recherches sur les Coccidies. (Comptes rendus de l'Académie des sciences. Paris. Bd. 117. S. 247.)

1894. Labbé, A., Recherches zoologiques et biologiques sur les parasites endoglobulaires du sang des Vertébrés. (Archives de zoologie expérimentale et générale. S. 155.)

„ Derselbe, Sur la coëxistence chez le même hôte d'une Coccidie monosporée et d'une Coccidie polysporée. (Comptes rendus de l'Académie des sciences, Paris.)

„ Derselbe, Sur la morphologie et la classification des Coccidies. (Ebenda.)

„ Mingazzini, P., Contributo alla conoscenza degli Sporozoi. (Memb. Lab. Anat. norm. Roma. Bd. 3. S. 31–85.)

„ Thélohann, Nouvelles Recherches sur les Coccidies. (Archives de zoologie expérimentale et générale. S. 541.)

„ Unna, Spiradenitis disseminata supparativa. Berlin 1894.

„ Kitt, Lehrbuch der path.-anat. Diagnostik. Bd. I. 1894.

„ Lungershausen, Hypotrichosis localis cystica. Dissert. 1894.

1895. Jackson Clarke, J. A., Study of Coccidia. (Quart. Journ. of micr. sc. S. 277.)

„ Derselbe, Observations on various Sporozoa. (Ebenda. S. 287.)

„ Roncali, Centralbl. für Bakt. u. Paras. Bd. 17. 1895.

„ Müller, Archiv für Cynäkologie. 1895. Bd. 48.

„ J. Clarke, Centralbl. f. Bakt. und Path. Bd. 17. S. 604.

„ Eisen, Spermatobium. (Proced. Californ. Accad. Bd. V.)

„ Labbé, A., Sur le noyau et la division nucléaire chez les Benedenia. (Comptes rendus de l'Académie des sciences. Paris.)

„ Derselbe, Bananella Lacazei, genre nouveau de Coccidie oligosporée. (Archives de zoologie expérimentale et générale.)

„ Pfeiffer, L., Ueber Blutparasiten, Serumsporidien bei Blutkörperchen freien niederen Thieren. (Corresp. Blätter des allgem. ärztl. Vereins f. Thür.)

„ Podwissozky, W., Zur Entwickelungsgeschichte des Koccidium oviforme als Zellschmarotzer. (Bibl. med. Kassel.)

1896. Labbé, Alphonse, Recherches zoologiques, cytologiques et biologiques sur les Coccidies. (Archives de Zoologie expérimentale et générale. 1896. Bd. IV. dritte Serie S. 517–650. Mit genauem Litteraturverzeichniss.)

„ Schneidemühl, Lehrbuch der vergl. Pathologie u. Therapie. Leipzig 1895 u. ff.

„ Salzer, Ein Fall von Molluscum contagioseno an den Augenlidern. (Münch. med. Wochenschrift 1896.)

„ Roncali, Centralbl. für Bakt. und Paras. Bd. XX. 1896.

1897. Roncali, Centralblatt für Bakt. und Parasitenkunde 1897. Bd. XXI.

„ Gebhard, Ueber zwei von Protozoen erzeugte Pylorustumoren beim Frosch. (Virchow's Archiv Bd. 147. 1897. S. 536.)

4. Sarkosporidien.

1843. Miescher, Verhandlungen der naturforsch. Gesellschaft zu Basel.

1851. Herbst, Nachrichten der Ges. d. Wissenschaften. Jena.

„ von Siebold, Zeitschrift f. wissensch. Zoologie Bd. V.

1854. v. Hessling, Zeitschr. für wissensch. Zoologie Bd. V.

1858. Rayney, Transact. roy. philosoph. Soc. Bd. 127.

1859. Rayney, A., Mémoires de la Société de Biologie Bd. V.

„ Günther, Beurtheilungslehre des Pferdes. Hannover. S. 254.

1863. Krause, Zeitschrift für rationelle Medizin. S. 136.

„ Waldeyer, Centralbl. f. d. med. Wissenschaften. S. 849.

„ Lindemann, Bull. de la Soc. imp. des naturat. de Moscou. Bd. 36.

„ Balbiani, Compt. rendus de l'Ac. des Sciences.

1864. Lieberkühn, Müller's Archiv f. Anat. und Physiol.

1865. Pagenstecher, Verh. des med. Vereins Heidelberg.

„ Ripping, Zeitschr. für rat. Medizin. S. 133.

„ Virchow, Virchow's Archiv Bd. 32. S. 353.

„ Kühn, Mitth. d. landw. Instituts d. Univ. Halle.

„ Leisering und Winkler, Arch. für path. Anat. Bd. 37.

„ Günther, Topographische Myologie, Hannover.

„ Beale, Scient. Review Bd. V.

1867. Manz, Archiv für mikr. Anatomie Bd. III S. 345.

„ Dammann, Archiv für path. Anatomie Bd. 61. S. 283.

„ Johne, Archiv für mikr. Anatomie. Bd. XIII.

1868. Lindemann, Deutsche Zeitschr. f. Staatsarzneikunde. Bd. XXVI.

„ Ratzel, Archiv f. Naturgesch.

1869. Perroncito, Il medico veterinario. Torino.

„ Rivolta, Il medico veterinario. Torino.

1872. Siedamgrotzky, Wochenschrift für Thierh. und Viehzucht S. 97.

„ Rivolta, Psorospermosi epizootica nei gallinacei.

„ Roell, Lehrbuch d. spec. Pathologie und Therapie.

1873. v. Niederhäusern, Zeitschr. f. prakt. Veter. Bd. I. S. 79.

„ Rivolta, Dei parasiti vegetali. Torino, S. 390.

„ Leisering, Zeitschr. f. prakt. Veterinärw. Bd. I.

1874. Rivolta, Giorn. di anat. fiseol. e path. degli animali. S. 257.

„ Klebs, Arch. f. path. Anat. Bd. 41.

„ Roloff, Zeitschr. f. prak. Vet. Bd. II.

1877. Davaine, Traité des Entozoaires.

1878. Zürn, Die ei- und kugelförmigen Psorospermien als Ursache von Hausthierkrankheiten. Leipzig.

„ Beale, The microscope in Medicine. London.

1879. Baranski, Oesterr. Vierteljahresschr. f. wiss. Veter.

1880. Bütschli, Bronn's Klassen und Ordnungen des Thierreichs.

1882. Huet, Bulletin de la Soc. de Biologie.

1883. Brouwier, Écho vétérinaire.

„ Hadden, Transact. of the pathol. Soc. of London. Bd. 34.

1884. Balbiani, Leçons sur les Sporozoaires. Paris.

„ Laulanié, Revue vétérinaire.

„ Schmidt, Handbuch der Fleischkunde.

„ Mayer, Biolog. Centralblatt.

„ Hertwig, Archiv für wissensch. Thierheilkunde. Bd. XII.

„ Duncker, Zeitschrift für Mikroskopie und Fleischbeschau 1884.

„ Johne, Deutsche Zeitschrift für Thiermedizin. Bd. X. 1884.

1885. Blanchard, Bull. de la Soc. zool. de France. Bd. X. S. 244.

„ Derselbe, C. R. Ac. sc. de Paris. (S. 1599.)

1886. Stoss, Oest. Monatschr. f. Thierheilk.

„ Morot, Rec. de médec. vétér.

„ Johne, Fortschritte der Medizin. Bd. II. 1884.

„ Moulé, Journ. des connaiss. méd. prat.

„ Railliet, Bull. de la Soc. centrale S. 130.

„ — Rec. de méd. vétér.

„ Moulé, Bull. Soc. centr. méd. vétér. S. 115.

„ Railliet, Eléments de zoologie méd. et agricole.

„ Jong, Schweizer Archiv für Thierh. S. 320.

„ Sticker, Archiv für wissensch. und prakt. Thierh. Bd. XII. S. 381.

„ Leuckart, Die Parasiten des Menschen. Leipzig.

1887. Schulz, Der Thierarzt.

„ Schulz, Rec. de méd. vétér. S. 457.

„ Pütz, Arch. f. path. Anat. Bd. 109.

„ Sticker, Arch. f. wiss. u. prakt. Thierheilkunde. Bd. XIII.

„ Moulé, Des sarcosporidies de leur fréquence chez les animaux de boucherie.

„ Klebs, Allgem. Pathologie. S. 291.

„ Koch und Gaffky, Arbeiten aus dem Kais. Gesundheitsamt. Bd. III.

1888. Neumann, Traité des maladies paras. non microb. des animaux domest.

„ Pütz, Arch. f. w. u. prakt. Thierheilk. Bd. XIX. S. 112.

„ Pfeiffer, Zeitschr. f. Hygien. Bd. IV.

„ Rieck, Deutsche Zeitschr. f. Thiermed.

1889. Moulé, Annales de micrographie. S. 95.

„ Eve, Transact. path. Soc. of. London. Bd. 40.

1890. Pfeiffer, Arch. f. path. Anat. Bd. 122.

„ — Centralbl. f. Bakter. und Parasitenk. Bd. VIII.

„ Blanchard, Traité de zoologie médicale.

„ Targett, Transact. path. Soc. of London. Bd. 41. S. 170.

1891. Pfeiffer, Die Protozoen als Krankheitserreger. 2. Aufl. Jena.

„ Rosenberg, Zeitschrift für Hygiene. Bd. XI. S. 435.

1892. Bertram, Zoolog. Jahrbücher. Abth. f. Morph. d. Thiere. Bd. V.

1893. Stiles, U. S. depart. of agricult. Bull. 3.

„ Pfeiffer, Untersuchungen über d. Krebs. Jena. S. 42.

„ Kartulis, Zeitschr. f. Hygiene. Bd. XIII.

„ Brschosionski, Petersb. Journal 1893.

1894. Baraban et Saint-Remy, Bull. de la Soc. de biol. Bd. I. S. 201.

„ Brusaferro, Actinomykosi miliare muscolare. Clinica vet. XVIII. 1894.

1895. T. Kasparek, Centralbl. f. Bakt. und Paras. Bd. 18.

„ Braun, Die thierischen Parasiten des Menschen. Würzburg.

„ Perrier, Traité de zoologie. Bd. II.

„ Ostertag, Handb. d. Fleischbeschau.

1896. Blanchard, Traité de path. génér. de Bouchard. Bd. II. S. 687.

„ Wasielewski, Sporozoenkunde. Jena.

1897. Schneidemühl, Lehrbuch der vergl. Pathologie und Therapie. Leipzig.

„ — Ueber Sarkosporidien. Leipzig.

5. Hämosporidien.

1871. Lankester, Quart. Journ. micr. scienc. 1871.

1880. A. Laveran, Communic. relatives aux parasites du paludisme. (Ac. de Médec. 1880.)

„ Gaule, Ueber Blutwürmchen, welche aus den Ferschblutkörperchen auswandern. (Arch. f. Anat. u. Physiol.)

1884. A. Laveran, Traité des fièvres palustres. Paris.

„ E. Marchiafava et A. Celli, Sulle alteraz. dei globuli rossi nella infez. da malaria. (Reale Accad. dei Lincei Roma 1884.)

1885. E. Marchiafava et A. Celli, Nuove Ricerche sulla infez. malaria. (Annali di agricoltura, Roma et Fortschritte der Medizin 1885.)

„ Danilewsky, Die Hämatozoen der Kaltblüter. (Archiv f. mikr. Anat. 1885.)

1886. Golgi, Sull' infez. malarica (Archivio per le sc. med. Bd. X. 1886.)

„ Councilman, Sur certains éléments trouvés dans le sang des sujets atteints de fièvre intermittente. (Maryland Med. Journ. October 1886.)

„ Metchnikoff, Centr. für Bakt. und Paras. 1886. Bd. II.

1887. Tommasi Crudelli, Deutsche med. Woch. 1887.

„ Danilewski, Beiträge zur Frage der Identität der pathogenen Parasiten des Blutes vom Menschen und derjenigen der Thiere. (Centralbl. f. d. med. Wissenschaften 1887.)

„ van der Loeff, Monatshefte für Dermatologie 1887.

1888. Schiavuzzi, Untersuchungen über die Malaria in Polen. (Münch. med. Wochenschr. 1888.)

„ Councilman, Neuere Untersuchungen über Laveran's Organismus der Malaria. (Fortschritte der Med. 1888.)

„ Celli et Guarnieri, Sur la structure intime du plasmodium malariae. (Rif. med. 1888.)

„ Chenzinski, Zur Lehre über den Organismus des Malariafiebers. (Centralbl. für Bakt. 1888 Bd. III.)

„ Babes, Sur l'hémoglobinurie bactérienne du bœuf. (Acad. des Sciences 1888.)

1889. Babes, Die Aetiologie der seuchenhaften Hämoglobinurie des Rindes. (Virchow's Archiv Bd. 115. 1889.)

„ Smith, Preliminary observations on the microorganism of Texas fever. (The med. News. 1889.)

„ Golgi, Interno al preteso bac. malariae di Klebs, Tommasi Crudeli e Schiavuzzi. Torino 1889.

„ Gualdi et Antolisei, Accad. di med. Rome 1889.

„ Haym, Du sang et des altér. anat. Paris 1889.

„ Martin, Malaria der Tropenländer. Berlin 1889.

1890. F. Plehn, Beitrag zur Lehre der Malariainfektion. (Zeitschrift f. Hygiene 1890.)

„ Jaksch, Ueber Malariaplasmodien. (Prager med. Wochenschr. 1890.)

„ A. Laveran, De l'examen du sang au point de vue de la recherche de l'hématozoaire du paludisme. (Soc. méd. des hôpitaux 1890.)

„ Danilewsky, Développement des parasites malariques dans les leucocytes des oiseaux. (Ann. de l'Inst. Pasteur. 1890. S. 427.)

„ Grassi et Feletti, Ancora sui parassiti degli necelli. (Bull. de l'Acad. des sc. nat. de Catane Juin 1890.)

„ A. Edington, Report on the morphology and development of the Blood. (Brit. med. Journ. 31. Mai 1890.)

„ Browicz, Mouvements des globules rouges dans les anémies graves. (Congrès de méd. int. Vienne 1890.)

„ Kollmann, Ueber die Pseudomikroben des normalen menschlichen Blutes. (Berl. med. Kongress 1890.)

„ Schelling, Malariakrankheiten. Berlin.

„ Babes, Bemerkungen über die seuchenhafte Hämoglobinurie des Rindes. (X. Intern. med. Kongress 1890–91.)

1891. Danilewsky, Ueber den Polymitus malariae. (Centr. für Bakt. u. Paras. 1891.)

„ Celli et Sanfelice, Sur les parasites du globule rouge chez l'homme et chez les animaux. (Ann. dell' Instit. d'Igiene sperim. dell' Universita di Roma 1891.)

„ A. Laveran, Sur les hématoz. de l'alouette voisins de ceux du paludisme. (Soc. de biologie 1891.)

„ Golgi (Zeitschrift für Hygiene 1891.)

„ Hochsinger, Ueber Malaria. (Wien. med. Presse 1891.)

„ Di Mattei, Contrib. à l'étude expérim. du paludisme chez l'homme et chez les animaux. (Rif. med. 1891.)

„ Ehrlich, Farbenanalytische Untersuchungen zur Histologie und Klinik des Blutes. Berlin 1891.

„ E. Maragliano et Castellino, Sur la nécrobiose lente des globules rouges. (Arch. ital. di clin. med. 1891.)

„ Sanfelice, Fortschritte der Medizin 1891.

„ Burke, General pathology of Surra. (Amer. vet. rev. Bd. XV. 1891.)

„ G. Dock, Die Blutparasiten beim tropischen Sumpffieber. (Fortschr. der Medizin 1891.)

„ Sacharof, Rech. sur le parasite des fièvres palustres irrégulières. (Ann. de l'Inst. Pasteur 1891.)

„ J. Mannaberg, Morphologie und Biologie der Plasmodien des Sumpffiebers. (Centralbl. für klin. Med. 1891.)

„ Grassi et Feletti, Weiteres zur Malariafrage. (Centralbl. für Bakt. 1891. Bd. X.)

„ Danilewsky, Contrib. à l'étude de la microbiose malarique. (Ann. de l'Inst. Pasteur 1891.)

„ Angelini, État réfractaire des singes et les animaux en général au paludisme. (Rif. med. December 1891.)

„ S. Bein, Experimentelle Untersuchungen über Malaria. (Charité-Annalen 1891.)

„ Smith, On changes in the red blood-corpuscles in the pernicious anæmia of the Texas cattle fever. (Transactions of the Association of American Physicians. September 1891.)

1892. H. Vincent, Technique pour la recherche de l'hématog. du paludisme. (Tribune méd. 1892.)

„ E. Grawitz (Berl. klin. Wochenschr. 1892.)

„ Kruse, Hygien. Rundschau 1892.

„ E. Marchiafava et Bignami, Sur les fièvres estivo-automnales. (Rome.)

„ A. Laveran, Existe-t-il plusieurs parasites du paludisme? (Soc. de biologie 1892.)

„ Bacelli, Internat. med. Kongress. Rom 1892.

„ R. v. Limbeck, Grundriss einer klinischen Pathologie des Blutes. Jena.

„ Metchnikoff, Leçons sur la pathologie comparée de l'inflammation. Paris.

„ Calandruccis, Hyg. Rund. 1892.

„ Popow, Petersburg. Archiv. 1892.

„ Doehle, Centralbl. für allg. Patholog.

1893. Babes et Gheorgin, Sur les différentes formes du parasite de la malaria. (Arch. de méd. expérim. 1893.)

„ Mannaberg, Die Malaria-Parasiten. Wien 1893.

„ Fajardo, O microbio da malaria. (Rio de Janeiro 1893.)

„ Sforza, Sur la nature des corps semilunaires. (Journal italien de méd. 1893.)

„ C. Golgi, Sur les fièvres malariques estivo-automnales. (Gaz. med. di Pavia 1893.)

„ Catrin, L'hématoz. du paludisme. (Gaz. des hôpitaux 1893.)

„ Sander, Nürnberger Naturforsch. 1893.

„ Billings, Texasfieber.

„ Th. Smith und F. L. Kilborne, Die Aetiologie der Texasfieberseuche des Rindes. (Centralblatt für Bakteriologie Bd. XIII. 1893.)

„ — Investigations into the nature, causations, and prevention of Southern cattle fever. (Animal reports of the Bureau of animal industry. Washington 1893.)

„ Strarcovici, Bemerkungen über den durch Babes entdeckten Blutparasiten und die durch denselben hervorgebrachten Krankheiten. (Centralblatt für Bakter. Bd. XIV. 1893.)

1894. G. Dock, Fièvres pernicieuses. (Americ. Journ. of the med. Sc. April 1894.)

„ Bacilli, Hewetson, Feletti, Intern. med. Kongress. Rom 1894.

„ E. Canton, Le parasite des fièvres palustres. (Buenos-Aires 1894.)

„ Danilewsky, Arbeiten aus dem Institut Pasteur. Centralbl. für Bakt. u. Par.

„ Labbé, Archiv. de zoolog. expér. et gén. Sér. III. No. 15. Bd. II.

„ Monti, Centralbl. für Bakt. und Parasit. Bd. 16. 1894.

„ Ruffer, Brit. med. Journ. Bd. I. 1894.

„ v. Hellens, Archiv. de méd. expér. 1894.

„ Ritter, Deutsche med. Wochenschr. 1894.

„ Labbé, Parasites endoglobulaires du sang des vertibrés. (Archiv. de Zoolog.)

„ Ali Krogius und v. Hellens, Des hématozoaires de l'hémoglobinurie du bœuf. (Archiv. de méd. exp. 1894.)

1895. Sanfelice und Loi, Sull' etiologia della ematinuria dei bovini in Sardegna. (Mod. zooiatro Anno VII.)

„ Weisser und Maassen, Zur Aetiologie des Texasfiebers. (Arbeiten aus dem k. Gesundheitsamte. Bd. XI. 1895.)

„ Sicherer, Münch. med. Wochenschr. 1895.

„ D. Clarke, Centralbl. für Bakt. Bd. 17. 1895.

„ Bonome, Virchow's Archiv. Bd. 139. 1895. S. 1.

„ Babes, Ebenda S. 382.

„ Plehn, Deutsche med. Wochenschr. 1895. No. 25–27.

„ Kückel, Ebenda No. 38.

„ Laveran et Blanchard, Les Hématozoaires de l'Homme et des Animaux. Paris. (Enthält ein sehr umfangreiches Litteraturverzeichniss.)

1896. Perroncito, Le emoglobinurie da malaria secondo i recenti studi. (Annali di medicina navale 1896.)

„ Flügge, Mikroorganismen. Bd. II. 3. Aufl. S. 658.

„ Pierre, Ueber das Sumpffieber bei Pferden. Rec. de méd. vét. S. 148. 1896.

„ Bastianelli, Annali di medicina navale 1896.

1897. A. Celli und F. S. Santori, Die Rindermalaria in der Campagna von Rom. (Centralblatt für Bakt. und Paras. Bd. XXI. 1897. 15/16.)

„ Dionisi, Supplemento al Policlinico. Anno III. 1897.

„ Ziemann, Zur Morphologie der Malariaparasiten. (Centr. f. Bakt. Bd. XXI. 1897.)

„ v. Wasielewski, Ueber Form und Färbbarkeit der Zelleinschlüsse bei Vaccinaimpfungen. Centralbl. für Bakt. Bd. XXI. 1897. S. 901.

„ Salmon, Recherches sur l'infection dans la vaccine. (Annales de l'Institut Pasteur 1897. No. 4.)

„ Doehle, Münch. med. Wochenschrift. 1897. No. 41.

III. Klasse: Infusorien.

I. Ordnung: Flagellaten.

1836. Donné, Animalcules existent dans certaines matières parulentes. (Compt. rend. de l'académie des sciences.)

1854. Davaine, Compt. rend. de la société de biologie de Paris.

1855. Scanzoni und Kölliker, Das Sekret der Schleimhaut der Vagina. Beiträge zur Geburtskunde. Bd. VI.

1859. Hasall, On the development and significance of vibrio lineola, bodo urinarius etc. The Lancet 1859.

„ Lambl, Mikroskopische Untersuchungen der Darmexkrete. Vierteljahresschr. für prakt. Heilkunde. Bd. 61. 1859.

1860. Lambl, Beobachtungen und Studien aus dem Gebiete der pathol. Anatomie und Histologie. Prag. 1860.

1869. Ekercrantz, Bidrag till Kännedomen om de i menniskans tarmkanal forekommande infusorer. Nordiskt medic. Arkiv. 1869.

1875. Lambl, Cercomonas et echinococcus in hepate hominis. 1875.

„ Marchand, Ein Fall von Infusorien im Typhusstuhl. Virchow's Archiv. 1875. Bd. 64. S. 293.

„ Grassi, Dei protozoi parassiti e specialmente di quelli che sono nell' uomo. Gazetta medica italiana Lombardia. 1875.

1878. Zunker, Ueber das Vorkommen des Cercomonas intestinalis im Digestionskanal des Menschen und dessen Beziehung zu Diarrhöen. Deutsche Zeitschr. für prakt. Medizin. 1878. No. 1.

„ Stein, Der Organismus der Infusorienthiere. Bd. III. 1878–1883.

1879. Kannenberg, Ueber Infusorien im Sputum. Virchow's Archiv. 1879. Bd. 75.

„ — Ueber die Infusorien in den Sputis bei Lungengangrän. Zeitschr. für klin. Medizin. 1879. Bd. I. S. 228.

„ Grassi, Gaz. méd. 1879.

1881. Cunningham and Lewis, On the development of certain microrganismus occuring in the intestinal canal. Quarterly Journal of medical science. 1881.

1882. Grassi, Intorno ad alcuni protisti entoparassitici ed appartencati alle clape dei flagellati, lobosi, sporozoi e ciliati. Atti della societa Italiana di scienze naturali. Milano 1882.

1883. Künstler, Analyse microscopique des urines d'un malade atteint de pyélite consécutive à une opération de taille. Journal de médecine de Bordeaux. 1883. No. 21.

„ Bütschli, Bronns Klassen und Ordnungen des Thierreichs, wissenschaftlich dargestellt. Bd. I. Protozoen. Leipzig.

1886. Kartulis, Zur Aetiologie der Dysenterie in Aegypten. Virchow's Archiv. Bd. 105. S. 521.

„ Litten, Ueber Hydropneumothorax und das Vorkommen von Cercomonaden im lebenden Lungengewebe. Bericht über die Verhandl. des V. Kongresses für innere Medizin. Centralbl. für klinische Med. 1886. No. 25.

1888. Grassi, Significato patologico dei protozoi parassiti dell' uomo. Atti della R. Accademia dei Lincei. Rendiconti.

„ Grassi und Schewiakoff, Beitrag zur Kenntniss der Megastoma entericum. Zeitschrift für wissensch. Zoologie. Bd. 46. 1888.

„ v. Jaksch, Ueber das Vorkommen von thierischen Parasiten in den Fäces der Kinder. Wiener klin. Wochenschrift 1888.

„ Perroncito, Sur la diffusion des cercomonas intestinaux. Arch. ital. de Biologie. 1888.

1889. Massiutin, Ueber Amöben als Parasiten des Dickdarmes. Centralbl. für Bakt. 1889. Bd. VI. 16/17.

„ Perroncito, Una malattia dominante nei porchettini d'India dovuto a' protozoi e più particolarmente a specie di cercomonas. Annali della R. Accad. d' agric. di Torino Bd. 32. 1889.

1890. Councilman and Lafleur, Amoebii Dysentery. John Hopkins Hospital reports. Baltimore. Bd. II. S. 395–548.

„ Fenoglio, Entéro-colite par amoeba coli. Arch. italiennes de médecine. 1890.

1891. Cahen, Ueber Protozoen im kindlichen Stuhle. (Deutsche med. Wochenschrift 1891. No. 27. S. 853.)

„ Dock, Observations on the amoeba coli in dysentery and abscess of the liver. (Daniels Texas medical Journal.)

„ Moritz, F., Ueber ein Entozoon des Menschen. Münch. med. Wochenschrift 1891.

„ Kartulis, Einiges über die Pathogenese der Dysenterieamöben. Centralblatt für Bakteriologie u. P. 1891.

„ May, Ueber Cercomonas coli hominis. Deutsches Archiv für klin. Medizin. 1891. Bd. 49.

„ Miura, Trichomonas vaginalis in frisch gelassenem Urin eines Mannes. Centralblatt für Bakteriologie. Bd. XVI.

1892. Streng, Infusorien im Sputum bei Lungengangrän. Fortschritte der Medizin. 1892.

1893. Epstein, Beobachtungen über Monocercomonas hominis und Amoeba coli (Loesch) bei Kinderdiarrhöen. Prager med. Wochenschrift No. 38–40.

„ Quincke und Roos, Ueber Amöben-Enteritis. Berl. klin. Wochenschrift 1893.

„ Roos, Ueber Infusoriendiarrhöe. Deutsch. Archiv für klin. Medizin. 1893.

„ Schuberg, Die parasitischen Amöben des menschlichen Darmes. Centralblatt für Bakteriologie.

„ Moritz und Hölzl, Ueber Häufigkeit und Bedeutung des Vorkommens von Megaostoma entericum im Darmkanal des Menschen. (Sitzungsberichte des ärztl. Vereins in München) 1893.

1894. Kruse und Pasquale, Untersuchungen über Dysenterie und Leberabscess. Zeitschrift für Hygiene. 1894. Bd. 16.

„ Marchand, Ueber das Vorkommen von Trichomonas im Harn eines Mannes, nebst Bemerkungen über Trichomonas vaginalis. Centralbl. für Bakt. 1894. Bd. XV.

„ Mosler und Peiper, Thierische Parasiten. Nothnagel sp. Path. Bd. VI. 1894.

1895. Piccardi, Alcuni protozoi delle feci dell' uomo. Progrès médical 1895. No. 23. S. 377.

„ Schmidt, Ueber parasitäre Protozoen (Trichomonas pulmonalis) im Auswurf. Münch. med. Wochenschrift 1895. No. 51.

„ Schürmayer, Ueber das Vorkommen der Flagellaten im Darmkanal des Menschen. (Centralblatt für Bakt. 1895. Bd. 18. No. 11.)

1896. W. Janowski, Ueber Flagellaten in den menschlichen Fäces und über ihre Bedeutung für die Pathologie des Darmkanals. (Zeitschrift für klinische Medizin Bd. 31. Heft. 5/6.)

„ Blanchard, Parasites animaux. Traité de pathologie générale. Paris 1896. Band II.

„ Boas, Ueber Amöbenenteritis. Deutsche med. Wochenschr. 1896. No. 14.

„ Celli und Fiocca, Centralblatt für Bakt. 1896. Bd. 19. 14/15. S. 537.

„ Dock, Trichomonas as a parasite of man. (American Journal of the med. sciences 1896.)

„ Sievers, Balantidium coli. Zeitschr. f. klin. Medizin. 1896.

„ Janowski, Ein Fall von Balantidium coli im menschlichen Stuhle. Gazeta Lekarska. 1896.

„ Schardringer, Reinkultur von Protozoen auf festen Nährböden. Centralblatt für Bakteriologie 1896. Bd. 19.

1897. Perroncito, Incapsulamento del megastoma intestinale. Giornale della R. Accademia di medicina in Torino. Centralbl. für Bakt. Bd. XXII. No. 23. S. 738.

„ Hensen, Befund von Infusorien im Mageninhalt bei Carcinom. (Deutsches Archiv für klin. Medizin. Bd. 59. S. 451.)

„ Wieting, Ueber das Vorkommen von Trichomonas in der Lunge eines Schweines. (Centralbl. für Bakt. und Paras. Bd. XXI. 1897. Nr. 19.)

II. Ordnung: Ciliaten.

1857. Malmsten, Infusorien als Intestinalthiere des Menschen. Virchow's Archiv. Bd. XII. 1857.

1882. Lösch, Petersburg. med. Wochenschr. 1882.

1891. Mitter, Inaugural-Dissertation. Kiel 1891.

1893. Roos, Deutsches Archiv für klinische Medizin 1893.

1896. Dehio, Sitzungsberichte der Dorpater Naturf.-Gesellschaft 1896.

Fußnoten

[1] Fragmente zur Physiologie der Zeugung 1836.

[2] Recherches mikroskop. sur la nature du mucus 1837. Paris.

[3] Grundlage der patholog. Histologie 1854.

[4] The Lancet 1859.

[5] Deutsche Zeitschrift für praktische Medizin.

[6] Comptes rend. Soc. biolog. 1854.

[7] Virchow's Archiv 1857.

[8] Prager, Vierteljahrsschrift für praktische Heilkunde 1859.

[9] Études sur la maladie des vers à soie 1870.

[10] J. Müller leitete die Bezeichnung von ψώϱα Krätze und σπεϱμεῖον kleiner Samen ab; er beobachtete solche Gebilde bei Fischen und glaubte es handle sich um eine durch belebte Semina erzeugte Ausschlagskrankheit. Später wurden diese Gebilde auch Miescher'sche oder Rainey'sche Schläuche genannt.

[11] Leçons sur les sporozoaires Paris 1884.

[12] Hauser, Protozoen als Krankheitserreger. Antrittsrede 1895.

[13] Die Protozoen als Krankheitserreger. Jena 1891. 1895.

[14] Für besondere Studien muss auf die in den Werken von R. Pfeiffer, Braun, Laveran angegebenen Litteraturverzeichnisse verwiesen werden.

[15] Ein neuer in der Ascitesflüssigkeit des lebenden Menschen gefundener amöbenähnlicher Rhizopode. Sitzungsberichte der Akademie der Wissenschaften zu Berlin XXXIX 1896.

[16] In den Angaben über die zoologische Stellung der Protozoen folge ich theilweise der Darstellung von Braun „die thierischen Parasiten des Menschen" 1895. Für spezielle zoologische Studien sei auf das Werk von Delage und Hérouard Traité de Zoologie concrète Bd. I: La Cellule et les Protozoaires. Paris 1896 (Schleicher Frères) verwiesen.

[17] La Cellule et les Protozoaires. Traité de Zoologie concrète Bd. I. Paris 1896.

[18] Ueber die Reinkulturen gewisser Protozoen. Centralblatt für Bakteriologie. Bd. XIV. 1893. S. 264.

[19] Ueber aseptische Protozoenkulturen und die dazu verwendeten Methoden. Centralblatt für Bakteriologie 1894. Nr. 7.

[20] Beiträge zur Amöbenforschung. Centralblatt für Bakteriologie 1894.

[21] Centralblatt für Bakteriologie 1896. S. 537 und Referat von Janowski, Centralblatt 1897. S. 237.

[22] Reinkultur von Protozoen auf festen Nährböden. Centralblatt für Bakteriologie 1896. Bd. XIX.

[23] Kulturversuche mit Amöben auf festem Substrate. Centralblatt für Bakteriologie 1896. S. 257.

[24] Die Kultur der Amöben auf festem Substrate. Centralblatt für Bakteriologie 1896. S. 785.

[25] Während der Drucklegung dieser Schrift sind dann noch folgende weitere Arbeiten über die Kultur von Amöben oder Protozoen überhaupt erschienen:

Zunächst eine Arbeit von Casagrandi und Barbagallo (Centralblatt für Bakteriologie und Parasitenkunde Bd. XXI S. 579) „über die Kultur von Amöben", in welcher auch alle früheren Arbeiten über denselben Gegenstand Berücksichtigung gefunden haben.

Casagrandi und Barbagallo kommen auf Grund ihrer Versuche zu dem wichtigen Schlusse, dass es in der That eine Anzahl von Nährböden giebt, in denen man die Amöben, welche ein freies Leben führen mit einer kontraktilen Vakuole versehen sind und vielkernige Cysten bilden, züchten kann. Es gelingt dies aber nicht mit denjenigen Amöben, welche eine parasitäre Lebensweise führen und den Fäces der Individuen, in denen sie hospitiren, entnommen werden oder auch mit denjenigen, welche folgende beiden, den niedrigeren schmarotzenden Protozoen gemeinsame Eigenschaften besitzen:

1. Mangel einer kontraktilen Vakuole (wie bei allen niedrigeren parasitären Protozoen);

2. Vorkommen einer mehrkernigen Cyste.

Gleichzeitig bemerken die genannten Autoren, dass die Amoeba coli von Kartulis, wie Kruse und Pasquale zeigten, nichts weiter ist als die Strohamöbe. Auch in den Kulturen von Piccardi tritt keine Entwickelung von Amoeba coli ein. Ebenso haben die Amoeba zymophila von Beyerinck und die Amoeba coli von Schardringer mit Amoeba coli nichts zu thun.

Frosch (Centralblatt für Bakteriologie und Parasitenkunde Band XXI S. 926) kommt in einer vorläufigen Mittheilung über „die Frage der Reinzüchtung der Amöben" zu dem Ergebniss, dass das Wachstum einzelner Amöben an das Vorhandensein der Bakterien oder deren Stoffwechselprodukte gebunden zu sein scheint.

Schardringer (Centralblatt für Bakteriologie und Parasitenkunde 1897 Bd. XXII S. 3) ist es dagegen gelungen, reine und von Bakterien freie, fortzüchtbare Kulturen zu erhalten. Allerdings ist die Bewegungsfähigkeit in mit Bakterien verunreinigten Kulturen ungleich grösser als in davon freien. (Näheres muss in den zitirten Arbeiten nachgelesen werden.)

[26] Virchow's Archiv 1875.

[27] Centralblatt für Bakteriologie und Parasitenkunde 1890.

[28] Ueber Amöbenenteritis (Berl. klin. Wochenschrift 1893).

[29] Traité de Zoologie médicale 1885.

[30] cit. nach Braun, Parasiten d. Menschen 1895.

[31] vergl. Baumgarten, Jahresberichte 1891–1893.

[32] Inaugural-Dissertation 1896.

[33] Wilson, Cases of amoebic dysentery. (John Hopkins hospital Bulletin. 1895). Centralblatt für Bakteriologie XIX. S. 353.

[34] Manner, Ein Fall von Amöbendysenterie und Leberabscess. Wiener klin. Wochenschrift 1896.

[35] Boas, Ueber Amöbenenteritis (Deutsche med. Wochenschrift) 1896.

[36] Peyrot et Roger Abscès dysentériques du foie avec amèbes (La Médecine moderne. 1896). Centralblatt für Bakteriologie XX. S. 815.

[37] W. Janowski, zur Aetiologie der Dysenterie. Centralblatt für Bakteriologie und Parasitenkunde. 1897. I. Abtheilung. Heft 4–7.

[38] Man vergleiche hierüber die Urtheile von Casagrandi und Barbagallo S. 16.

[39] Man vergleiche die Versuchsergebnisse von Frosch S. 16.

[40] Berl. klin. Wochenschrift 1883 S. 237.

[41] Verhandl. für innere Med. 1889.

[42] Zeitschrift für Hygiene 1893.

[43] Berl. klinische Wochenschrift 1893.

[44] Ueber das Vorhandensein von Protozoen bei der Endometritis chronica glandularis (Archiv für Gynäkologie 1894).

[45] Berliner klinische Wochenschrift 1895. Nr. 22 und 23.

[46] Berliner klinische Wochenschrift 1895. Nr. 46.

[47] Sitzungsberichte der Akademie der Wissenschaften Berlin 1896. XXXIX.

[48] Sporozoen in Geschwülsten. Bibl. medica 1895.

[49] Hinsichtlich der zoologischen Angaben folge ich zum Theil den Angaben von Braun und Wasielewski, auf deren Werke für Spezialstudien verwiesen werden muss.

[50] gregarius — grex = in Heerden lebend.

[51] On the classification of the myxosporidia, Wash. 1889. The Myxosporidia, or Psorosperms of fishes, and the epidemies produced by them. Bull. U. S. Fish Commission, Part. XVIII. Washington, Gouvernement Printing Office, 1894.

[52] Bull. de l'Acad. roy. de Belg. V. 1838, p. 772 (cit. nach Braun).

[53] Ueber eine eigentümliche krankhafte parasitische Bildung mit spezifisch organisirten Samenkörperchen, Arch. f Anat. und Phys. 1841.

[54] ψώϱα = Krätze, Hautkrankheit und σπεϱμεῖον = kleiner Samen. Die Bezeichnung Psorospermien ist dann auch auf andere durch Protozoën erzeugte Veränderungen in den Muskeln der Säugethiere, wo sie auch Miescher'sche und Rainey'sche Schläuche genannt werden, übergegangen. (Vergl. auch Anmerkung 4. S. 2.)

[55] Recherches sur les Myxosporidies. Bulletin scientifique de la France et de la Belgique. T. XXVI. Paris 1895.

[56] von κόκκος Kern.

[57] Ueber die Psorospermien, Archiv für Anat. und Phys. 1854.

[58] Die thierischen Parasiten des Menschen 1879.

[59] Beiträge zur Protozoënforschung. Die Koccidienkrankheit der Kaninchen. Berlin 1892.

[60] Journ. de l'anat. et de la phys. 1889.

[61] Ann. de micr. 1890. Compt. rend. Acad. Paris Bd. 40, 44 und 47.

[62] Archives de Zoologie expérimentale 1881. Tablettes zoologiques 1886. 1892.

[63] Centralblatt für Bakteriologie und Parasitenkunde 1896. S. 904.

[64] Deutsche Zeitschrift f. Thiermed. Bd. XIV. 1889.

[65] Gubler, Gaz. méd. Paris 1858. S. 657.

[66] Leuckart, die menschl. Parasiten 1863. I. Bd. S. 741.

[67] ebenda S. 781.

[68] ebenda S. 281.

[69] Untersuchungen über den Krebs. Jena. 1893. S. 24.

[70] Die Protozoën als Krankheitserreger. Zweite Auflage. 1891. S. 45.

[71] L. Pfeiffer, Untersuchungen über den Krebs. S. 25.

[72] Schweizer Archiv für Thierheilkunde 1892. 1893.

[73] Schweizer Archiv 1894. S. 169.

[74] Guillebeau, über das Vorkommen von Koccidium oviforme bei der rothen Ruhr des Rindes. Mitth. der naturforsch. Ges. in Bern. Centralbl. für Bakt. u. Parasitenkunde. Bd. XIV.

[75] Deutsche Zeitschrift für Thiermedizin 1889. Bd. XIV. S. 68.

[76] Observ. sur quelques Koccidies intestinales C. r. de la Soc. de biologie 1890. S. 660.

[77] Virchow's Archiv 1860. Bd. XVIII S. 523.

[78] Delle cellule oviforme che trovansi nei villi intestinali del cane e del gatto.

[79] C. R. de la Soc. de biologie 1890 S. 660.

[80] The Journ. of comp. medecine and veterinary archives Bd. XIII. 1891

[81] Bull. de la soc. zoolog. XVI. 246.

[82] The Journal of compar. Pathology 1894.

[83] Bur. of animal industry. Bull. Nr. 8 und Cent. für Bakt. 1894.

[84] Krankheiten des Hausgeflügels 1882.

[85] Lehrbuch der spec. Path. und Therapie 1896.

[86] Oesterr. Vierteljahresschrift für Thierheilkunde Bd. 60. S. 23.

[87] Salzer, ein Fall von Molluscum contagiosum an den Augenlidern (Münch. med. Wochenschrift 1896.)

[88] Muetze, Beitrag zur Kenntniss des Molluskum contagiosum der Lider (Archiv für Augenheilkunde Bd. XXXIII. S. 302–310).

[89] Schweizer Archiv für Thierheilkunde Bd. XXX S. 72.

[90] Gelegentlich der von mir alljährlich abgehaltenen Demonstrationskurse in der animalischen Nahrungsmittelhygiene für Marineärzte ist es bei Vorzeigung mit Schrotausschlag behafteter frischer Haut von Schweinen zweimal vorgekommen, dass von Einem der Theilnehmer ohne Kenntniss der Natur der Hautaffektion erklärt wurde: „Die Haut sieht aus, als sei sie durch einen Schrotschuss verletzt worden.“

[91] Der Schrotausschlag des Schweines. Archiv für wissensch. und prakt. Thierheilkunde XXII. Bd.

[92] Lehrbuch der path.-anatom. Diagnostik Bd. I. Stuttgart 1894.

[93] Ueber Hypotrichosis localis. cystika. Leipzig 1894. Dissertation.

[94] Ueber Hypotrichosis universalis, anatomische Hefte von Fr. Merkel und Bonnet. 1892.

[95] Ueber Aknitis oder eine spezielle Art disseminirter und generalisirter Follikulitiden. Annales 1891.

[96] Hydradenitis destruens suppurativa. 1892. Monatsschrift für Dermatologie 1892 S. 129.

[97] Ueber disseminirte suppurative Hydrosadenitis. Arch. de méd. expér. et d'anat. path. 1893. Jan.

[98] Histopathologie der Hautkrankheiten. Berlin 1894.

[99] Traité de zool. méd. et agric. 1893.

[100] Recueil de méd. vét. 1892.

[101] Journal de l'anatomie et de physiologie 1892. L. Pfeiffer, Untersuchungen über den Krebs. S. 134.

[102] Die Protozoën als Krankheitserreger. Biologisches Centralblatt. 1895.

[103] Deutsche medizinische Wochenschrift 1887.

[104] Ueber eigenartige parasitäre Organismen in den Epithelzellen der Karcinome. Fortschritte der Medizin. Bd. 7. 1889.

[105] Annales de dermatologie et de syphiligraphie 1889. Société de biologie 1889. Comptes rendus 1889.

[106] Arch. de méd. exp. 1890. Maladie de peau, dite Maladie de Paget. Paris 1890. 4 Tafeln.

[107] Archiv de méd. expériment. et d'anat. path. 1890.

[108] Fortschritte der Medizin 1890.

[109] Ueber Karcinomeinschlüsse. Virchow's Archiv 1891. Bd. 131.

[110] Annales de l'institut Pasteur 1892.

[111] Annales de l'institut Pasteur 1892.

[112] Centralblatt für Bakteriologie 1892.

[113] Deutsche med. Wochenschrift 1891.

[114] Journal of path. and bacteriol. 1892. Brit. med. Journal 1892.

[115] Sporozoen als Krankheitserreger 1893.

[116] Centralblatt für Bakteriologie 1892.

[117] Untersuchungen über den Krebs. 1893.

[118] Untersuchungen über den Krebs. 1893.

[119] Untersuchungen über den Krebs. Wien-Leipzig. 1893.

[120] Das Lipomprotozoon. Centralblatt für Bakteriologie Bd. 19. 274.

[121] Ueber eine für Thiere pathogene Sprosspilzart. Centralblatt für Bakteriologie Bd. 17. S. 113.

[122] Ueber zwei von Protozoen erzeugte Pylorustumoren beim Frosch, Virchow's Archiv. 147 Bd. 1897. S. 536.

[123] Von Roncali liegen mehrere Arbeiten über das Vorkommen von thierischen Lebewesen in Geschwülsten vor: u. A. sur l'Existence des Levures organisées dans les Sarcomes. (Annales de Micrographie 1896. Paris). Intorno al Sarcoma del Padiglione dell' Orecchio. (Archivio Italiano di Otologia, Rinologia e Laringologia 1897). Centralblatt für Bakteriologie und Parasitenkunde 1896. Blastomyceten in den Sarkomen. Centralblatt für Bakteriologie und Parasitenkunde 1895. Nr. 14/15. Mikrobiologische Untersuchungen über einen Tumor des Abdomens. (Centralblatt für Bakteriologie und Parasitenkunde 1897.)

[124] Ueber zwei von Protozoen erzeugte Pylorustumoren beim Frosch. Virchow's Archiv Bd. 147. 1897 S. 536.

[125] Archiv für Gynäkologie. 1895 Bd. 48.

[126] J. Jackson Clarke, Bemerkungen über die Biologie des Alveolarsarkoms. Centralblatt für Bakteriologie Bd. 17. S. 604.

[127] Berl. klin. Wochenschrift 1894.

[128] Fortschritte der Medizin 1894.

[129] Lehrbuch der spez.-path. Anat. 1895.

[130] Beiträge zur Entwickelung der Karcinome 1892.

[131] Archiv für Dermatologie 1892.

[132] Evolution cellulaire et parasitaire dans l'épithélioma. 1892.

[133] Beiträge zur path. Anatomie 1892. Bd. XI.

[134] l. c.

[135] Untersuchungen über den Krebs 1893.

[136] Münch. med. Wochenschr. 1895.

[137] B. Roncali, Ueber den gegenwärtigen Stand unserer Kenntnisse über die Aetiologie des Krebses (Aus dem Institute für klin. Chirurgie an der Universität Rom). Centralblatt für Bakteriologie und Parasitenkunde 1897. Nr. 8–10.

[138] Während der Drucklegung ist noch eine sehr fleissige Schrift von Behla „Die Amöben, insbesondere vom parasitären und kulturellen Standpunkt" erschienen, in welcher sich ein sehr umfangreiches Litteraturverzeichniss vorfindet.

[139] In dem Abschnitt über Sarkosporidien folge ich im Wesentlichen meiner Schrift „Ueber Sarkosporidien". Thiermedizinische Vorträge Bd. III, Heft 11, an deren Ende auch ein besonderes Litteraturverzeichniss sich befindet.

[140] Leçons sur les sporozoaires. Paris 1884.

[141] Ueber eigenth. Schläuche in den Muskeln einer Hausmaus. Bericht über die Verhandl. der naturforsch. Ges. in Basel 1843.

[142] Zeitsch. für wissensch. Zoologie Bd. V, S. 189. 1854.

[143] Zeitsch. für wissensch. Zoologie Bd. V, S. 199–200. 1854.

[144] On the structure and developpement of the Cysticercus cellulosae as found in the muscles of the pig. Transact roy. philosoph. 1858. cit. nach Braun.

[145] Beitr. zur Kenntniss d. Miescher'schen Schläuche. 1867.

[146] Dei parasiti vegetali, Torino 1873 und Giornale di anat. fisiol. e patol. degli animali 1874.

[147] Die thierischen Parasiten 1879.

[148] Beitrag zur Kenntniss der Sarkosporidien. Inauguraldissertation Rostock. 1892. Zoolog. Jahrbücher 1893.

[149] Zur Kenntniss der Biologie gewisser Vorticellen. Biologisches Centralblatt Bd. XV 1895. Nr. 23.

[150] Systematische Stellung der Parasiten der Miescher'schen Schläuche und deren Züchtung. Berl. thier. Wochenschrift 1897 Nr. 47.

[151] Die Protozoën als Krankheitserreger. 1891. S. 123.

[152] Beitrag zu den Infektionsversuchen mit Sarkosporidien. Centralblatt für Bakteriologie und Parasitenkunde. Bd. 18. S. 327.

[153] Bull. soc. Zool. de France X. 1885.

[154] Lindemann, hygienische Bedeutung der Gregarinen. Deutsche Zeitschr. für Staatsarzneikunde 1868; Rosenberg, Zeitschrift für Hygiene und Infektionskrankheiten Band 11. 1892.

[155] Compt. Rend. soc. biol. 1894 cit. nach Braun.

[156] Zeitschrift für Hygiene und Infektionskrankheiten Bd. 14. 1893.

[157] Zeitschrift für rationelle Medizin 1865.

[158] Mitth. des landw. Institutes Halle 1865.

[159] Nachrichten der Ges. der Wissenschaften Göttingen 1851.

[160] Wochenschrift für Thierh. 1872.

[161] Revue vétér. 1884.

[162] L'Echo vétér. 1883.

[163] Archiv Bd. 32.

[164] Petersb. Journal 1893.

[165] Path. u. Therapie.

[166] Virchow's Archiv 1887.

[167] Untersuchungen über den Krebs S. 43.

[168] l. c. S. 585.

[169] Darstellung der Lehre von den Trichinen. Virchow's Archiv. 1865. S. 356.

[170] Die menschlichen Parasiten I. Bd. 1863.

[171] Archiv für mikroskop. Anatomie 1867.

[172] Bronn's Klassen und Ordnungen des Thierreichs I. Bd. Protozoa, 1882–1889.

[173] Zeitsch. für Mikroskopie und Fleischbeschau Bd. III.

[174] Archiv für wissensch. und prakt. Thierheilkunde 1886.

[175] Archiv für wissensch. und praktische Thierheilkunde 1897. Band 23.

[176] Wochenschrift für Thierheilkunde 1872.

[177] Virchow's Archiv, Bd. 109. 1887.

[178] Vergl. auch Thiermedizinische Rundschau 1886. Nr. 9.

[179] Deutsche Zeitschrift für Thiermedizin Bd. XIV. 1889.

[180] Beurtheilungslehre des Pferdes, Hannover 1859 S. 254–256; topographische Myologie. Hannover 1866 S. 206.

[181] Pütz glaubt, dass man wegen dieser Eigenthümlichkeit die Erkrankung mit dem sonst unpassenden Namen „Eisballen" belegt habe.

[182] Thierärztl. Blätter für Niederländisch-Indien Bd. VI 1891. S. 121–166.

[183] Zeitschrift für Hygiene Bd. XX.

[184] Rec. de Méd. vét. 1886.

[185] Revue vétérinaire 1884.

[186] Zeitschrift für wissenschaftliche Zoologie V. Bd. 1854.

[187] Pütz, Zeitschrift für prakt. Nat. Wiss. Bd. II.

[188] Archiv für wiss. und prakt. Thierh. Bd. XII.

[189] Virchow's Archiv Bd. 41.

[190] Pütz Zeitschrift für prakt. Nat. Wissenschaft Bd. I.

[191] ebenda Bd. II.

[192] Traité de zoologie médicale 1889–90, Pfeiffer, Krebs- und Zellenerkrankungen durch Sporozoen S. 136.

[193] Notes on parasites. On the presence of Sarkosporidia in birds. U. St. Depart. of agric. Bureau of anim. industry 1893.

[194] Meine Bemerkung S. 37 in meiner Schrift über Sarkosporidien, dass Stiles diese Thatsache entgangen sei, ist, wie ich mich nachträglich überzeugt habe, unrichtig. Sch.

[195] Parasites endoglobulaires du sang des vertébrés, in Arch. de zool. expér. 1894 pag. 54–258.

[196] Die Bezeichnung Acystosporidien ist von Wasielewski eingeführt, weil für eine Familie der Gregarinen schon die Bezeichnung Gymnosporidien vorhanden ist.

[197] Quart. Journ. microsc. science 1871.

[198] Die Hämatozoen der Kaltblüter. Arch. für mikr. Anat. 1885.

[199] Für Spezialstudien über die Hämatozoen sei hinsichtlich der Litteratur auf die Schrift von Laveran und Blanchard „Les Hématozoaires de l'homme et des Animaux". Paris 1895 (Rueff et Cie) hingewiesen.

[200] Ueber Blutwürmchen, welche aus den Froschblutkörperchen auswandern. Archiv f. Anat. u. Phys. 1880.

[201] Atti Accad. Gioenia sc. natur. Catania 92–93.

[202] Fortschritte der Medizin 1891.

[203] Virchow's Archiv Bd. 121. Hyg. Rundschau 1892 S. 461.

[204] Arch. Zoolog. expériment. 1894.

[205] Flügge, Die Mikroorganismen. 3. Aufl. Bd. II. 1896. S. 658.

[206] Man vergleiche die Arbeiten von Danilewsky (Archiv für Hygiene Bd. 25) u. (Centralblatt für Bakteriologie Bd. 12), Grassi und Feletti (Atti Accad. Livien 92/93. Centralblatt für Bakt. Bd. 9); di Mattei (Archiv für Hygiene Bd. 22) Sakharoff (Annales de l'Institut Pasteur 1893 Bd. 12).

[207] On the pathology of haematozoon infections in birds. (Bulletin of the Johns Hopkins Hospital Bd. VIII 1897 Nr. 72 S. 51.)

[208] Traité des fièvres palustres Paris 1884. Compt. rend. de l'Ac. d. sciences 1881. Du paludisme et son hématozoaire Paris 1891.

[209] Fortschritte der Medizin 1886. 1889.

[210] Fortschritte der Medizin 1885. 1888.

[211] Centralbl. für Bakt. 1887.

[212] Archivio delle scienze mediche 1889.

[213] Fortschritte der Medizin 1891.

[214] Centralbl. für Bakteriologie Bd. 7.

[215] Malariaparasiten, Wien 1893 (mit ziemlich vollständiger Litteratur).

[216] Fortschritte der Medizin 1888.

[217] Laveran et Blanchard, Les Hématozoaires de l'Homme et des Animaux. Paris 1895 (mit sehr umfangreichem Litteraturverzeichniss).

[218] Parasites endoglobulaires. Archives de Zoologie expérimentale III. Serie Bd. II.

[219] Celli und Sanfelice, Fortschritte der Medizin 1891. Kruse, Hygienische Rundschau 1892.

[220] Golgi, Zeitschrift für Hygiene Bd. X.

[221] Grassi und Feletti, Centralblatt für Bakteriologie Bd. X.

[222] Im Nachfolgenden folge ich theilweise den Angaben von Kruse, Flügge, Mikroorganismen Bd. II. S. 674.

[223] Deutsche med. Wochenschrift 1892.

[224] Archivio delle scienze mediche 1888.

[225] Riforma medica 1889.

[226] Riforma medica 1889.

[227] Hyg. Rundschau 1892/93.

[228] Charité-Annalen 1891.

[229] Deutsche med. Wochenschrift 1892.

[230] Archiv für Hygiene Bd. 22.

[231] Zur Morphologie der Malariaparasiten, Centralblatt für Bakteriologie Bd. XXI 1897.

[232] Malaria der Tropenländer. Berlin 1889. Schelling, Malariakrankheiten. Berlin 1890.

[233] Fortschritte der Medizin 1885.

[234] Petersburg. Archiv. 1892.

[235] Ueber das Sumpffieber bei Pferden. Rec. de méd. vét. S. 148. 1896.

[236] Nürnberger Naturforscherversammlung 1893.

[237] General pathology of Surra 1891. Americ. vet. rev. Bd. 15.

[238] Arbeiten aus dem Institut Pasteur 1890. Centralbl. für Bakt. und Paras. 1894 Nr. 15.

[239] Recherches zoologiques et biologiques sur les parasites endoglobulaires du sang des Vertébrés. Arch. de Zoolog. expér. et gén. Sér. III Band II.

[240] Animal Reports Washington 1891/92, 1893.

[241] Animal Reports Washington 1891/92, 1893.

[242] Journ. of comp. med. 1891.

[243] Monographie über Texasfieber 1893.

[244] Journal of comp. med. Bd. V.

[245] Investigation of Texas cattle fever. Washington 1881.

[246] Arbeiten aus dem kais. Gesundheitsamt 1895 S. 411.

[247] Comptes rend. de l'acad. des sciences Paris 1888. Die Aetiologie der seuchenhaften Hämoglobinurie des Rindes, Virchow's Archiv. 1889 Bd. 115. S. 81. Rec. de médec. vét. 1889. 1890.

[248] Clin. veter. 1889 und 1890.

[249] Die Rindermalaria in der Campagna von Rom (Centralblatt für Bakteriologie und Parasitenkunde 1897. Bd. XXI Heft 15/16).

[250] Supplimenti al Policlinico. 1897. Bd. XIV.

[251] Le emoglobinurie da malaria secondo i recenti studi (Annali di medicina navale 1896).

[252] Centralbl. für Bakter. 1893. Nr. 1.

[253] Des hématozoaires de l'hémoglobinurie du bœuf (Arch. de méd. exp. 1894).

[254] Virchow's Archiv Bd. 139. 1895. S. 1.

[255] Virchow's Archiv Bd. 139. 1895. S. 382.

[256] Deutsche med. Wochenschrift 1895. Nr. 25–27.

[257] Deutsche med. Centralzeitung 1895.

[258] Deutsche med. Wochenschr. 1895 Nr. 30.

[259] Deutsche med. Wochenschrift 1895 Nr. 38.

[260] Deutsche med. Wochenschrift 1894.

[261] Centralblatt für allgemeine Pathologie 1892.

[262] Centralblatt für Bakteriologie 1892.

[263] Münch. med. Wochenschrift 1897 Nr. 41.

[264] Ricerche sulla patogenesi ed etiologia dell' infezione vaccinica e vaiolosa (Archivio per le scienze mediche Torino e Palermo. Vol. XVI 1892).

[265] Nachtrag zu: Protozoen als Krankheitserreger 1895.

[266] Centralbl. für Bakt. Bd. 18 (1896).

[267] Sicherer, Münch. med. Wochenschrift 1895.

[268] Centr. für Bakt. Bd. 16.

[269] Brit. med. Journ. Bd. I. 1894.

[270] Brit. med. Journ. Bd. I. 1894.

[271] Cent. für Bakt. Bd. 17 1895.

[272] Monatsheft für Dermatologie 1887.

[273] Ueber Form und Färbbarkeit der Zelleinschlüsse bei Vaccinaimpfungen. Cent. für Bakt. Bd. XXI. 1897 S. 901.

[274] Recherches sur l'infection dans la vaccine (Annales de l'Institut Pasteur 1897, Nr. 4).

[275] Compt. rend. de l'Acad. d. sciences 1890. 1894. Comptes rendus de la société de biologie 1892. 1894.

[276] Grassi, Gaz. méd. 1879.

[277] Epstein, über Infusoriendiarrhöe. Deutsches Archiv für klin. Medizin 1893. S. 505.

[278] Deutsches Archiv für klinische Medizin 1897. Bd. 55. S. 451.

[279] Ueber das Vorkommen von Trichomonas im Harne. Centralblatt für Bakteriologie 1894.

[280] Centralblatt für Bakteriologie 1894.

[281] Münchener med. Wochenschrift 1895 Nr. 51.

[282] Centralblatt für Bakteriologie und Parasitenkunde Bd. XXI. 1897. Nr. 19 S. 721.

[283] Zeitschrift für klinische Medizin Bd. XXXI. 1897 S. 488.

[284] Es mag an dieser Stelle noch erwähnt sein, dass nach den Untersuchungen von Fiorentini, Gruby, Delafond, Colin, Bundle u. A. Infusorien bei allen gesunden Pferden vorkommen und als Commensalen aufgefasst werden, denen eine gewisse physiologische Bedeutung bei der Verdauung zugeschrieben wird.

[285] Die Protozoen als Krankheitserreger, 2. Auflage 1891. S. 149.

[286] Andere Synonyma sind: Plagiotoma coli (Claparède et Lachmann 1858) Leucophrys coli Stein 1860.

[287] Parasiten des Menschen.

[288] Infusorien als Intestinalthiere des Menschen. (Virchow's Archiv XII. 1857.)

[289] Ekecrantz, Nordiskt medizinskt Arkiv Bd. I 1869. Wising, Nordiskt medizinskt Arkiv Bd. III. Belfrage Upsala. Läkareförenings forhandlinger Bd. V. 1869. Winblad ebenda Bd. V. Petersen ebenda Bd. VIII. 1873. Heuschen ebenda Bd. X. 1874. Heuschen och Waldenström Bd. X. 1874.

[290] Mitter, Inaugural-Dissertation Kiel 1891. Treille, Archives de méd. navale Bd. 24. 1875. Graziadei, Archivi per le scienze mediche vol. IV. 1880. Zur Nieden, Centralblatt für klin. Medizin 1881. Stockvis, Weekblad van to Nederl. Tijdschrift voor Geneesk. 1884. Edgren, Svenska läkaserälleskapet forhandlinger 1885.

[291] Deutsches Archiv für klinische Medizin 1893.

[292] Petersburger med. Wochenschrift 1882.

[293] Sitzungsbericht der Dorpater Naturforsch. Gesellschaft 1896.

[294] Berl. thierärzt. Wochenschrift 1897. Nr. 47, 52.

[295] Centralblatt für Bakteriologie und Parasitenkunde. 1897. Bd. XXI S. 657.

[296] Beiträge zur Aetiologie der Rabies. Centralbl. für Bakt. u. Par. Bd. XX 1896 Nr. 6 u. 7.

[297] Centralblatt für Bakteriologie und Parasitenkunde. 1897. Bd. XXI S. 657.

[298] Centralbl. für Bakt. u. Paras. 1897. Bd. XXII S. 399.

[299] Die litterarischen Nachweise über Amöben sind theilweise der Uebersicht von Behla, die Amöben, Berlin 1897 entnommen.